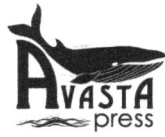

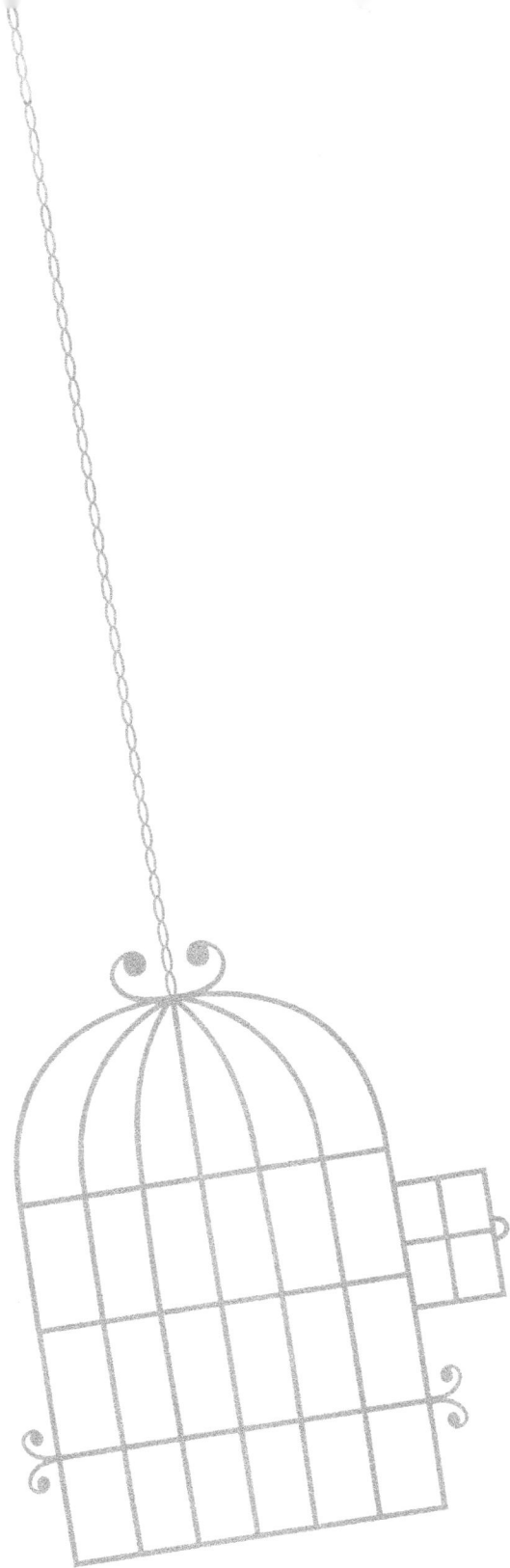

APRENDER A
DEJAR
DE FUMAR

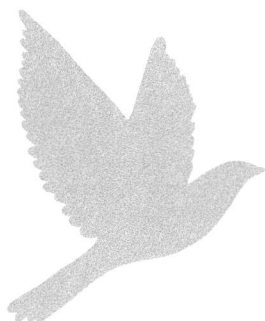

CÓMO DEJAR
DE FUMAR
Y VIVIR LIBRE DE LA
ADICCIÓN A LA NICOTINA

Suzanne Harris, enfermera titulada, NCTTP
(Certificado Nacional en la Práctica del Tratamiento del Tabaco)

y **Paul Brunetta,** doctor en medicina

Avasta Press

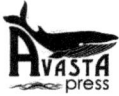

Publicado por primera vez en 2020 por Avasta Press.
www.AvastaPress.com
Seattle, Washington, Estados Unidos de América

Derechos de autor: © 2020 Suzanne Harris, enfermera titulada, CTTS (Especialista
Certificada en Tratamiento del Tabaco), NCTTP (Certificado Nacional en la Práctica
del Tratamiento del Tabaco) y Paul Brunetta, doctor en medicina
Fotos: © 2020 John Harding, excepto cuando se indique lo contrario
Ilustraciones: © 2020 Tess Marhofer, excepto cuando se indique lo contrario

Traducido por Guildhawk.
Diseño del libro: Kelsye Nelson, de Avasta Press.
Diseño de portada: Leonard Buleu.

Información de pedido: Ofertas por lotes. Los descuentos especiales están disponibles
en compras por lotes para empresas, asociaciones y otros. Para obtener más
información, póngase en contacto con los titulares de los derechos de autor en contact@
learningtoquit.com o visite www.learningtoquit.com/order.

PAPERBACK ISBN-13: 978-1-944473-03-7
ISBN DEL LIBRO ELECTRÓNICO: 978-1-944473-04-4

Visite **www.learningtoquit.com** para obtener más
información y recursos gratuitos para dejar de fumar.

Dedicado a Clarence Brown, por su motivación y dedicación a las personas que quieren vivir una vida más saludable.

Índice

PARTE DOS Información que puede ayudarle en su plan para dejar de fumar

CAPÍTULO 11: Tabaco y enfermedades pulmonares

CAPÍTULO 12: Fumar y la salud cardiovascular

CAPÍTULO 13: Fumar y el riesgo de padecer cáncer

CAPÍTULO 14: La nicotina y su cerebro

CAPÍTULO 15: Medicamentos y cómo se usan para dejar de fumar

¿Preparado para empezar?

🕊 **Salte a los capítulos 9 y 10 cuando desee crear su plan para dejar de fumar.** Puede volver a las historias personales y a los ejercicios de preguntas cuando lo desee.

🕊 Descargue la plantilla del plan para dejar de fumar, la prueba de la dependencia de la nicotina y muchos otros recursos gratuitos citados en este libro visitando:

www.learningtoquit.com**/resources**

Prefacio

La historia de Suzanne contada por ella misma

Soy ex fumadora y enfermera desde hace mucho tiempo. Empecé a fumar cuando era adolescente porque me hacía sentir genial y adulta. Si me encontraba en una situación socialmente incómoda, como estar sola en una fiesta, encendía un cigarrillo para dar la impresión de que en realidad no estaba sola ni era impopular, sino que simplemente estaba tomando un descanso para fumar. Durante años, me dije a mí misma que podía dejar el hábito cuando quisiera. Ya había cumplido los veinte cuando traté de dejarlo por primera vez. Después de eso, lo intenté tantas veces que perdí la cuenta. Durante algunos de esos años, trabajé en una unidad de cáncer, así que tuve muchas oportunidades de ver de primera mano algunas de las consecuencias más terribles del consumo de tabaco. Sin embargo, seguía fumando. Finalmente, decidí hacer un análisis profundo y sincero sobre lo que me había impedido conseguirlo y elaboré un plan real para dejar de fumar. Una vez que superé la difícil fase de dejarlo, me sentí aliviada y feliz de vivir libre de tabaco.

En 1984, me incorporé a la plantilla de personal de las Clínicas Médicas y Pulmonares Ambulatorias para Adultos del Hospital

General de San Francisco. Muchos de los pacientes hospitalizados allí sufrían enfermedades relacionadas con el tabaquismo y me motivó a crear un programa para ayudarlos a dejarlo. Trabajar con fumadores en ese entorno me enseñó mucho, y durante 24 años ofrecí programas de seis a ocho semanas para dejar de fumar, así como grupos semanales de apoyo para evitar recaídas («grupos» para abreviar) que ayudaron a cientos de pacientes a dejar de fumar. También participé en la formación de médicos y enfermeras sobre cómo orientar y ayudar a los pacientes para que dejasen de fumar. En mis numerosos años de experiencia en entornos médicos trabajando con fumadores que quieren o se sienten obligados a dejar de fumar, nunca conocí a ningún fumador que estuviera orgulloso de su hábito: defensivo, sí; indefenso e incluso desesperanzado, sí, pero nunca orgulloso. La última vez que yo me sentí orgullosa de ser fumadora fue cuando era adolescente y comencé mi adicción.

Para la mayoría de nosotros, dejar de fumar es muy difícil, tal vez incluso lo más difícil que hemos hecho. Algunos de nosotros nos decimos que en realidad nos gusta fumar y que no queremos dejarlo, encubriendo así el temor de que si lo intentamos, no seríamos capaces. Por otro lado, muchos fumadores que lo han dejado dirán: «Si hubiera sabido que no iba a ser tan difícil, lo habría hecho hace mucho tiempo». Una vez que los fumadores han superado las fases más complicadas de convertirse en no fumadores, ninguno de ellos se ha arrepentido de haber dejado de fumar.

Una de las personas que más me enseñó sobre dejar de fumar y me inspiró a escribir este libro fue Clarence Brown (Capítulo Ocho). Como su enfermera de atención primaria en la Clínica Médica Ambulatoria para Adultos y enfermera a cargo de la Clínica Pulmonar, supervisé el tratamiento de Clarence. Tratar de orientarlo hacia hábitos más saludables era tan difícil como domar a un león. Si reunieses a un grupo de fumadores y tuvieses que apostar por quién conseguiría dejar el hábito, Clarence no sería uno de los que elegirías. Su vida estaba fuera de control, fumaba, bebía mucho y consumía otras drogas. Sin embargo, contra todo pronóstico, durante un período de siete años, Clarence siguió intentándolo una y otra vez hasta que consiguió tener una vida libre de tabaco.

Más que nadie, Clarence me enseñó que dejar de fumar es como aprender a caminar: sigues levantándote para intentarlo de nuevo y nadie es un caso perdido. Antes de aprender a caminar cuando somos niños, hemos pasado meses desarrollando un complejo control muscular y del sistema nervioso a modo de preparación para dar nuestro primer paso. Habríamos fracasado en este reto temprano si después de unas cuantas caídas hubiésemos pensado que era muy difícil y hubiésemos preferido sentarnos durante el resto de nuestra vida. Dejar de fumar requiere la misma persistencia, confiando en que nuestros errores son lo que nos da la práctica y la información que necesitamos para alcanzar nuestro objetivo. Esto es lo que hizo Clarence, como descubrirá cuando lea su historia.

Ser Especialista Certificada en Tratamiento del Tabaco (CTTS) ha sido el trabajo más gratificante de mi carrera como enfermera. Me gusta saber que estoy ayudando a la gente a hacer lo más importante que harán por su salud y la de sus seres queridos. Teniendo en cuenta que fumar está presente en muchos ámbitos de la vida de un fumador, en el proceso de dejar la adicción, a menudo la gente tiene ideas valiosas y comparte experiencias íntimas. En numerosas ocasiones, he sido testigo de la sorpresa que experimentaban los ex fumadores cuando conseguían dejarlo y luego se preguntaban: «Si puedo hacer algo tan difícil como dejar de fumar, ¿qué más podría ser capaz de hacer?»

Descubrir qué es lo que mantiene vivo el hábito de fumar significa que tenemos que ser más honestos y directos con nosotros mismos; no solo aprender nuevas habilidades, sino también aprender más sobre quiénes somos realmente. Así que si bien este es un libro sobre cómo conseguir dejar de fumar, también lo es sobre el cambio; se trata de personas que han cambiado radicalmente su vida poniendo fin a una gran relación, su dependencia del tabaco.

Imagínese que elimina el tabaquismo de sus actividades diarias y se abre un espacio para todo tipo de proyectos vitales en los que involucrarse. Me viene a la mente Joe B. Joe, ingeniero de software de mediana edad, que se pasaba la mayor parte de su tiempo de inactividad sentado en el sofá comiendo comida basura y viendo la televisión, estaba nervioso cuando se unió por primera vez al grupo. En realidad, ni siquiera había decidido que realmente quería dejarlo. Pero al estar abierto a nuevas ideas, dispuesto a analizar su relación con los cigarrillos y, dando un paso a la vez, consiguió dejar de fumar. Después, para controlar la ansiedad y otros síntomas de abstinencia, Joe comenzó un programa de ejercicios. En unas pocas semanas, caminaba de doce a dieciséis kilómetros por la costa de California. Lo siguiente que hizo Joe fue comprarse una cámara y comenzar a subir montañas y tomar fotografías. En menos de un año, había recopilado miles de bellas imágenes, perdido peso, encontrado un nuevo pasatiempo y se sentía como una persona nueva, porque era una persona nueva. La historia de Joe, como la de Clarence, es la razón por la que quería escribir este libro.

Llevaba unos diez años trabajando en el Hospital General de San Francisco cuando una mujer del grupo me presentó a John Harding, el fotógrafo de este libro. John se había ofrecido a tomar una fotografía para un cartel informativo del programa para dejar de fumar y Clarence Brown se ofreció para ser el modelo. El encuentro entre ambos hombres fue tan inspirador que John sugirió que él y yo trabajásemos juntos para recoger las historias y retratos de los casos de éxito.

El tercer miembro de nuestro equipo es el doctor Paul Brunetta. Él y yo nos hicimos amigos trabajando juntos en la Clínica Pulmonar del Hospital General de San Francisco. Paul se especializó en la detección y tratamiento precoz del cáncer de pulmón y ambos estábamos muy preocupados por la epidemia del tabaco y por el elevado costo que representaba en la vida de nuestros pacientes. Paul visitó a algunos de mis grupos y se emocionó al ver que el apoyo profesional podía marcar la diferencia para nuestros pacientes. Reconoció lo importante que es tener clases para dejar de fumar en entornos médicos, así que cuando lo nombraron profesor clínico auxiliar en la Universidad de California, en el San Francisco Medical Center (UCSF), me invitó a unirme a él. Juntos, fundamos el UCSF Tobacco Education Center (TEC) en 1999. Desarrollamos un programa para dejar de fumar con reuniones de dos horas semanales durante cuatro semanas. Las sesiones tratan asuntos relacionados con el tabaquismo o la salud, información sobre medicamentos (presentados por un farmacéutico), adicción y el cerebro, así como herramientas para generar motivación. Todos los graduados del programa tienen la opción de asistir al grupo semanal de ayuda para dejar de fumar, estén o no libres de tabaco.

Muchas de estas personas que han conseguido dejar su adicción al tabaco se han inspirado en las historias de este libro y en las que han compartido entre ellos. Una de ellas, Jeanne Fontana, se unió al TEC para tratarse en 2007. Tenía 61 años y había desarrollado enfermedades relacionadas con el tabaquismo que le exigían llevar un tanque de oxígeno. En esa época, intentó dejar de fumar en varias ocasiones, incluyendo dos estancias en un centro de tratamiento para fumadores, y tenía pocas esperanzas de que nuestro programa pudiese ser mejor para ella que los demás.

Jeanne respondió bien a nuestro enfoque amistoso, no basado en el miedo, y, para su sorpresa, dejó de fumar al terminar el programa de cuatro semanas. Descubrió que encontrar el medicamento que se adaptaba a sus necesidades y aprender a mantenerse en el proceso habían sido la clave de su éxito. Después de terminar el programa, asistió regularmente al grupo de ayuda para dejar de fumar, incluso cuando estaba en un período de recaída. Durante ese revés, Jeanne luchó contra viejos sentimientos de desesperanza e impotencia hasta que aprendió más sobre la historia de Clarence Brown y la usó como una manera de tomar el control de la suya propia.

Cuando Jeanne por fin dejó de fumar, su calidad de vida mejoró, tanto física como emocionalmente. En agradecimiento por su éxito, Jeanne hizo una donación considerable al TEC con instrucciones sobre cómo se debe utilizar su donación: «Mi deseo es que el programa continúe brindando la ayuda que recibí al mayor número de personas posible». Jeanne se dio cuenta de que la dependencia del tabaco es una adicción increíblemente poderosa. Identificarse con Clarence Brown la ayudó a perseverar en su esfuerzo por dejarlo. Ahora, gracias a su generosidad, se puede salvar la vida de cientos de fumadores que participan en el programa. En su honor, se le cambió el nombre al centro por UCSF Fontana Tobacco Treatment Center (FTTC). El FTTC es el cuarto miembro de nuestro equipo y el más importante; es donde se cuentan las historias y se cambian las vidas. Al leer este libro y documentar su propia experiencia, usted también será parte de esta comunidad.

La historia de Paul
contada por él mismo

Mi primer cigarrillo, a los nueve años, fue una experiencia tan poderosa que todavía la recuerdo con claridad después de décadas. Para los niños, ver a los adultos fumar les genera cierta fascinación con los cigarrillos y les envía un contundente mensaje de que eso es lo que hacen los adultos. Recuerdo las vallas publicitarias del Hombre Marlboro y otras imágenes positivas de fumadores que fueron reforzadas a través de la televisión y la publicidad impresa y las películas en la década de los 70 cuando crecía. En secundaria, ansiaba fumar en fiestas de fin de semana llenas de cerveza. El tabaco reforzó un vínculo con uno de mis mejores amigos, Brian, como algo que compartíamos y que otros amigos no hacían. Años más tarde, cuando Brian desarrolló cáncer a los veinte años y tuvo que someterse a una cirugía y perdió cabello como consecuencia del tratamiento con quimioterapia, yo estaba con él, haciendo pausas para fumar mientras él arrastraba su vial intravenoso fuera del Memorial Sloan Kettering Cancer Center. Tenía que dejar de fumar, y yo también, e iba a ayudarlo de alguna manera. Descubrí lo increíblemente poderosa que es la adicción a la nicotina y contraje un compromiso de por vida para entenderla.

Ambos logramos dejarlo, pero no fue fácil y nos costó muchos, muchos intentos. Más tarde, en la facultad de medicina, comencé a entender que el tabaquismo y las enfermedades relacionadas con el tabaco afectan a todos los sistemas de órganos del cuerpo. De hecho, se puede aprender una gran cantidad sobre medicina al comprender los efectos del tabaquismo en la fisiología humana. Esta es una versión moderna de la famosa cita de Sir William Osler de principios de 1900: «El que conoce la sífilis conoce la medicina». Pero resulta que las enfermedades relacionadas con el tabaco a finales del siglo XX eran dramáticamente más mortíferas y mucho más comunes. Los cigarrillos matan a la mitad de todos los usuarios a largo plazo, lo suficiente para llenar tres jets gigantes todos los días del año. Se estima que más de 100 millones de personas murieron a causa de enfermedades relacionadas con el tabaco en el siglo XX y estamos en camino de ver aproximadamente mil millones de muertes prematuras en todo el mundo a causa del tabaco en el siglo XXI.

Durante mi beca de investigación en cuidados pulmonares y críticos en la UCSF, conocí a mi alma gemela, una enfermera muy trabajadora y con mucho talento llamada Suzanne Harris. Suzanne y yo trabajamos juntos en la Clínica Pulmonar del Hospital General de San Francisco y entre los dos nos encargamos de proporcionar una atención constante a pacientes con EPOC (Enfermedad Pulmonar Obstructiva Crónica), relacionada con el tabaco, las enfermedades cardíacas y el cáncer de pulmón. Esto se reflejó en mis rotaciones en el hospital de Virginia, donde atendía a valientes veteranos que habían sobrevivido a batallas libradas por su país, pero que habían caído enfermos a causa del consumo prolongado de tabaco. Suzanne dirigía un grupo en el SFGH y le pedí participar en él. Fue uno de esos momentos en los que uno se da cuenta de que está en presencia de una maestra que está haciendo una labor muy difícil y que hace que parezca fácil. Como ex fumadora, Suzanne conseguía conectar con las personas del grupo con una empatía muy profunda y exenta de juicios, pero al mismo tiempo era capaz de orientarlos hacia el siguiente paso que tenían que dar dentro de un plan concebido para dejar de fumar. Cuando me uní a la facultad del Programa de Oncología Torácica, especializado en el cáncer de pulmón, la detección temprana y la pedagogía sobre el tabaco, conseguimos algunos fondos del Mt. Zion Health Fund para crear el Centro de Pedagogía del Tabaco y contratar a Suzanne a tiempo parcial. Años más tarde, en 2009, una fantástica participante del grupo llamada Jeannie Fontana realizó una generosa donación de capital inicial para garantizar la expansión y supervivencia a largo plazo del Fontana Tobacco Treatment Center.

Durante este tiempo, Suzanne y yo creamos un plan de estudios para las sesiones de grupo y buscamos recursos para motivar y educar a los fumadores. La información sobre medicamentos que proporcionamos contaba con el apoyo de Lisa Kroon, PharmD, experta en medicamentos para dejar de fumar (y ahora catedrática de Farmacia Clínica en la UCSF). Suzanne creía firmemente que ejemplos positivos de personas que alcanzan sus objetivos eran la mejor fuente de motivación, pero al principio yo pensaba que la información médica era un poderoso motivador. Si la gente pudiera al menos entender lo comunes y devastadoras que son las enfermedades cardíacas, pulmonares y el cáncer, ¿no sería más motivador? Ahora sé que Suzanne tenía razón. Centrarse en lo que más temes puede hacer que algunas personas pierdan la confianza y se sientan emocionalmente mermadas. Aunque la información médica definitivamente tiene su función, en este libro hemos incluido tanto relatos motivadores como información médica. La información relacionada con la salud está escrita de tal forma que la puedan entender fumadores de todo el mundo con o sin conocimientos básicos de biología o medicina. Espero haber sido capaz de simplificar algunos de esos complejos problemas para que sean comprensibles.

Durante todos los años en que Suzanne ha celebrado reuniones de grupos y prevención de recaídas, tratamos de encontrar un libro muy bueno que se adaptase a nuestras necesidades y que pudiéramos recomendar encarecidamente a los demás. Seguro que eso sería más fácil que escribir uno. Pero nunca lo encontramos y, en su lugar, nos embarcamos en la aventura de crear uno nosotras mismas. En 2002, enviamos propuestas de libros con ideas iniciales a muchas editoriales, y recibimos un montón de cartas de rechazo. Nos dijeron que ya había libros en el mercado, pero sabíamos que no del tipo que sería más útil. En 2012, lo intentamos de nuevo y recibimos otro lote de cartas de rechazo. Por todo esto, decidimos embarcarnos en nuestra propia travesía, sabiendo que es lo correcto y sin saber el resultado. Así como nuestro programa original apenas fue reconocido hasta que llegó un fumador con recursos y le dio valor, esperamos que usted, un amigo o un miembro de su familia, valore las historias, fotos e información que hemos recopilado en estas páginas.

Tenga en cuenta lo siguiente: En la Primera Parte de este libro, además de las personas cuyas historias leerás, la voz que se escucha es la de Suzanne. En la Parte 2, la parte del libro que aborda la información médica, se escuchará a Pablo.

Introducción

S er fumador requiere mucho tiempo y energía. Antes de salir de su casa, debe asegurarse de tener sus cigarrillos y fósforos o su encendedor. Una vez que está fuera, se enfrenta al desafío de encontrar un lugar donde pueda fumar, sabiendo que las opciones se están reduciendo cada día a medida que más y más lugares públicos, restaurantes, casas privadas e incluso algunos edificios de apartamentos se han convertido en espacios libres de humo. Cuando está en el trabajo o haciendo vida social, casi siempre está pensando: «¿Cuándo puedo salir de aquí y encontrar un lugar para encender un cigarrillo?» Y al regresar a casa al final del día, tiene que estar seguro de que dispone de suficientes cigarrillos para aguantar toda la noche.

Aprender a dejar de fumar se ha creado para ayudarle a escapar de esa conocida rutina. Las historias de este libro se contaron originalmente en el programa para dejar de fumar que comenzó en 1984 en el Hospital General de San Francisco y en un programa relacionado en el Fontana Tobacco Treatment Center (FTTC) de la Universidad de California en el Centro Médico de San Francisco, que ha ofrecido tratamiento para la dependencia del tabaco a fumadores desde 1999. El camino hacia una vida libre de tabaco que se presenta en las siguientes páginas se basa en el exitoso programa del FTTC.

Creado en torno a casos de éxito personal de ex fumadores, *Aprender a dejar de fumar* se estructura en capítulos en los que se analizan ocho preguntas abiertas a las que se enfrentan todos los fumadores:

1. ¿Qué le motiva a usted a dejar de fumar?

2. ¿Quién sería usted sin tabaco?

xxiv   APRENDER A DEJAR DE FUMAR

3. ¿Qué le gusta de fumar?

4. ¿Cuál es su historia de negación?

5. ¿Qué le mantiene atado al tabaco?

6. Si ya está enfermo, ¿qué importa si fuma?

7. ¿Quién más que usted se ve afectado por su tabaquismo y cómo podrían beneficiarse si usted dejase de fumar?

8. ¿Qué poder tiene usted y cómo elige usarlo?

Cada capítulo comienza con un análisis de una de estas preguntas y luego presenta a los ex fumadores que cuentan sus propias historias y explican cómo respondieron positivamente a los desafíos de la pregunta. El capítulo concluye con un resumen de lo que se ha tratado y con ejercicios diseñados para ayudarle a analizar la pregunta por su cuenta.

En la Parte 2, encontrará aclaraciones de los términos médicos relacionados con los problemas de salud de los narradores, información sobre los efectos para la salud del tabaquismo y formas de usar los medicamentos, incluido el uso real que se ha desarrollado a lo largo de años de tratamiento de la dependencia del tabaco. La Parte 2 se centra en las enfermedades pulmonares, las enfermedades cardíacas y el cáncer, ya que estos son los problemas de salud más comunes causados por el tabaquismo. Sin embargo, no son los únicos, por lo que le animamos a hablar con su médico sobre la impotencia, la degeneración macular y otras enfermedades graves que se sabe que están relacionadas con la dependencia del tabaco.

Dejar de fumar es un proceso muy personal. Algunas personas necesitan mucha información médica y explicaciones. Otros se inspiran en casos reales. Este libro está estructurado para que cada pregunta se base en la anterior. Pero también es posible saltarlas de acuerdo a lo que llama su atención. Seleccione y elija qué partes de este libro son de utilidad para usted, confiando en que le atraerá aquello que le resultará más significativo. Tenga un bolígrafo o lápiz a mano para que, cuando se propongan ejercicios, pueda plasmar fácilmente sus pensamientos. Tome notas en los márgenes y resalte secciones que son especialmente impactantes. Este libro es una herramienta, así que úselo como tal. Después de cada capítulo, tómese unos momentos para repasar lo que ha aprendido y qué habilidades puede incorporar a su propio plan.

Las personas que participan en grupos suelen beneficiarse de tener un lugar al que asistir habitualmente y no desviarse del camino correcto. Algunos participantes cuentan que no fuman porque querían asistir al grupo y seguir estando libres del tabaco. Otros encontraron un modelo a seguir en el grupo y estaban deseando encontrarse todas las semanas con el liderazgo de esa persona. Asistir semanalmente le mantiene centrado en el objetivo que se ha fijado para sí mismo y le ofrece un entorno al que usted siente que pertenece y en el que puede recibir apoyo. Estar en un grupo también le ayuda a entender que parte de lo que está experimentando es debido a la enfermedad contra la que lucha y que otras personas están pasando por lo mismo.

Leer este libro puede ser como unirse a un grupo de personas como usted, personas que valoran sus posibilidades de vivir una vida sin tabaco. A medida que interactúa con Aprender a dejar de fumar, se convierte en un lugar que puede visitar para encontrar apoyo y realizar un seguimiento de su progreso, de la misma manera que las personas que participan en nuestros programas han utilizado el entorno del grupo. Es posible que ni siquiera sea fumador, pero que le preocupe alguien que lo es y quiera comprender mejor la enfermedad. Si usted es fumador, es posible que no haya tomado la decisión de dejar de fumar, pero no importa. Hemos tenido a muchas personas que se unen a nuestros programas para ver cómo sería dar el salto y deciden que quieren intentarlo. Algunas de ellas se sorprendieron al conseguir dejar de fumar tras cuatro semanas.

Sea cual sea su relación con el tabaquismo, esperamos que encuentre inspiración, motivación y orientación en estas páginas y en las historias valientes de las personas que quieren que *su* experiencia marque la diferencia en *su* vida.

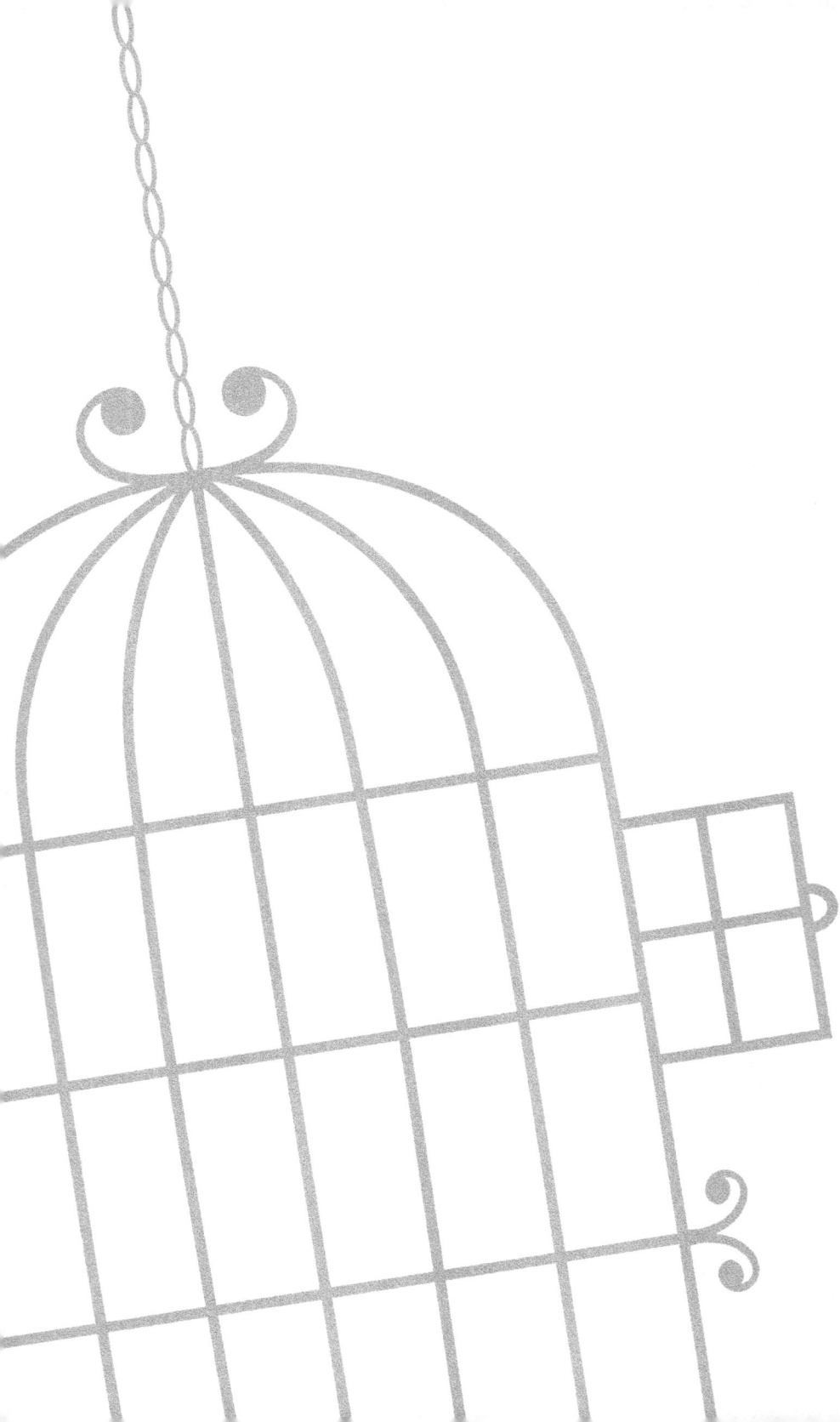

PRIMERA UNO

En sus propias voces

Los siguientes ocho capítulos documentan las relaciones que Suzanne ha tenido con los fumadores en su papel de enfermera y especialista en el tratamiento del tabaco. A medida que las personas de estas historias analizaban lo que suponía fumar para ellos y lo que podría significar dejarlo, tuvieron el valor de mostrársele tal como eran. Su confianza, y el viaje que hicieron juntos enriquece su trabajo de formas profundamente satisfactorias y significativas. Ella estará eternamente agradecida de que estuvieran dispuestos a compartir aquí sus historias y su evolución.

Una vez que haya encontrado su motivación e inspiración en los capítulos del uno al ocho, los capítulos nueve y diez presentan una guía concisa pero poderosa para su propio viaje para dejar de fumar.

CAPÍTULO UNO

¿Qué le motiva a ser un no fumador?

La mayoría de los fumadores son conscientes de muchos de los problemas de salud que puede provocar el consumo de tabaco; desde 1964 y el primer *Informe de la Dirección General de Salud Pública sobre Tabaquismo y Salud*, todos nos hemos enfrentado a mensajes sobre el cáncer de pulmón y el enfisema, sobre las enfermedades cardíacas y la impotencia y otros riesgos para la salud asociados con el tabaquismo. Y, sin embargo, durante años trabajando como enfermera en un pabellón para pacientes hospitalizados con cáncer, cara a cara con personas reales que se sometían a cirugías en las que les extirpaban partes de la lengua o la mandíbula o personas que respiraban con dificultad durante los últimos días del cáncer de pulmón, aún me tomaba mi descanso de quince minutos, me encerraba en una pequeña sala de enfermeras y fumaba un par de cigarrillos. Trataba desesperadamente de motivarme asustándome a mí misma, pero seguía fumando. Mi experiencia me mostró que tratar de auto motivarse con miedo o amenazas no es efectivo; tratar de evitar lo que se supone que no debemos hacer es mucho más difícil que decidir lo que realmente queremos y caminar en esa dirección. Una

> «Tratar de evitar lo que se supone que no debemos hacer es mucho más difícil que decidir lo que realmente queremos y caminar en esa dirección».

muy buena pregunta para hacerse en el viaje hacia una vida libre de tabaco es pensar en lo que le gustaría de ser un no fumador. Este sutil y poderoso cambio es un factor clave para motivarse.

La motivación es la energía para avanzar hacia una meta y alcanzarla. La motivación puede surgir espontáneamente como respuesta a la percepción de que las cosas no son como esperamos que sean, no son como «deben ser». Cuando no nos sentimos cómodos con las cosas como están, podemos sentir la energía para actuar y hacer que estas «vuelvan a la normalidad». Si quiere conseguir motivación para cambiar su comportamiento, debe buscar la forma de aprovechar esta energía cada vez que surja. De lo contrario, el impulso se desvanecerá y habrá perdido la oportunidad de acercarse a su objetivo.

Tal vez este ejemplo le resulte familiar: imagine que está haciendo reformas en su hogar. Está a punto de terminar una remodelación que incluye la reparación de paredes, pintura y cosas similares. Por fin todo está terminado menos los toques finales. Las habitaciones están pintadas y lo único que queda por hacer es instalar las cubiertas de los interruptores. Durante varios días notará este último elemento no terminado y le molestará. Sin embargo, si deja pasar tiempo suficiente, su mente se acostumbrará a verlo y ya no notará que faltan las cubiertas. Podrían pasar semanas o meses o quedarse así para siempre antes de que finalmente se ocupe de este último detalle. Del mismo modo, si quiere dejar de fumar, una vez que sea capaz de notar la motivación cuando aparezca, busque la forma de tomar una medida inmediata, de hacer algo real. Tal vez unirse a un grupo (en el mundo real o virtual) dedicado a dejar de fumar. El uso de esta valiosa energía le ayudará a crecer y le llevará hacia su objetivo de liberarse del tabaco.

Por otro lado, no tiene que esperar sin hacer nada para que surja la motivación; puede tomar parte activa en la creación de su propia motivación para cambiar. Para empezar, echemos un vistazo a dos tipos de motivación: basada en el miedo y basada en el deseo. Los fumadores se enfrentan a una gran motivación basada en el miedo. Los médicos, las enfermeras y los seres queridos preocupados pueden, por frustración, ignorancia o impotencia, presionarle para convencerle de que deje de hacerlo, nombrando consecuencias terribles si no lo hace: «Señor Brown, si no deja de fumar inmediatamente, terminará matándose». O: «Mamá, no quiero que se muera; por favor, deje de fumar». Debido a que los fumadores tienden a tratar la ansiedad y otros sentimientos difíciles con los cigarrillos, estos mensajes atemorizantes a menudo son contraproducentes: el fumador escucha el mensaje e inmediatamente quiere fumar. Además, los fumadores son como cualquier otra persona que, cuando se le presiona, responde resistiéndose: «Usted no es mi jefe. Fumo porque me gusta y lo dejaré cuando quiera». La resistencia a menudo oculta el miedo a no poder dejar de fumar. A pesar de todo, a la mayoría de nosotros no nos gusta que nos digan qué hacer y reaccionaremos a la defensiva haciendo más veces lo que se nos dice que no hagamos.

> «A la mayoría de nosotros no nos gusta que nos digan qué hacer y reaccionaremos a la defensiva haciendo más veces lo que se nos dice que no hagamos».

Como motivador el miedo limita el comportamiento. Se trata de evitar una cosa y hacer otra cosa que «tenemos que o debemos hacer». ¿Quién de nosotros quiere hacer lo que tiene que hacer, lo que debería hacer? Cuando tenemos miedo, podemos sentirnos débiles, impotentes, desesperanzados, atascados e incluso inútiles. Trabajando en una unidad de cáncer donde me enfrenté con recordatorios diarios de las cosas terribles que me podían pasar si seguía fumando, me sentía asustada, y ese miedo me llevaba a fumar más como un medio para controlar la ansiedad. Y mi tabaquismo mantuvo vivo el miedo, recordándome con cada bocanada lo que me estaba molestando tan profundamente.

Cuando se trata de cambiar comportamientos no

saludables, es posible que la única función positiva del miedo es que nos saca de la negación. Si el dentista le dijera que necesita una biopsia de una zona sospechosa de su lengua, podría sacarle de su autocomplacencia por fumar. Pero persistir en castigarse a uno mismo para cambiar contándose historias terribles sobre lo que podría suceder simplemente le debilita y socava, aumentando un sentimiento de impotencia e inutilidad. Estos no son sentimientos que contribuyan a un cambio de comportamiento exitoso y duradero. En resumen, use cualquier temor que sienta para sacarle de su negación sobre fumar. Después, dé el siguiente paso y empiece a imaginar lo que disfrutará cuando esté libre del tabaco.

Es esta motivación basada en el deseo la que de verdad puede ayudarle a avanzar. Las personas van de forma natural hacia lo que desean. Como el burro del cuento, si alguien se pone detrás de nosotros para presionarnos e intimidarnos, nos afianzamos en el suelo; sin embargo, seguimos de buen grado la zanahoria que cuelga de la rama. La motivación basada en el deseo nos devuelve el control; fomenta la acción y nos pone en marcha para lograrlo. Estamos haciendo lo que queremos hacer, persiguiendo aquello que queremos tener. Seguir nuestros deseos genera confianza. Nos sentimos fuertes, empoderados y optimistas. Estar motivado por el deseo fomenta la autoestima y nos da la sensación de tener opciones. Lo más importante es que ayuda a crear un cambio duradero.

Cuando compare la motivación basada en el miedo y la motivación basada en el deseo, recuerde que no solo lo que le dicen desde fuera es lo que marca la diferencia; es aún más importante lo que se dice todo el día a sí mismo dentro de su propia cabeza. A veces los fumadores se recriminan a sí mismos para dejarlo: «¿Por qué soy tan estúpido? Tengo que dejar de fumar». Sin ser conscientes de ello, tienen una lucha interior entre la parte que dice: «Tengo que hacerlo» y la parte que dice: «No, no lo haré, no tengo que hacerlo». Esta división hace que sea mucho más difícil avanzar. Es literalmente como tratar de conducir con el freno puesto.

No son las cosas que nos están pasando las que nos hacen sufrir, sino lo que nos decimos a nosotros mismos sobre estas. La verdad en la que usted cree y a la que se aferra le hace no estar preparado para escuchar algo nuevo. **Pema Chödron**

Bill Spangenberg

Saber cómo pedir ayuda es una virtud. Bill no sintió la necesidad de dejar de fumar hasta que se convirtió en una cuestión de supervivencia, y después reconoció que no podía hacerlo él solo. Una vez que encontró la razón de su motivación, buscó un programa que pudiera ayudarlo. Había empezado a fumar, en parte, para formar parte de un grupo de amigos; para dejarlo, necesitaba un grupo de apoyo de otras personas que trabajasen hacia el mismo objetivo. Curiosamente, mientras que Bill se sentía excluido cuando era joven, el proceso de dejar de fumar le dio la sensación de pertenecer a un grupo. La motivación original para fumar nunca desapareció y, al final, lo condujo a una forma más saludable de satisfacer su necesidad.

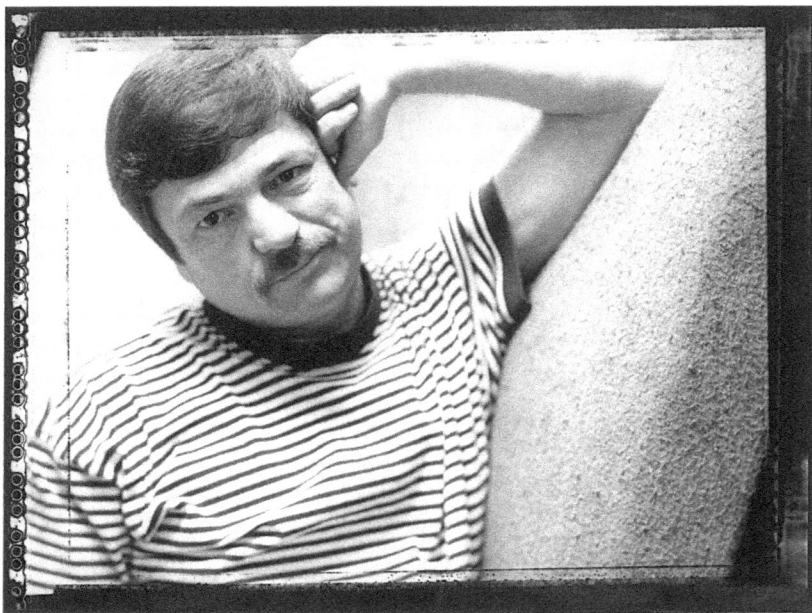

Bill Spangenberg   Fotografía de John Harding

Bill Spangenberg, en su propia voz

Lo que me dice todo el mundo es: «Fumar es malo para su salud, provoca cáncer, daña sus pulmones». Ya tengo una enfermedad que me va a matar. Estoy menos preocupado por contraer cáncer que por ninguna otra cosa. Miro una cartel que dice: «Fumar provoca cáncer» y digo: «¿Y qué?" Pongan alguna cosa que signifique algo para mí. «Fumar cuesta dinero». Punto final.

Una vez al mes, tengo una cantidad «x» de dólares para gastar después de pagar mis facturas. Todo cuanto gastaba en cigarrillos era un gasto como el del alquiler, era fijo. Por discapacidad, mis ingresos eran de $926.00. Cinco cartones cuestan $125.00 al mes. O compraba comida o fumaba. Debido al VIH, pude obtener algunas otras ayudas, pero muy a menudo pasaba las últimas dos semanas del mes con nada más que cigarrillos y un poco de comida. Los cigarrillos estaban antes que la comida. Tenía una gran depresión, una sensación de estar atrapado, una sensación de pánico.

Mi padre fumaba, así que queríamos fumar. No me gustaba nada. Empecé cuando tenía diecisiete años. En mi distrito escolar, estaba excluido; no formaba parte de nada. Cuando fui a trabajar a unos doce kilómetros de distancia con un grupo completamente diferente de personas, me propuse: «Voy a ser como ellos». Ellos fumaban, así que había una gran presión de grupo para que fumara. Lo que habría supuesto una diferencia para mí a los diecisiete años es que me hubiesen mostrado que encajaba sin fumar. Mis padres me enseñaron ética laboral, pero no me enseñaron a comportarme socialmente.

Hay muchas contradicciones en el tabaquismo. Me gustaba porque era algo que tenía para mí, pero también me aislaba de otras personas. «La cena estará lista en cinco minutos; ¿puedo darme prisa y fumar otro cigarrillo, o debería esperar?» Y si uno espera, en medio de la cena quiere ese cigarrillo que no fumó antes. Tiene que palparse los bolsillos antes de salir para cerciorarse de que tiene suficiente tabaco para ir a cualquier lugar y andar por ahí y asegurarse de tener un encendedor que funcione. No podía salir en camiseta: las camisetas no tienen un bolsillo para cigarrillos. Ese tipo de cosas estúpidas era lo peor.

Al llegar a un paquete y medio o dos al día, sabía que quería dejarlo, sabía que iba a ser difícil y no estaba listo. No estaba dispuesto a pasar el trabajo de dejarlo. Lo difícil fue hacer un examen de conciencia honesto y deshacerme de algo que era perjudicial, eso fue lo más complicado.

Tenía miedo de dejarlo porque sabía que no había manera de hacerlo solo. Si pudiera hacerlo solo, lo habría dejado hace mucho tiempo. Todos los días, me levantaba y me decía: «Hoy no voy a fumar», mientras los buscaba, así que sabía que era algo que no iba a hacer solo.

No creo que la gente se sienta cómoda pidiendo ayuda. La naturaleza humana dice que debería ser capaz de hacerlo por mí mismo. Cada vez que alguien pide ayuda, se arriesga. Tenemos miedo al fracaso, al rechazo, a lo que piensen los demás de nosotros, tememos estar solos y que nadie más tenga el mismo problema que nosotros. Una de las cosas que más me molestaban era que mi padre fumó durante veinte años y un día se cansó, los puso encima del refrigerador y se olvidó de ellos. Él no entiende que la gente no sea capaz de hacer eso.

«Sabía que iba a tener que dejarlo pronto porque se me estaba acabando el dinero».

Yo estaba harto de estar enfermo y cansado. Sabía que iba a tener que dejarlo pronto porque se me estaba acabando el dinero. Pensé en cómo hacerlo de forma realista. Para mí, era más un hábito químico que otra cosa, así que usé los parches. Puse esa red de seguridad. Encontré a algunos expertos que me proporcionaron la información que necesitaba, me mostraron qué pasos tomar y me enseñaron el trabajo que tenía que hacer.

El grupo para dejar de fumar fue maravilloso. Encontré a otras personas en la misma situación que yo y me hizo sentir bien porque no estaba solo. Allí conocí a personas que me animaban y se interesaban por mi progreso. El grupo me permitió entrar y formar parte de él. El apoyo me enseñó a conseguir ayuda y a usarla. Si me entra el pánico, uso la respiración profunda. Me ayuda a relajarme y a calmarme.

Pensar en dejarlo era más aterrador que hacerlo de verdad; dejarlo en realidad fue un ejercicio. Pensé que tendría cambios de humor, estaría enojado todo el tiempo y comería constantemente. Eso no ocurrió. Comía más, pero mis estados de ánimo no oscilaron tanto. Pensaba: «Ah, es porque dejé de fumar; se pasará en unos días», y así fue. Hasta que dejé de fumar, me levantaba a las 5:30 de la mañana para fumar un cigarrillo. Ahora duermo hasta las 8:30 o 9 casi todos los días.

> «Considero que dejar de fumar es como deshacerse de algo malo y aumentar las cosas buenas que ya tengo».

Mucho de lo que aprendí en AA lo usé para dejar de fumar: No es el segundo o el tercer cigarrillo el que le va a enganchar, es el primero; no dejé de fumar por el resto de mi vida, lo dejé por hoy; el mañana no ha llegado; no importa cuánto tiempo hace que lo haya dejado; está solo a un paso de volver a fumar.

Si lo convierto en algo muy importante, volveré a fumar. Es un gran paso en mi vida, pero no es para tanto. Si lo fuese, sería algo que tengo en mente todo el tiempo, como ser alcohólico y trabajar en una licorería. Siempre está ahí justo delante de ti.

Considero que dejar de fumar es como deshacerse de algo malo y aumentar las cosas buenas que ya tengo. Puedo pasar más tiempo aprendiendo ciencias, por ejemplo. En internet hay mucha información sobre el universo. Estoy absolutamente fascinado con él. Me he vuelto más social, tengo más amigos, las actividades que hago han aumentado. Cocino más. No he traído una nueva carga a mi vida; he mejorado las cosas que ya tenía.

Dos cosas que no haría: una es tomar una copa y la otra es fumar un cigarrillo. Busque otras cosas que hacer. Fumar siempre fue mi muleta. Cuando me enfadaba, si estaba confuso, encendía un cigarrillo y ganaba tiempo. Ahora, no tengo algo que pueda usar mecánicamente, así que tengo que calmarme mentalmente. Aún me paro a pensar, pero no paso por el proceso de encender el cigarrillo y pienso de forma más clara y racional.

El sentido común dice que si ve el interior de un pulmón canceroso y sabe que fue causado por el tabaco, usted va a dejar de fumar. Esa es la forma lógica de pensar pero no funciona. Lo que funciona es que alguien se quede sin dinero y se dé cuenta de que puede o comer o fumar. Está arrinconado y tiene que tomar una decisión.

La nicotina es la droga más adictiva del mundo. Si no lo logra, siga intentándolo porque si se rinde, entonces ha fracasado. Si sigue intentándolo, es un ganador aunque no lo consiga durante un tiempo. He logrado algo muy importante. Como bien con la misma cantidad de dinero que usaba para morirme de hambre.

¿Qué motivó a Bill a ser un no fumador?

La motivación consciente de Bill era poder comer. No tenía suficiente dinero para la comida y para los cigarrillos, y debido a que la comida es una necesidad básica de supervivencia, tener suficiente para comer era un impulso positivo para dejar de fumar. Bill tenía claro lo que ganaría al dejar de fumar, y el objetivo de su motivación le proporcionó un fuerte empujón hacia adelante.

El éxito es la suma de pequeños esfuerzos,
repetidos día tras día. **Robert Collier**

Yan Spruzina

Yan nació después de que los comunistas se apoderaran de Checoslovaquia. Era un niño cuando el novio de su hermana fue enviado a prisión. En ese momento, recoger paquetes de cigarrillos era una forma de obtener permiso para visitar la prisión. Se fomentó el tabaquismo porque los impuestos de los paquetes de cigarrillos proporcionaban dinero al estado. En el proceso de recoger los paquetes, Yan comenzó a fumar.

Años más tarde, en Estados Unidos, todavía seguía fumando. Su hábito le causaba infecciones frecuentes de oído y Yan tenía miedo de que estar enfermo y faltar al trabajo le hiciese perder su puesto y no pudiese pagar sus facturas. Sabía que tenía que hacer algo o podría terminar desahuciado y sin poder volver nunca a Checoslovaquia para ver a su familia. Además estaba muy enfadado con la industria tabacalera y quería demostrar que no lo utilizarían para su beneficio. Decidió dejar de fumar.

Yan, fumador empedernido, consumía un mínimo de sesenta cigarrillos al día. Fumar le ayudó a progresar en su trabajo como panadero, acelerándolo para hacer trescientos pasteles en un día. Le gustaba la sensación de logro y los elogios que recibía

«Como realmente se
disfruta realmente es
sin el cigarrillo».

por una productividad tan increíble. Le gustaba la camaradería de fumar con compañeros de trabajo y estaba preocupado por cómo replicaría ese placer. Pero más que el placer de fumar, quería libertad, una mejor salud y una mayor calidad de vida. En lo que se refiere al desarrollo de la motivación, comprendió que todas personas deben averiguar por sí mismas lo que es importante para ellas. Quería disfrutar de la vida. Y, según Yan: «No se disfruta de la vida con un cigarrillo; se siente más miserable al pasar un minuto, está más cansado; así que, ¿para qué fumarlo? No disfruto de la vida con un cigarrillo; créame, usted tampoco, sencillamente aún no lo sabe. Como realmente se disfruta es sin el cigarrillo».

Después de haber dejado de fumar y enfrentándose al desafío de permanecer libre del tabaco, Yan usó su apego al grupo para mantenerse centrado: no quería defraudar a sus amigos del grupo. Tenía la impresión de estar acompañado por miembros del grupo con los que sentía una conexión y que reforzaban su deseo de seguir acudiendo a las reuniones; allí constató que había conseguido dejar de fumar. Como era muy enérgico por naturaleza, fumar lo convirtió en un panadero maratoniano. Cuando consiguió dejarlo, se alegró de poder decir: «Sólo trabajo como un ser humano normal. Gestiono mis derechos o mis límites. Antes de dejar de fumar, me quedaba despierto durante treinta y seis horas seguidas, horneando y fumando».

Al liberarse del tabaco, Yan recuperó su autonomía. Ya no apoyaba a un estado o a un sector que no considerase su bienestar como algo valioso. Se aseguró una mayor probabilidad de tener la salud que necesitaba para seguir trabajando y vivía de forma más equilibrada, con una productividad razonable en el trabajo.

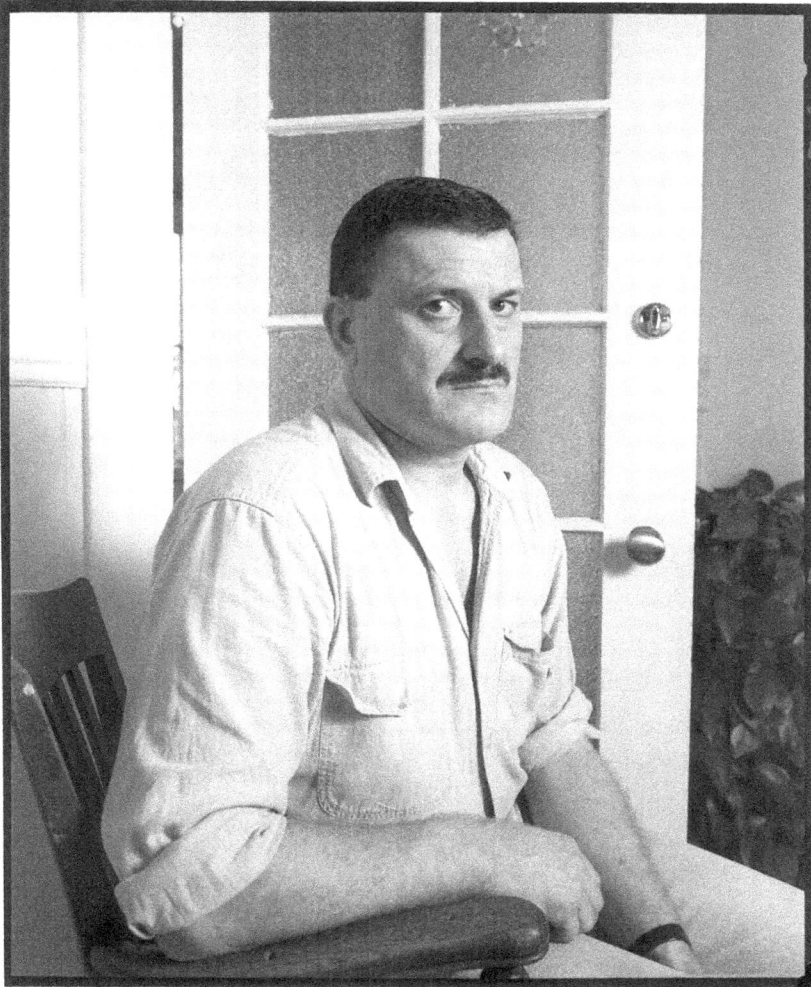

Yan Spruzina   Fotografía de John Harding

Yan Spruzina, en su propia voz

Nací en Checoslovaquia después de la Segunda Guerra Mundial. Mi padre trabajaba haciendo seguros para una compañía estatal; mi madre era ama de casa y no era feliz. Éramos de clase media alta antes de la guerra. Después de que los comunistas tomasen el poder en 1948, todos eran pobres, pero nosotros éramos más pobres que los pobres. Nací en la pobreza, pero mi madre recordaba cómo estábamos antes y yo lo añoraba a través de ella. Mi padre y mi madre no fumaban antes de que los comunistas nacionalizaran nuestra propiedad; empezaron a fumar después. Me enganché al tabaco cuando tenía quince años. Era una cosa de hombres, igual que aquí.

En 1968, con los disturbios contra los rusos, me escapé a Alemania. En 1980, vine a los Estados Unidos desde Alemania. Empecé a tener asma sibilante. Entonces apareció el Departamento de Salud de California diciendo que fumar era malo. Escuchaba cada vez más cosas negativas, que crea una fuerte adicción, y empecé a cuestionármelo. Cuando tomé conciencia de que era más peligroso de lo que las compañías tabacaleras nos habían llevado a creer, comencé a buscar cigarrillos bajos en alquitrán y bajos en nicotina.

Traté de dejarlo por mí mismo y fue absolutamente desesperanzador. No tenía fuerza suficiente. Después de media hora sin cigarrillos, me volvía loco. Esperaba que existieran pastillas para el cerebro, alguna manera fácil de dejar de fumar con ayuda externa, en vez de que saliese de mi interior. Una grave infección de oído me asustó mucho. Empecé a vomitar y tenía miedo de perder mi trabajo; no podría pagar mis facturas. Me dijeron: «Es por el tabaco; tiene que dejar de fumar».

Ir a las clases para dejar de fumar comenzó a ser habitual; ser libre se convirtió en algo importante. Empecé a estar conciente de las molestias diarias, como tener que disponer de suficientes cigarrillos para pasar la noche o comprobar si tenía tres paquetes para ir a trabajar. Una vez que empecé a darme cuenta de los pequeños detalles y a unirlos, me parecieron una enorme pérdida de tiempo.

El apoyo del grupo fue una gran motivación. El grupo se convirtió casi en un sustituto de la familia. Trataba de hacer todo lo que pudiese por el bien de todo el grupo, por mí mismo. Como ellos se esforzaron tanto conmigo, quería hacer algo a cambio. No me sentía responsable, pero había algo dentro de mí que empezó a crecer desde el fondo de mi alma.

¿Qué más tenía en mi cabeza? Que no debemos considerarnos fracasados ni sentirnos culpables, que no es culpa nuestra que seamos fumadores. La frase «fumar no es culpa suya» me liberó de algún modo; era como una frase milagrosa, una de las que ahora llamo los mandamientos.

«Usted debe estar listo para contrarrestar la señal en su cerebro que dice que fumar está bien: «No necesito el cigarrillo, yo soy más fuerte, basta de dependencia».

«No es culpa suya», en primer lugar. Y: «Desea ser libre», libre de ser como los demás, libre del tabaco. De ahí la ira contra las tabacaleras: piensan que somos tontos y nos engañan; van contra nosotros. El enfado me dio fuerza, una fuerza positiva, para mostrarles que no pueden hacer conmigo lo que quieran.

Cuando estaba listo para dejarlo, compré manzanas, zanahorias y chicles con nicotina. Por la mañana iba en autobús, pero estaba nervioso, así que fui a la playa con agua y nachos picantes, salsa de soya y salsa Tabasco. Leí las notas de lo que había aprendido en las clases y empecé los mandamientos, repitiéndolos una y otra vez, desde las 11 de la mañana hasta la puesta del sol. Entonces comencé a disfrutar las primeras sensaciones, ya que podía respirar mejor y mi nariz empezó a despejarse. Empecé a percibir el olor del mar, por primera vez en diez años, y en ese momento recordé ampliar mi camino a la libertad, diciéndome a mí mismo que ya eran veinte horas sin un cigarrillo, después de treinta años fumando, sería una pena arruinar tal logro.

Estaba tan agotado que dormí diez horas y luego empecé a sentirme orgulloso de mí mismo ya que por primera vez en treinta años estuve sin un cigarrillo durante veinticuatro horas. Me fui a trabajar, orgulloso, sintiéndome pletórico. Eso mantuvo lejos el deseo. Lo conseguí a través de la presión en el trabajo, recitando todavía los mandamientos: «Un paso hacia la libertad... una mejor salud... una mayor calidad de vida... más dinero».

Después de tres años, pude dejar de tomar Sudafed extrafuerte para mi problema sinusal. No tomar las pastillas, no tener infecciones de oído, de nariz, tener más energía, no volver a casa del trabajo extremadamente agotado: eso es muy positivo. Sencillamente poder disfrutar de ir a ver a unos amigos o ir al cine, algo que no hice durante tres años porque había fumado hasta la extenuación. Se están haciendo cosas buenas en California al perseguir a los fumadores; molesta al principio, pero después abre la mente a los programas para dejar de fumar.

Incluso si cree que no tendrá éxito, la convicción de que puede dejarlo comienza a prevalecer, a crecer en su interior, y la confianza empieza a cobrar fuerza. Habrá todo tipo de vocecillas atormentándole: «Fúmese otro cigarrillo». Vaya preparándose para ellos. Usted debe estar listo para contrarrestar la señal en su cerebro que dice que está bien fumar: «No necesito el cigarrillo, yo soy más fuerte, basta de dependencia». Estas son frases milagrosas, que funcionan de verdad.

Me siento confiado, triunfador y orgulloso. Soy tan fuerte ahora que me apasiona. *No voy a fumar.* Fumé treinta años y ya no necesito los cigarrillos. No disfruto de la vida con un cigarrillo. Créame, usted tampoco; sencillamente aún no lo sabe. Usted también dejará de fumar. Se dará cuenta de que sin el cigarrillo es como se disfruta realmente.

¿Qué motivó a Yan a ser un no fumador?

Las motivaciones de Yan eran liberarse de la carga de la dependencia del tabaco, sentirse física y emocionalmente más fuerte y disfrutar más plenamente de su vida sin el temor de lo que podría suceder si enfermaba por fumar. Se centró en los logros positivos que entendía que conseguiría cuando se liberase del tabaco.

Debe tomarse su tiempo para celebrar los milagros sencillos que no buscan llamar la atención. John O'Donohue

Cecilia Brunazzi

Cecilia es una experta en la cultura y la buena vida. Es conocida por sus elegantes cenas y su deliciosa cocina italiana; también le encanta ir a los museos y al teatro. Cuando empezó a padecer infecciones respiratorias frecuentes, ya no podía ignorar el peaje que estaba pagando por fumar. Pero más motivador que eso era que quería ser libre para disfrutar de las cosas que amaba sin los efectos negativos de tener que lidiar con el tabaquismo.

Cuando comenzó el proceso de dejar de fumar, Cecilia ya tenía varias costumbres positivas. Había incluido el ejercicio diario de forma regular en su vida, al ir caminando a tantos sitios como fuera posible y dejar el coche en casa. Varias veces a la semana, iba a clases de yoga y también disfrutaba de la natación. Una mujer pequeña, pero apasionada, Cecilia abordó su nuevo desafío con el mismo nivel de interés e implicación con el que había vivido toda su vida. Después de haber experimentado durante años lo que significaba ser fumadora, se propuso descubrir cómo sería vivir libre del tabaco.

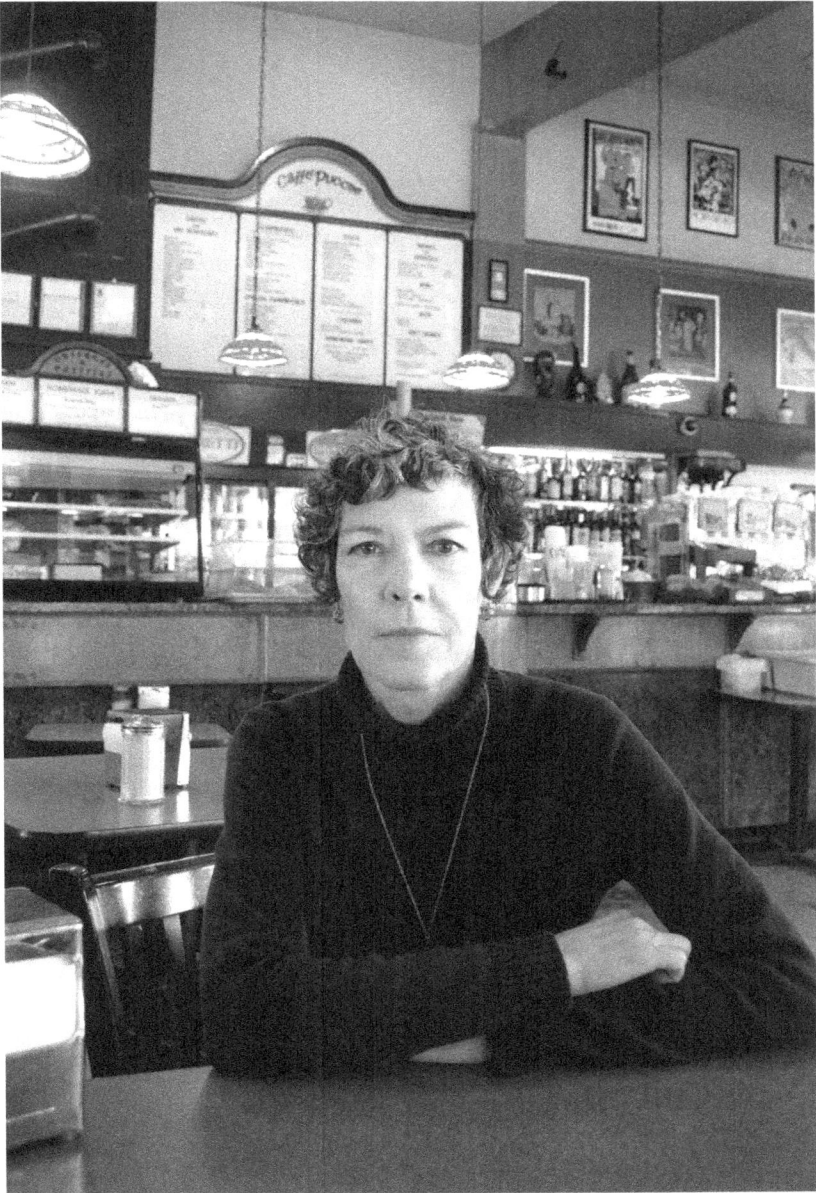

Cecilia Brunazzi   Fotografía de Cristina Taccone

Cecilia Brunazzi, en su propia voz

Empecé a fumar cuando fui al internado. Había una sala de fumadores solo para personas mayores; era un privilegio de la tercera edad y parecía adulto y glamuroso. Mi padre era un fumador empedernido; llevaba cigarrillos en el bolsillo de la camisa. Recuerdo cuando era una niña y me sentaba en su regazo y olía el tabaco. Estaba muy unida a mi padre, así que creo que esas fueron algunas de las razones por las que empecé. Más tarde fui a la universidad en Carolina del Norte, un gran estado del tabaco. Los cigarrillos eran muy baratos porque no había los impuestos que hay en otros estados.

La primera vez que intenté dejarlo fue a los veinte años. Solo lo dejé durante una semana. Lo intenté de nuevo a los treinta y aguanté un poco más. Nunca lo dejé durante mucho tiempo. No lo intenté de nuevo hasta que llegué al programa. Recuerdo haber visto en un boletín algo sobre el programa y pensé: «Bien, tal vez no consiga dejar de fumar, pero puedo hacer esta llamada». Llamé y dejé un mensaje y luego recibí su llamada para decirme que el programa iba a empezar y dije: «Oh, ¿me inscribí para eso?» Entonces usé esa misma psicología y pensé: «Tal vez no consiga dejar de fumar, pero al menos puedo calentar una silla y ver qué pasa». Así fue como llegué allí.

Lo hice durante un año y eso fue todo. La famosa situación de estar de vacaciones y fumar uno después de la cena. Ese uno después de cenar duró un par de años. Luego me disgusté conmigo misma y llamé y me pregunté si podía hacer el programa de nuevo; parecía que lo correcto era empezar de nuevo desde el principio.

Cuando era niña, tenía asma y alergias graves y como adulta, volví a desarrollar asma leve. Vine al grupo la primera vez después de haber tenido tres episodios verdaderamente malos de bronquitis

«... cada vez que dejaba de fumar, esa tos se iba en unos dos días y, cada vez que comenzaba a fumar, volvía en unos dos días».

aguda. De repente, empezó a sucederme eso y era aterrador. Tuve que tomar antibióticos muy fuertes y me sentí fatal. Tenía tos de fumadora crónica y, cada vez que dejaba de fumar, esa tos se iba en unos dos días y, cada vez que comenzaba a fumar, volvía en unos dos días. También me di cuenta de la tiranía de ser adicto a los cigarrillos, de cuánto me controlaban. Recuerdo haber ido como invitada a cenar a la casa de alguien y estar completamente ansiosa hasta la cena, pensando: «¿Habrá un lugar donde pueda fumar?» Recuerdo que quería fumar y tenía miedo a ir a ver una obra larga porque sabía que iba a querer un cigarrillo y ¿podría ir afuera lo suficientemente rápido durante el intermedio para chupar dos cigarrillos y luego volver corriendo? Fumar estaba empezando a hacerme sentir realmente miserable en situaciones que podrían ser placenteras; la experiencia de tener que fumar un cigarrillo estaba interfiriendo con otros tipos de disfrute. Si me sentía miserable conmigo misma de todos modos, cuando fumaba cigarrillos, eso me hacía sentir más miserable, porque pensaba: «Oh, ni siquiera soy capaz de dejar de fumar». Todo se estaba aunando para ayudarme a darme cuenta de que no valía la pena, controlaba mi vida e interfería con mi disfrute de las cosas.

Cuando fumaba entre las dos veces que lo dejé, me encontré con una conocida que venía de visita desde Nuevo México. Desde la última vez que la había visto, su esclerosis múltiple (EM) se había acelerado y estaba en silla de ruedas. Dije: «Voy a salir fuera a fumar un cigarrillo». Y ella me miró y dijo: «Oh, Dios mío, ¿aún sigues fumando? Oh, pobrecilla». Y pensé: «Aquí está esta mujer con EM, en silla de ruedas, compadeciéndose de *mí*». No lo dijo maliciosamente; lo dijo de una manera muy compasiva. Solo dijo eso, pero fue muy impactante.

En esa misma época, mi querida amiga murió de cáncer de pulmón. Yo era una de las cuidadoras. Ella solo vivió ocho meses desde el momento en que se lo diagnosticaron y yo fumaba cuando se lo diagnosticaron por primera vez; durante su enfermedad, lo dejé por segunda vez.

Durante esos dos últimos intentos serios, combinarlo con algún tipo de ejercicio aeróbico se había hecho completamente necesario para mí. La natación había sido útil porque era muy consciente de mi respiración y el yoga había resultado muy positivo, tanto como ejercicio físico como porque la respiración es parte del yoga.

Me pareció muy importante el Grupo de Apoyo para la Prevención de Recaídas. El grupo no le juzga si sigue fumando; se motiva mucho a las personas, son como una especie de atletas entrenando. La gente no sale y corre ya tres kilómetros en un tiempo récord; tiene que entrenar para hacerlo. Dejar de fumar es un gran desafío, como un desafío atlético, incluso pensaba: «Voy a intentarlo, lo dejaré por un tiempo y volveré a caer». Al final me cansé de ese ciclo de intentarlo, recaer, fumar durante un tiempo, disgustarme por eso e intentarlo de nuevo.

Recuerdo que pensé: «Bueno, realmente sé lo que es fumar y no soy tan feliz con eso; pero no sé lo que es no fumar durante mucho tiempo, así que sería interesante». Decidí hacer otro intento muy en serio; empecé a ir al grupo de manera más constante. Quería dejarlo justo antes de mi cumpleaños; simbólicamente me parecía una cosa buena que hacer por mí misma. Recuerdo que pensé: «No quiero dejarlo el día exacto porque no quiero que sea un día muy duro», así que lo dejé un par de días antes de mi cumpleaños. Todos esos intentos fueron útiles porque podía hacer mejores planes y sabía bien qué esperar, me permitía ver un montón de películas para distraerme al principio. Usé el parche y algunos chicles, y la verdad es que no lo pasé mal en mi cumpleaños.

Un ex fumador con el que hablé hace muchos años comparó la experiencia de dejar de fumar con el parto: ambos son extremadamente dolorosos, pero a medida que pasa el tiempo, desarrollas este tipo de amnesia sobre lo difícil y dolorosa que es la experiencia. Dejar de fumar es una especie de pendiente resbaladiza de la que no recuerdas lo insoportablemente difícil y desafiante que es al principio. Ir al grupo y ver y escuchar a las personas en varias fases del proceso —algunas que están tratando de prepararse para dejar de fumar, que están descontentas consigo mismas, haciendo promesas, teniendo miedo, todas las cosas por las que yo pasé— y luego escuchar a las personas que están en las etapas iniciales, escuchar sus experiencias ha sido un gran recordatorio de lo difícil que es. Es una gran bandera roja: *no quieres tener que volver a hacerlo; no merece la pena*. Escuchar historias corroborantes de diferentes personas sobre la trampa de «simplemente uno», «solo fumaré este» es muy común. Puede decírselo a sí mismo y tratar de ignorarlo, pero si otras seis personas dicen que han tenido esa experiencia, sabe que es realmente algo que simplemente no funciona. Además, escuchar cómo otras personas lidian con situaciones que podrían ser peligrosas: vacaciones, viaje, estar en otro país, a veces estar solo o pensar: «nadie lo sabrá excepto yo», escuchar lo comunes que son esas cosas refuerza la idea de que tiene que estar alerta; nuestras partes adictivas son insidiosamente creativas.

En mi trabajo hace mucho tiempo prohibieron fumar dentro de la oficina. Yo solía fumar frente a la computadora y descubrí que puedo seguir trabajando sin fumar. Es posible desconectar estas cosas; lleva su tiempo; tal vez usted no es tan eficiente haciendo esa tarea sin el cigarrillo, pero realmente es posible. Esto resulta útil si usted todavía sigue fumando; piense en una situación en la que *solía* poder fumar. Recuerdo, hace años, fumar en el cine, por el amor de Dios. Pienso en una de esas situaciones en las que se fumaba y cómo se restringió; bueno, la gente todavía va al cine, todavía come en restaurantes, hace todo tipo de cosas sin fumar.

Ahora, de vez en cuando, si estoy en una situación muy estresante, pienso en los cigarrillos. Hago la respiración profunda y trato de distraerme. Trato de no detenerme en el pensamiento, de no complacer el anhelo. Es posible entrenarse para decir: «Bien, he tenido ese pensamiento y no voy a pensar en ello» en vez de: «Oh, vaya, un cigarrillo me sentaría tan bien. Me pregunto cómo sabría». Pero si llega a ese punto, se lo está poniendo más difícil y es como si diese una calada; le resultará más complicado.

Una cosa en la que me centro cuando estoy cerca de los fumadores es la corta duración que tiene la satisfacción. Fumar un cigarrillo parece que va a ser genial y se acabó en uno o dos minutos, luego tiene que ver qué hacer con la colilla del cigarrillo y todo eso. Ahora, miro a alguien fumando y digo mi mantra para mí misma: «Estoy tan contenta de no tener que hacer eso más».

Luche contra la sensación de que si recae será permanente y de que ha fracasado miserablemente porque recayó. Sentir que ha fracasado le convence para no dejarlo de nuevo. Vuelva a intentarlo tras haberse caído. Cualquier cosa que sea difícil requiere práctica, por lo que es ridículo pensar que puede dejar de fumar en un instante; requiere práctica porque es un reto.

La gente no debería castigarse a sí misma por recaer porque eso es solo parte de la recuperación, y cuanto antes pueda dejar de sentirse mal por ello, antes podrá reunir fuerzas para intentarlo de nuevo. Y especialmente al principio recuerde eso de «día por día». Ni siquiera podía pensar en no volver a fumar *nunca*; era demasiado aterrador. Entonces llegué a los seis meses y dije: «Bien, voy a ver si puedo llegar a un año». Cuando llegué a un año, dije: «Bien, ya había llegado antes a un año; voy a ver si puedo llegar a dieciocho meses». Ya no tengo que ponerme esa meta nunca más, pero durante unos dos años, la verdad es que necesitaba hacerlo.

Fumé durante cuarenta años. Si estoy tratando de enfrentarme a algo que me resulta extremadamente difícil, a veces pienso: «Bueno, si pude dejar de fumar, podría hacer esto».

¿Qué motivó a Cecilia a ser no fumadora?

El tabaquismo interfirió con el disfrute de Cecilia de las experiencias culturales que la caracterizan. Dejar de fumar le brindó la libertad de estar en armonía con lo que le da alegría y le aporta sentido y calidad a su vida.

Actúe como si el éxito fuera inevitable.
Desconocido

Mary Adams

Mary, al igual que Cecilia, es una mujer pequeña, ingeniosa y enérgica. Mary aparenta ser décadas más joven que su edad real y está tan dedicada a su familia como nadie que yo haya conocido. Ama profundamente a sus hijos y se atormentaba por las decisiones que estaban tomando. Sus dos hijos adultos fueron víctimas de la epidemia de drogas de San Francisco. Su hijo estaba en prisión y su hija estaba dispuesta a vender cualquier cosa para financiar su adicción a las drogas. Indefensa ante la calamitosa vida de sus hijos, Mary quiso mostrarles que es posible hacer algo realmente duro: decidió dejar de fumar.

Mary sabía que ella no tenía forma de hacer que sus hijos dejaran de consumir drogas. Entendió que no podemos establecer metas para otras personas; la única persona que podía cambiar de verdad era ella misma, por lo que Mary decidió usarse a sí misma como ejemplo. Vivía en un hogar donde todos fumaban, excepto los bebés (que en efecto «fumaban» de forma pasiva el humo de los adultos). Además, nadie en la casa quería que lo dejara y su marido incluso se burlaba de ella para que fumase un cigarrillo: echándole el humo en la cara, él le decía: «Vamos, sé que quieres uno. Aquí, aquí hay un poco de humo solo para ti». Pero Mary no se desanimó. Su meta tenía que ver con lo que era más preciado para ella: un futuro para sus hijos y nietos.

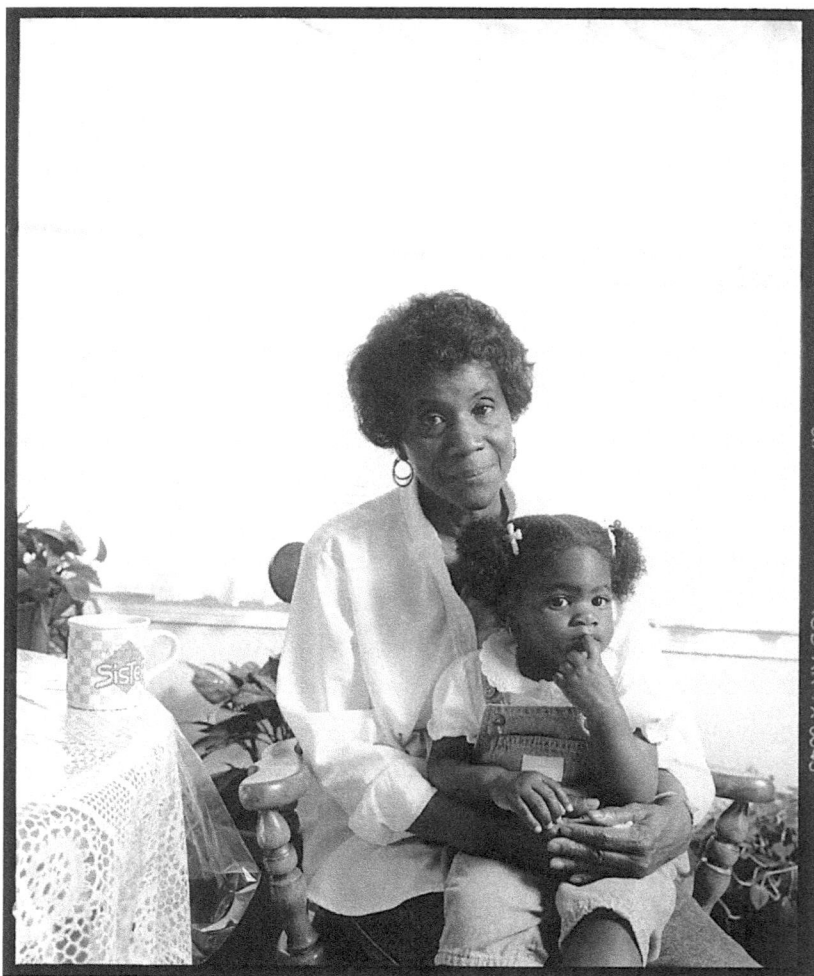

Mary Adams
Fotografía de John Harding

Mary Adams, en su propia voz

Vivíamos en un proyecto de vivienda. Cuando tenía nueve o diez años, empecé a fumar Kools. Tenía unos amigos que vivían en el vecindario. Hacíamos algo sólo para entretenernos, travesuras de niños. Seríamos unos cinco o seis y teníamos un paquete, íbamos al parque, en los árboles, y solo fumábamos, fumábamos y fumábamos. En ese momento, los cigarrillos eran muy baratos y se podían comprar sin ir con los padres.

Mi padre era estibador. Se ponía un cigarro en la boca de vez en cuando, pero nunca lo encendía. Trabajaba por las noches y nos tenía bien amarrados, en cualquier cosa que hiciéramos; mi papá era un hombre estricto. Cuando yo era adolescente, en casa de mi padre teníamos un cuarto trasero y no me di cuenta de que el humo del cigarrillo iba a salir de allí. Fue entonces cuando le oí gritar: «¿Quién está fumando ahí?» Al final dije: «Yo», y él vino con su cinturón y, vaya, me pegó fuerte. No quería para nada que fumásemos; no nos lo permitía. Los escondíamos y seguíamos fumando.

Mi madre puede que fumase solo ocasionalmente, si no recuerdo mal. Mi madre murió a los veintiocho años, dejando a siete hijos. Yo tenía diez años. Soy la tercera hija. Todos seguimos vivos. Y estamos unidos cuando ocurren tragedias, especialmente las hermanas. Mi hermana mayor y yo estamos muy unidas porque pensamos del mismo modo. Dejó de fumar hace años. Simplemente lo dejó. Ella tenía un hijo con asma muy fuerte y él venía y le quitaba el cigarrillo de la boca: «Se supone que no deberías fumar». Está tan feliz de que yo haya dejado de fumar que no sabe qué hacer.

Durante años, me hacía sentir mal. Me sentía lenta. Sin energía. Solo pesaba 44 kilogramos. Mis médicos decían que debía dejarlo, porque tenía la presión arterial alta. Llegué a un punto en el que casi no podía respirar caminando, no podía respirar.

Cuando pensaron que había algo malo con mi esófago, supe que era el momento de dejarlo.

Estaba tratando de encontrar una clínica a la que ir que fuese asequible y así fue como conocí el programa para dejar de fumar en el hospital. Lo hice dos o tres veces. Realmente no dejé de fumar hasta que empecé a asistir constantemente al grupo de apoyo todos los lunes.

Lo más difícil para mí cuando lo dejé fue no poder, después de comer, fumar ese cigarrillo. Eso fue lo más complicado para mí. Me levantaba de la mesa de inmediato y lavaba los platos o doblaba la ropa, o hacía algo con las manos; y finalmente desapareció.

Cuando lo dejé, decidí que pasase lo que pasase nada me iba a hacer fumar de nuevo. Fue una determinación. Solo dependía de mí. Acababa de decidir que eso era algo que no iba a hacer nunca más. Venir al grupo de apoyo me animó, e incluso cuando dejé de venir regularmente, los tengo a ustedes presentes.

Mi marido quería que fumara porque era fumador y no era capaz de dejarlo. Me echaba humo en la cara, diciéndome que no hablaba en serio y también que podría empezar a fumar. Le dije: «Por una parte estoy haciendo esto por mí misma, pero quiero mostrarles a mis hijos que si realmente uno lo decide, puede dejar de hacer algo que es malo para uno»; y ellos saben que yo preferiría fumar antes que comer.

Con todas las cosas que me han pasado en mi vida, la verdad es que podría haber vuelto a fumar. Mis hijos son consumidores de drogas; mi hijo entra y sale de la cárcel. Las drogas le hacen mucho daño a mis hijos. Nunca había visto nada así en toda mi vida. Ha destrozado a mi familia, vaya si lo ha hecho. Es algo inimaginable. Cocaína en crack, si supiera quién inventó esa porquería, chico, creo que querría matarlo e ir a la cárcel y cumplir condena por ello porque creo que esa es la peor. No lo quiero para nadie, y mucho menos para una mujer, porque me dicen que una mujer hará cualquier cosa por esa droga y odio pensar en lo que está pasando ahí fuera. Mis dos hijos no solían fumar nunca; solían estar detrás de mi marido o de mí cuando eran más pequeños:

«Tira ese cigarrillo; no soporto el humo». Pero cuando empezaron con las drogas, creo que automáticamente todas las personas que toman cocaína en crack también fuman. Pueden poner la cocaína en crack en un cigarrillo; así es como mucha gente empieza.

Creo que mucha gente pensaba que cuando mi esposo muriera volvería a fumar de nuevo. Quería hacerlo, pero entonces algo me dijo: «No, no fumes. No va a traerlo de vuelta, no va a resolver nada». Estoy muy contenta de no haber fumado ese cigarrillo. Fue difícil; tuve que darlo todo esta última vez para no volver a fumar.

Nos casamos treinta y siete años antes de que lo mataran justo a la vuelta de la esquina. Fue dos días después de Acción de Gracias. Estaba jubilado porque su salud era mala. Era alcohólico. Salió de casa por la mañana temprano. Esperaba su cheque de bonificación del sindicato. Por lo general, cuando veía venir al cartero, volvía y me hacía firmar los cheques para que pudiera ir al banco. Ese día en particular, cuando el cartero pasó, no regresó, por lo que miré hacia afuera y todavía estaba allí en la esquina, y yo lo estaba mirando. Estaba al lado de un automóvil, hablando con alguien. Entré en el baño y luego, de repente, escuché estos *pop, pop, pop, pop, pop, pop, pops*. Volví a la ventana y miré de nuevo, entonces vi las piernas sobresaliendo en la cuneta. Dije: «Oh, no, ese es Charles». Me metí en mi cama y me hice una bola. Alguien vino llamó al timbre y dijo que Charles había recibido un disparo. No fui porque no quería verlo tirado ahí fuera, y no sabía si estaba muerto.

Me puse al teléfono y llamé a mi hermana mayor. Ella vino y me llevó al hospital; él murió en la mesa de operaciones. Dijeron en el certificado de defunción que le habían disparado varias veces. Llevábamos aquí veinte años. Desde que nos mudamos aquí, siempre le dije que se alejase de esa esquina. Siempre le decía que iba a morir en esa esquina, pero era una forma de hablar, nunca pensé en serio que pasaría.

Le hubiera encantado saber que tuvo una nieta. Cuando lo descubrí, estaba destrozada porque no quería que ella tuviera hijos en ese estado. Ahora me alegro de que la bebé esté aquí. Se adelantó un mes. Ella debía estar diciendo: «Quiero salir». Está bajo mi tutela legal. Se encuentra bien. Mi hija no puede tenerla legalmente hasta que cumpla con un programa de un año y tiene que ir a clases de crianza. Ella no estaba lista para ser madre, lo cual me parecía realmente malo porque pensaba que debería haber tenido un vínculo con su bebé. Ella no tenía ese vínculo.

Cuando tuve a mis hijos, fue hermoso, pero tener a mi nieta: eso, para mí, es increíble. Es maravilloso. Nunca pensé que podría ser así. Me siento bien por tenerla a mi cargo porque sé que alguien la está cuidando. Ahora tengo mucha energía y la necesito sin lugar a dudas para mi nieta. Tiene trece meses. Y necesito toda la energía que pueda tener porque es un diablillo.

No sé por qué tardé tanto en dejar de fumar. Fumé durante más de treinta años. Me siento mejor. Mi apetito es mejor; disfruto mucho de mi comida, mucho más. Puedo tomarme mi tiempo para comer, no a toda prisa, me ha ayudado realmente. El doctor podía sentir mi esófago, pero ya no puede hacerlo. Tuve problemas estomacales; solía tomar todo tipo de medicamentos. Ya no tomo medicamentos. Sé que es un cambio y se debe a no fumar.

En la mayoría de los lugares a los que se va ahora no se puede fumar y estoy muy contenta con eso. Si se pudiera, tal vez habría vuelto a fumar. Eso es lo que me ocurrió la vez anterior. Estaba discutiendo con mi marido; puso su paquete de cigarrillos en la mesa y sencillamente agarré uno, bajé las escaleras y lo encendí. A ese siguió otro y otro más. Solía poner excusas para ir a la tienda a buscar cosas para poder caminar alrededor de la manzana para fumar. Pensé que los estaba engañando. Pensé que no sabían que había empezado a fumar, pero solo me estaba engañando a mí misma. Mi hija me vio un día fumando y luego todo el mundo lo sabía.

Ahora sabe que hablo en serio y le dice a todo el mundo: «Mi madre solía fumar antes que comer. Prefería fumar que hacer cualquier otra cosa, pero estoy segura de que ahora no fuma».

También funciona con las drogas. Dicen que al trabajar con el programa las dejan, pero al salir del programa vuelven a las drogas y luego regresan y algún día funcionará. No quiero renunciar a mi hija y creo que uno de estos días funcionará para ella. Si sigo sin fumar creo que le dará un poco más de ánimo para dejar las drogas.

Creo que mucha gente quiere dejarlo, pero no tienen el valor ni la voluntad de hacerlo. Han pasado cinco años y el 23 de cada mes es mi aniversario de no fumar. Si daba una calada, sabía que volvería a fumar; si fumase uno, estaría fumando para siempre. Solo cuento los días y los meses que no estoy fumando. Celebro todos los días; compro billetes de lotería; me siento feliz de no fumar; de verdad.

«Celebro todos los días; compro billetes de lotería; me siento feliz de no fumar; de verdad».

No sé qué podría pasar que me hiciese volver a fumar, de verdad que no. Si la muerte de mi marido no lo hizo y mis hijos no lo hicieron, especialmente esa chica... Ella está por ahí en alguna parte y quién sabe dónde está o lo que está haciendo. Es terrible para mí. A veces me despierto por la noche; voy a la ventana deseando que venga, para poder saber dónde está. Pero trato de no dejar que me moleste demasiado porque no puedo detenerla. Es una mujer adulta que toma sus propias decisiones, al igual que yo tengo que tomar las mías. Pero lo odio.

Las cosas se han calmado un poco; he aceptado la situación en lugar de volverme histérica. He aceptado las cosas como son y no me preocupo por ello. Decidí que «¿qué sentido tiene?» Porque me estaba enterrando en vida, además tengo que estar aquí para criar a este bebé. Quiero estar aquí hasta que sea una niña mayor. Espero vivir lo suficiente. Solo espero poder hacerlo. Sé que no quiero llegar al punto en que no pueda respirar o no pueda ir tras ella. Sé que una forma de hacerlo para mí es no fumando.

¿Qué motivó a Mary a dejar de fumar?

Mary tuvo oportunidades reales de justificar su tabaquismo; después de todo, en su casa estaba rodeada de fumadores que no tenían ningún interés en ayudarla a dejarlo. Pero Mary quería conseguir dejar de fumar para demostrar que es posible hacer cambios realmente difíciles. En su proceso, usó y desarrolló recursos personales como la autodisciplina y la determinación, que la llevaron a través de dificultades que nos vencerían a muchos de nosotros.

Instrucciones para la vida: Preste atención.
Sorpréndase. Hable sobre ello. **Mary Oliver**

Paul Brunetta

Paul Brunetta, doctor en medicina, coautor de este libro, es un médico que cualquiera podría sentirse afortunado de tener. Brillante, creativo y comprometido, tiene una habilidad asombrosa para descubrir los puntos fuertes de una persona y hacerlos salir. Posee una insólita capacidad de atención plena, y cuando centra su interés en usted, siente que le escucha, le ve y le aprecia. En todos los años que hemos sido amigos, he descubierto que es alguien que se basa en desarrollar planes y proyectos que puedan beneficiar al mayor número de personas. Este libro no existiría si no fuera por su insistencia en que el puñado de historias y fotografías fotocopiadas que compartí con él fueran los comienzos de un libro, no solo un paquete de simples folletos. Fue su visión la que imaginó el alcance de este proyecto y cómo desarrollarlo de forma que llegara al mayor número posible de fumadores.

Paul se dedica a salvar vidas. Todo el trabajo que se impone como médico está al servicio de ese objetivo. Si bien es tremendamente eficaz en las interacciones persona a persona, su atención incluye al mismo tiempo el peso invisible de todas las personas que tratan con cualquier problema médico en particular. En el caso de los fumadores, está buscando cualquier forma que le permita llegar a la mayor cantidad de gente posible con habilidades e información que puedan utilizar para liberarse de la dependencia del tabaco.

62 APRENDER A DEJAR DE FUMAR

Paul se pone el listón muy alto. Sus padres eran trabajadores incansables y él no heredó privilegios especiales o lujos. Aprendió desde temprana edad a trabajar duro, a valorar a la familia y a vivir con integridad y principios. Empezó a fumar a una corta edad como parte de su relación con su querido abuelo, tenía una relación que entremezclaba el cariño con el tabaco. Su experiencia se desarrolló más en el contexto de una relación de buenos amigos que ha durado hasta la edad adulta. Durante un período de tiempo considerable, estuvo negando el creciente control que los cigarrillos tenían sobre él. Como muchos otros fumadores, vivía con la ilusión de que no era adicto y que sería capaz de dejarlo en cualquier momento que eligiera. En el momento en que finalmente se enfrentó a la incompatibilidad de fumar con ser médico, era innegablemente dependiente del tabaco. Su determinación de liberarse del tabaquismo surgió de la comprensión de que ser fumador era esencialmente, para él, una manifestación de deshonestidad. Si no estaba completamente alineado con sus valores e ideales, no podría reflejar la integridad como médico y ser humano. Además, estar bajo el control de los cigarrillos era inaceptable.

Muchas personas que siguen el desafiante camino de liberarse del tabaco descubren elementos que valorar en su historia como fumadores. Paul analizó los años de su relación con el tabaco para enriquecer y profundizar su técnica, ayudando a otros a alcanzar la libertad que él encontró. Como médico, está en una posición especialmente poderosa para apoyar a las personas que quieran realizar el cambio. Muchas veces, fui testigo de un aumento automático de la autoestima de los fumadores cuando descubrieron que el doctor en medicina que dirigía su grupo también había sido dependiente del tabaco. Si Paul se había enganchado al tabaco, significa que esto es realmente una enfermedad crónica y no un defecto o debilidad de carácter.

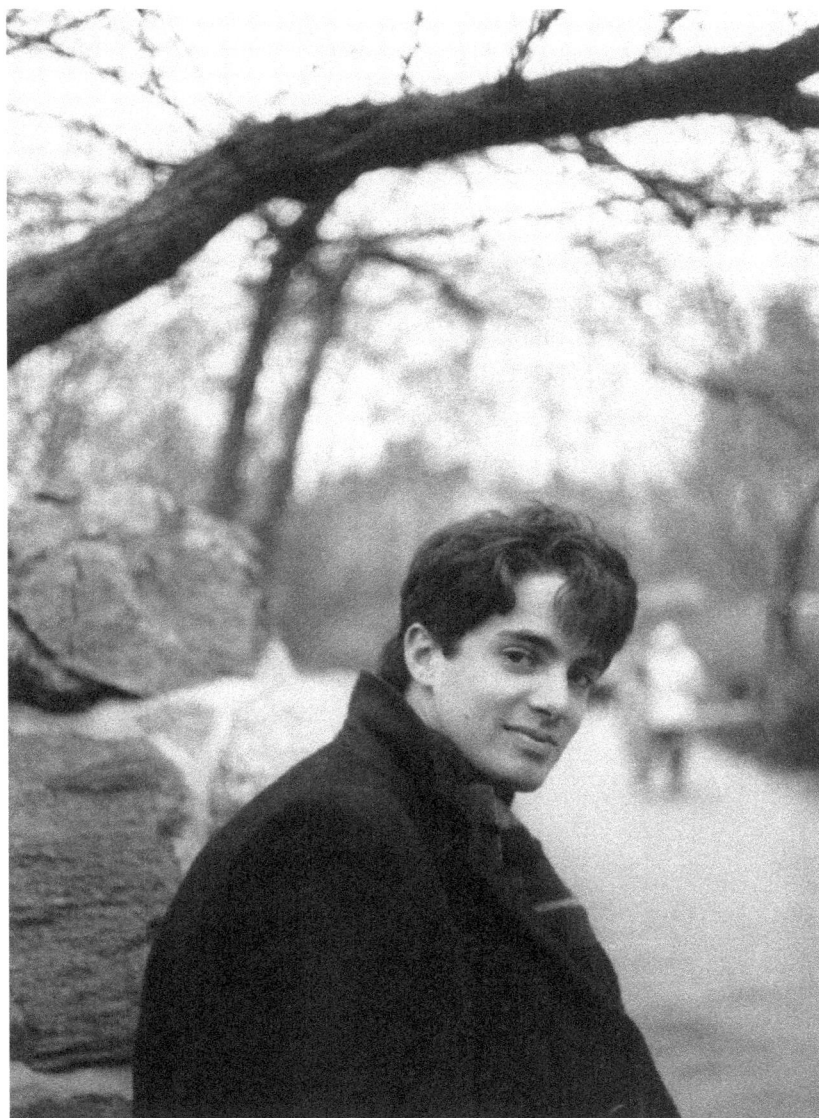

Paul Brunetta dejó de fumar a los veinte años.   Foto por cortesía del autor

Paul Brunetta, en su propia voz

Crecí en un pequeño pueblo a unos ochenta kilómetros al norte de la ciudad de Nueva York y procedo de una familia de mentalidad inmigrante. Mi madre es una de los trece hijos de una familia muy pobre de Londres y llegó a los Estados Unidos a finales de la década de los 50. Mi padre es hijo único de padres sicilianos inmigrantes con la misma mentalidad: el trabajo duro, los logros y la educación son las principales prioridades en un mundo incierto. Mi padre fue a la universidad, obtuvo una licenciatura en comercio y le fue bien financieramente; y mientras yo crecía en los años sesenta y setenta, recuerdo que ocasionalmente fumaba una pipa o un cigarro. Mi abuelo italiano fumaba puros White Owl muy baratos. Tuvo hipertensión y más tarde múltiples accidentes cerebrovasculares pequeños; le dijeron que dejara de fumar en la última década de su vida.

Cuando tenía seis o siete años, mis abuelos se mudaron a un apartamento sobre el garaje justo al lado de nuestra casa. Años más tarde, cuando yo era adolescente, mi abuelo me pedía que le trajese un cigarro, y cuando lo hacía, solíamos sentarnos juntos y él fumaba y me hablaba en inglés chapurreado. Teníamos un acuerdo tácito de que si le traía un cigarro de vez en cuando, me daría un vaso de brandy de melocotón. Estaba encantado: recuerdo la sonrisa en su cara, el clic de su viejo encendedor Zippo mientras desenvolvía ese cigarro y lo encendía. Cuando huelo puros ahora, hay un recuerdo instantáneo de «papa», así es como solíamos llamarlo. Hay algo muy reconfortante en ello y un recuerdo único que comparto con él, simplemente sentados juntos con una capacidad limitada de comunicarse, pero con un amor mutuo.

El tabaco y fumar me resultaban familiares durante esa época. El informe de la Dirección General de Salud Pública fue publicado en 1964 y, durante mi infancia, había anuncios de cigarrillos en todas las revistas, había anuncios en la televisión. Me expuse al tabaco relativamente temprano, pero también había una sensación en mi familia de que eso no era saludable y que no se deberían fumar cigarrillos. Pipas o cigarros alguna vez podrían estar bien, pero los cigarrillos definitivamente debían evitarse.

Fumé mi primer cigarrillo cuando tenía nueve años y lo recuerdo muy vivamente. Estaba en clases de catecismo católico con mi amigo Brian, en su casa. La mamá de Brian era nuestra maestra y, en medio de la lección, se tomaba un descanso para fumar. Era algo deliberado: se libraba de nosotros y salía a fumar. La observábamos a través de la ventana de la cocina en la terraza trasera; claramente estaba haciendo algo que solo a los adultos se les permitía hacer. Cuando volvía, era una persona diferente, muy relajada, cariñosa y feliz de que estuviéramos allí. Tenía un paquete de cigarrillos en su bolso y yo robé uno; tal vez eso pasó antes de que llegáramos al octavo mandamiento.

Recuerdo haber llevado el cigarrillo de vuelta a casa y fumarlo en nuestra terraza trasera y la sensación increíblemente poderosa, seguida de la comprensión: «¡Por eso la gente fuma!» No había nadie en nuestra casa que fumara, así que Brian era mi conexión con la fuente, principalmente en fiestas y viajes de campamento. Yo vivía en un pueblo pequeño y teníamos un bosque detrás de nuestra casa, así que acampar para nosotros era reunir el equipo, luego caminar durante veinte minutos y encontrar un claro en el bosque. Brian comenzó a probar más cuando teníamos quince años; y de los dieciséis a dieciocho años, era fumador habitual, aumentando a alrededor de medio paquete al día hacia el final de su adolescencia. Yo no fumaba durante la semana, pero los fines de semana y en las fiestas, los gorroneaba. Si estaba cerca de alguien que los tuviera, serían dos o tres a la vez, solo para conseguir esa fuerte emoción.

No creo haber llegado al punto, cuando era adolescente, en que mi cuerpo estaba condicionado a la nicotina; todavía era una sensación intensa. Era muy consciente del olor del tabaco en la ropa, el aliento y el cabello de la gente, y sabía que mis padres sospecharían, así que tuve mucho cuidado con la forma en que lo conseguía. De vez en cuando no hubiera sido un problema, pero si fumara habitualmente, habría sido un problema serio en casa. «De vez en cuando», para mí, se convirtió en casi todos los fines de semana. Durante mis últimos dos años de escuela secundaria, sentí que podía tomarlo o dejarlo, pero si tenía acceso a él y no había jueces alrededor, definitivamente lo haría. Si surgía la oportunidad, estaría entusiasmado por fumar, pero por supuesto, no me consideraba fumador. La escuela secundaria fue una época estresante, y había momentos en que pasar el rato y compartir un cigarrillo era realmente agradable. Tenía ambiciones y sabía lo que quería hacer, y era muy competitivo. Era una buena vía de escape, un alivio del estrés y una especie de agente relajante. También fue parte de una intensa experiencia de unión. Si se está con alguien fumador y en un ambiente donde no se acepta fumar, se siente como si juntos estuvieran cometiendo un crimen menor.

«Tenía trabajo y tenía mi recompensa y, los cigarrillos se convirtieron diariamente en parte de mi sistema de recompensas».

Al ir a la universidad fue la primera vez que tuve total independencia. Yo era un poco tímido, pero fumar y beber son lubricantes sociales. Estaba trabajando muy duro, estudiando para los exámenes y tomando por las noches intensos cursos premédicos. Parecía ayudarme con la ansiedad y la concentración. Del primer al segundo año, pasé de fumar los fines de semana a un par de veces al día, y ya compraba mis propios paquetes; en mi mente, esa era una relación completamente nueva con los cigarrillos. Los estaba consumiendo con más frecuencia, aclimatándome a ellos, pero traté de limitar su consumo a un par al día. «Eso no es mucho comparado con las personas que fuman un paquete al día», me decía a mí mismo.

Fumar era intensamente agradable y me ayudaba a concentrarme, así que tenía su función, pero pensaba que podía controlarlo. Cuando trabajaba obtenía recompensa y los cigarrillos se convirtieron en parte de mi sistema de recompensas a diario. Lo vi más como algo positivo que negativo. Había ciclos regulares en los que se acercaban los exámenes, el estrés se acumulaba y ya no era sólo un par al día. Recuerdo que tosía mucho, pero estaba firmemente convencido de que podía fumar un máximo de diez a quince al día y que, después de que los exámenes hubieran terminado, serían solo unos pocos al día. Y luego llegué al punto en que hice un par de intentos de dejar de fumar que fueron acompañados del síndrome de abstinencia. Mi nivel de ansiedad subía, me enojaba o estaba de mal humor fácilmente y me convencía a mí mismo de que fumar un cigarrillo estaba bien «por el momento». Entonces, ¿por qué? ¿Por qué limitarlo a un par al día? ¿Cuál es la motivación? ¿Por qué tienen que ser menos de quince? ¿Por qué tienen que ser cero? Razoné que era capaz de pasar de diez a dos, o incluso de aguantar un par de días sin ninguno, lo que me proporcionó la falsa seguridad de que no era adicto. «Estoy fumando porque me gusta y quiero hacerlo y, por supuesto, puedo dejarlo cuando quiera». Los cigarrillos eran cada vez menos una recompensa y más una manera de tratar la ansiedad.

Esto continuó por lo menos un par de años. Sentí como si estuviera usando el tabaco como una herramienta para ayudarme a superar una situación difícil: estudios premédicos difíciles y un futuro en medicina que requería un rendimiento académico excepcional y un enfoque serio y comprometido. Todavía había muchos aspectos positivos a su alrededor: tomar bebidas con amigos, después del sexo... era intenso. Hay muchos motivos por los que las comidas son buenas, pero un cigarrillo después de la comida para un fumador es algo fantástico. Yo era muy capaz de hacerlo y «podía dejarlo cuando quisiera, no era un problema». Pero tenía una constante sensación diaria de que fumar no era lo que quería hacer.

Recuerdo haber comprado un paquete de Marlboro lights

después de jurarme a mí mismo que iba a dejarlo. Sentí como si me hubiese metido físicamente en una tienda con mi otra personalidad adicta, casi como una experiencia extracorpórea. Sabía que no debía, pero tenía que conseguir un paquete. Recuerdo haber entrado, sacado mi dinero y que mi corazón latía con la sensación: «Se supone que no debo hacer esto, pero lo estoy haciendo de todos modos». Recuerdo que eso me disgustó, estrujé el paquete y lo tiré a la basura, y después volví a la basura para tratar de encontrar un cigarrillo en el paquete que no se hubiese estropeado del todo para aún poder fumarlo.

Fui lo suficientemente objetivo como para reconocer: «Bueno, ahora estoy de rodillas con las manos en la basura y buscando este viejo cigarrillo asqueroso... Esto no es bueno». Me costó unos años dejar de fumar, pasando por ese ciclo una y otra vez en el que fumaba dos, cinco, diez y luego hacía un intento de dejar de fumar. Me llevaría un tiempo dejarlo de verdad. Podía reducirlo: dos, cinco o ninguno. Casi nada durante la semana y fumador total el fin de semana. Ir a fiestas y beber alcohol terminaría con cualquier decisión que hubiera tomado. Durante semanas, conseguía dejar de fumar y luego aparecía un problema estresante y me rendía de nuevo y compraba un paquete. O tal vez llevaba un par de semanas sin fumar y entonces esa personalidad dividida me llevaba a la tienda de la esquina a comprar otro paquete. Fue una auténtica lucha. Recuerdo haber escrito cartas a mi amigo Brian porque ambos estábamos tratando de dejarlo y nos prometimos que lo haríamos.

Debo haber intentado dejarlo diez, quince, veinte veces. Desarrollé un nuevo método, que consistía en que si compraba un paquete y fumaba un cigarrillo, los pondría debajo del grifo, los mojaría, y luego los destrozaría y los tiraría a la basura. Entonces tendría que ir a comprar otro paquete, así que estaba comprando un paquete entero para fumar un solo cigarrillo. Parte de mi método eficaz para dejar de fumar fue cambiar la mentira que me decía a mí mismo. Antes, mi mentira era: «Voy a romper estos cigarrillos y tirarlos para no poder fumar más». Pero, en el fondo de mi cabeza, sabía que podía ir a buscar uno que no estuviese completamente roto; intencionalmente no los aplastaba por completo. Me di cuenta de que eso era una mentira y traté de encontrar un método diferente. Me estaba llevando a mi destino final saliéndome muchas veces del camino, pero también consiguiendo lentos y pequeños progresos y mejoras, aprendiendo a dejar de fumar. A esas alturas, sabía que era adicto. Y sabía que quería dejarlo y de vez en cuando tenía la fuerza para hacerlo.

Mi proceso de pensamiento no era: «Quiero dejarlo ahora para no tener cáncer de pulmón o una enfermedad cardíaca», sino que era: «Esta es una sustancia mala y adictiva», y comencé a pensar en lo que realmente hacen las compañías tabacaleras. Estaba dándole dinero a una empresa que vende productos que causan enfermedades, exactamente lo contrario del credo de la medicina, «lo primero es no hacer daño». Empecé a buscar activamente información sobre el tabaquismo y eso me proporcionó cierta motivación. Estaba invirtiendo en algo que al final no era bueno para nadie. Esa fue parte de la motivación; la otra parte era la deshonestidad que implica fumar, cuando haces algo que sabes que no debes hacer y te dices a ti mismo: «Solo voy a fumar uno». Nunca fui un fumador convencido, más bien un participante reacio atrapado en algo que era difícil de controlar para mí. Hay muchas maneras en que los fumadores sociales no se consideran a sí mismos fumadores reales, uno no es un verdadero fumador a menos que compre cigarrillos. No es realmente fumador hasta que gasta su dinero. Era algo con lo que me recompensaba. Entonces hubo momentos en los que mi nivel de estrés aumentó y lo necesitaba de verdad para ayudarme a hacerle frente, y luego me disgustaba mucho por haber perdido el control. Por lo tanto, para un fumador de un paquete al día, tal vez el proceso de pensamiento es:

«Me hice mejor para reconocer que me estaba estreando y lo solucionaba con un cigarrillo».

«Guau, dos paquetes al día es horrible, pero un paquete al día, ya sabes, eso no es tan malo». Todo es algo relativo y se pierde el control del concepto de que se trata de una recompensa, en lugar de eso se convierte en una necesidad.

Lo que realmente me motivó fue el deseo de controlar mi comportamiento. Estaba muy enfocado hacia mi objetivo y quería ver que lo conseguía y ser honesto conmigo mismo. Mi autoestima disminuía después de fumar, porque estaba haciendo algo que estaba mal y era dañino. Parecía haber un punto en el que cuanto más tiempo pasaba desde mi último cigarrillo, menos intensos eran los impulsos. Podía aguantarlos y decir: «Vale, *eso es* un impulso. Es eso, no es una personalidad dividida que me lleva a una tienda», y entonces podía lidiar con ello de una manera más madura. Usé el ejercicio y la respiración profunda, y llega un momento en el que uno es un poco más sabio de lo que era a los veinte años. Conseguí reconocer mejor cuándo me estresaba y lo trataba con un cigarrillo. Empecé a reconocer que había otras maneras de gestionar mi estrés e inseguridad: hacer ejercicio, tratar de ser más verbal en una relación o hablar intencionalmente de las cosas en lugar de escapar para fumar un cigarrillo. Y luego, sin duda, la escuela de medicina; finalmente llegué a donde esperaba llegar y parte de la tensión sobre lo que haría en la vida comenzó a disiparse. Estaba claro: la escuela de medicina *no* era un buen ambiente para fumar. La idea de ser un médico fumador era realmente inaceptable para mí.

¿Qué motivó a Paul a dejar de fumar?

Tener autoridad sobre su propio destino era importante para Paul. Siempre ha trabajado duro para lograr sus metas y ser mejor persona y el mejor médico posible. Como médico e investigador respetado y experto, no podía conciliar sus valores personales y profesionales con ser fumador. Utilizó su capacidad de disciplina para alcanzar el éxito, siempre guiado por la determinación para desarrollar y mantener un autocontrol saludable.

¿Qué le motiva a usted a dejar de fumar?

Pasos que deben realizar las personas que quieren liberarse del tabaco

Las dos cosas que probablemente más odiaba de estar enganchado a los cigarrillos era que siempre tenía miedo sobre lo que el tabaquismo me estaba haciendo, así como lo que tendría que soportar cuando finalmente me decidiese a dejar de fumar; y, como fumadora, tenía baja autoestima como madre y como enfermera. Ser fumadora no estaba en línea con lo que creía que me convertiría en la mejor madre que pudiese ser, y me veía a mí misma como un modelo negativo para mis pacientes, llegando a su cama apestando a cigarrillos. En resumen, estaba muy asustada por lo que me estaba haciendo a mí misma al fumar. Cambié el «no quiero sentirme asustada ni culpable» en por una afirmación en positivo de lo que quería: «Quiero ser valiente y estar orgullosa de mí misma».

Con tantos detalles como pude, me imaginé lo que se sentiría al ser valiente y orgullosa. ¿Cómo haría mi cuerpo para experimentar esos sentimientos? ¿Qué pensaría de mí misma, qué pensamientos cultivaría en mi mente? Desde veintiún días antes de mi fecha para dejarlo, en todas las ocasiones posibles me imaginé encarnando ambos sentimientos y hacía pequeños carteles para poner alrededor de mi casa y en mi coche que decían: «Estoy libre del tabaco, soy valiente y estoy orgullosa». Repitiendo este mantra continuamente, me reprogramé para estar en línea con lo que quería ser verdad. Estas palabras se convirtieron en un poderoso faro de apoyo que me guio y sostuvo a través de abstinencias

«Hice pequeños carteles para poner por toda mi casa y en mi coche que decían: «Estoy libre del tabaco, soy valiente y estoy orgullosa».

difíciles y situaciones desafiantes a medida que reconstruía mi vida como no fumadora.

Uno de los pasos más efectivos que usted puede realizar es comenzar a elaborar una lista de las cosas motivadoras que «quiero hacer». A veces es más fácil ser consciente de lo que se quiere que de lo que no se quiere. Piense y anote por qué *quiere* dejar de fumar en lugar de por qué *tiene que* dejarlo.

Dejar de fumar es bastante difícil sin entrar en una batalla con uno mismo; es importante estar en su propio equipo. Anímese con refuerzo positivo en lugar de castigarse a sí mismo por ser menos de lo que cree que debe ser. Tómese un descanso aquí y pruebe un ejercicio interesante. En la última página de este capítulo, verá una forma de comenzar una lista con tantas cosas como pueda que no le gusten de ser fumador. Entonces piense en lo que conseguirá al dejar de fumar. Por ejemplo, si está cansado de la molestia de mantener el hábito del tabaco, imagine la sensación de libertad y simplicidad que se produce cuando lo deja. Sigua aumentando su lista en los próximos días y semanas, construyendo una situación para dar la bienvenida a la nueva vida que está eligiendo para usted mismo.

Otro experimento revelador es cerrar los ojos y permitir que su mente se calme mientras sigue el movimiento de su respiración que entra y sale de su cuerpo. Ahora, mentalmente o en voz alta, diga: «*Tengo* que dejar de fumar, *tengo* que dejar de fumar». Repita esta frase varias veces y, al hacerlo, fíjese en cualquier sensación corporal y cualquier pensamiento o sentimiento que surja. ¿Qué siente al repetir «*tengo* que dejar de fumar»? Descanse uno o dos minutos y anote unas palabras que describan su experiencia con este ejercicio.

> En la última página de este capítulo, verá una forma de comenzarescriba una lista con tantas cosas como pueda que no le gusten de ser fumador. Entonces piense en lo que conseguirá al dejar de fumar.

Ahora, cerrando los ojos de nuevo, diga: «*Quiero* dejar de fumar». A pesar de que podría tener dudas acerca de dejar de fumar, simplemente finja durante unos minutos que quiere dejarlo. Una vez más, diga la frase un par de veces mientras es consciente de cualquier sensación corporal, pensamiento y sentimiento. ¿Qué es lo que nota? Escriba algunas palabras para describir su experiencia.

Al decir «tengo que hacerlo» podría desencadenar sentimientos de tensión o restricción; incluso podría tener sentimientos de pánico o resistencia o una sensación de desesperanza. La mente puede reaccionar con varias formas de «*no*, no lo haré». Por otro lado, repetir «quiero» puede desencadenar sentimientos de apertura, de opciones. Hay una mayor relajación y una sensación de que «nadie me está obligando a hacer esto; es *mi* elección y puedo hacerlo».

Tres puntos clave

1. Más que el miedo o la negatividad, son las motivaciones claras y positivas para cambiar las que nos pueden conducir efectivamente a liberarnos de la adicción al tabaco.

2. Las motivaciones que elegimos para cambiar serán la base para el crecimiento de nuestras fortalezas y habilidades.

3. Cuanto más personal es una motivación más apasionados nos sentimos con ella y su fuerza para cambiar será más poderosa.

Notas

_____

_____

_____

_____

_____

_____

_____

_____

_____

_____

_____

_____

_____

_____

_____

_____

_____

_____

_____

_____

_____

_____

CAPÍTULO DOS

¿Qué le gusta de fumar?

Dejar de fumar es un proceso, no un hecho. Al principio de su viaje para convertirse en un no fumador, puede resultarle útil analizar su relación con los cigarrillos con más detalle. Comprender lo que le gusta de fumar le ayudará a construir un plan efectivo para dejar de hacerlo.

Muchos de nosotros describimos los cigarrillos como nuestro mejor amigo, siempre están ahí cuando los necesitamos. Cuando entablamos por primera vez relación con este amigo, puede que haya sido emocionante y nos haya permitido sentirnos atractivos, adultos, rebeldes o conectados a un grupo de compañeros. Luego, a medida que maduramos, la relación maduró y se volvió más compleja. Descubrimos aspectos que no nos gustaban, lo que nos llevó a considerar romper con la relación. Los fumadores suelen estar tan acostumbrados al efecto relajante de un cigarrillo que no se dan cuenta de que la relajación es solo el alivio de los síntomas de la abstinencia de la nicotina. La sensación de recompensa y satisfacción es un remedio para el problema creado por el propio cigarrillo.

Es posible que tenga que luchar la batalla más de una vez para ganarla. **Margaret Thatcher**

Ernie Ring

Ernie Ring es un médico y radiólogo brillante, formidable y de renombre mundial, y tal vez más que cualquier otra persona en este libro, está profundamente familiarizado con los efectos devastadores del consumo de tabaco. Sin embargo, durante años, fumar fue una parte importante de la personalidad de Ernie. Admite sin tapujos que si fumar no hubiera tenido efectos negativos, nunca lo habría dejado. Pero las radiografías que observa todos los días son un recordatorio constante de lo que el tabaquismo le hace al cuerpo.

Ernie tenía muy claro lo que le gustaba de fumar y los beneficios que sentía que le habían aportado los cigarrillos. La capacidad de estar concentrado durante largas horas, mantenerse alerta y tener la nitidez mental para tomar decisiones de vida o muerte para sus pacientes eran poderosos motivadores. De hecho, se pregunta si habría sido capaz de inventar los dispositivos radiológicos por los que es famoso sin los efectos de la nicotina. Además, cree que no habría sido capaz de trabajar las largas y agotadoras horas en radiología intervencionista sin los efectos estimulantes de cientos de cigarrillos.

Por lo tanto, para Ernie, fumar estaba profundamente vinculado con su sentido de logro, su ética de trabajo y su personalidad. Pero llegó un momento en que el precio que pagaba por fumar superaba incluso los poderosos beneficios de los que disfrutaba y se enfrentaba al desafío de cómo deshacerse de una parte tan fundamental de lo que era.

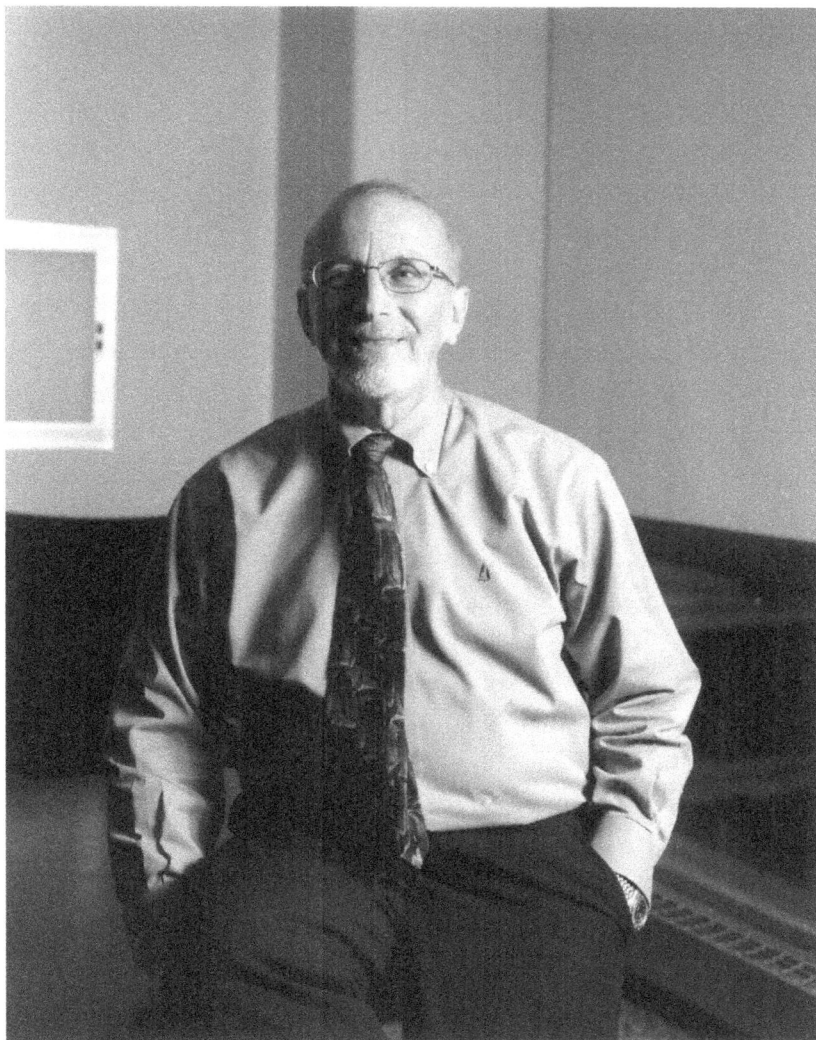

Ernie Ring   Fotografía de John Harding

Ernie Ring, en su propia voz

Actualmente soy director de medicina de la UCSF. Es un puesto clave y una oportunidad para desempeñar un papel importante en la forma en que los hospitales trabajan y tener la posibilidad de contribuir a la mejora de la atención general proporcionada en la UCSF a los miles de pacientes que atendemos cada año.

Me gradué de la facultad de medicina en 1969 y he ejercido como médico durante 37 años. Recibí formación en radiología en el Hospital General de Massachusetts en Boston. Me quedé allí un año más como residente principal y becario en lo que entonces se llamaba angiografía, para obtener una formación especial en los procedimientos de cateterismo que se hacían en la década de 1970. Me uní a la facultad de la Universidad de Pensilvania en 1976 para dirigir la sección de angiografía. Como parte de esa experiencia me asignaron un puesto para ayudar en la innovación de lo que se convirtió en un nuevo campo de la medicina, la radiología intervencionista. Teníamos una relación extraordinaria con el departamento de cirugía, que vio el tipo de procedimientos que podíamos hacer bajo guía fluoroscópica con catéteres como una oportunidad para ser muy innovadores en la práctica de la cirugía. Trabajamos juntos para ampliar esta metodología en un nuevo e importante enfoque para el tratamiento de pacientes quirúrgicos.

Con el tiempo me convertí en presidente de una sociedad que promueve la radiología intervencionista. La creación de la revista de la sociedad tuvo lugar en mi oficina, donde también se llevó a cabo el establecimiento de una fundación para apoyar la parte de la investigación a través de conferencias telefónicas. Luego me convertí en miembro de la junta de rectores del Colegio Estadounidense de Radiología, donde ayudé a que la radiología intervencionista pasase de ser un grupo de procedimientos realizados por personas intrépidas y creativas a convertirse en un campo que ahora se practica en todo el mundo. Me ha dado la oportunidad de dar conferencias sobre nuevos procedimientos en todo el mundo y de verlos desarrollarse y formar parte del tratamiento en casi todos los países del mundo.

En 1997, sufrí mi primer ataque al corazón. En esa época, trabajaba entre ochenta y cien horas a la semana en un trabajo con una enorme responsabilidad. No solo estaba involucrado en procedimientos complejos, sino que también esperaba no tener fracasos ni complicaciones, y eso significaba que tenía que supervisar todos los procedimientos realizados por mis colegas. Fue un momento muy gratificante, un momento muy difícil y, al final, me sobrepasó físicamente.

«Me preocupaba que fumar fuese algo en lo que podía confiar como beneficioso cuando lo necesitaba: claridad de pensamiento para renovar energías a las dos o tres de la mañana».

Empecé a fumar cuando tenía quince años, principalmente porque eso era lo que hacían todos. Fue en la década de 1950 y fumar era lo normal. Rápidamente me volví adicto. No tenía nada de malo. Estaba bien visto. A lo largo de las décadas de 1960 y 1970, fumar en el hospital era una práctica habitual. En esos tiempos, no había imágenes digitales, así que para ver lo que uno estaba haciendo con esos procedimientos, descansaba frecuentemente para interpretar las radiografías y evaluar el progreso. Todo el mundo fumaba fuera del procesador mientras esperaba la radiografía. Fumaba unos dos paquetes en esos días de dieciocho horas.

En la década de 1980, a medida que la sociedad empezaba a comprender mejor de los peligros del tabaquismo, se impusieron cada vez más restricciones al tabaco y aumentó la no aceptación social. Entre 1980 y 1990, fumar pasó de ser bastante normal y socialmente aceptable a ser algo que no se podía hacer al lado de los demás y totalmente inaceptable. En 1990, fumaba a escondidas en mi oficina.

Cuando tuve el ataque al corazón en 1997, fue una reafirmación de lo que ya sabía. La patología principal que trato es la enfermedad vascular periférica; todas las personas a las que atiendo son fumadoras. Les decía a mis pacientes que fumaba y les decía que tenían la enfermedad y yo no. Entonces les pedía que dejasen de fumar porque la enfermedad solo iba a empeorar; las personas que nunca habían fumado y que les decían que dejasen de fumar no entendían lo que yo les estaba pidiendo. Pero yo sí lo comprendía. Reconocía lo difícil que era dejar de fumar y, cuando finalmente tuviese la enfermedad, también tendría que dejarlo.

La verdad es que disfrutaba fumando. Creía de verdad que me ayudaba a pensar. Era bien sabido entre las personas que se formaban conmigo que, cuando un caso era difícil o iba mal, yo iba a mi oficina y salía con una solución al problema. Me preocupaba que fumar fuese algo en lo que podía confiar como beneficioso cuando lo necesitaba: claridad de pensamiento para renovar energías a las dos o tres de la mañana. Lo veía como un gran beneficio: un gran riesgo, sí, pero también un gran beneficio. Lo disfrutaba en la medida en que se hizo relativamente fácil negar el riesgo y seguir logrando el beneficio. Seguía pensando de esa manera después de mi primer ataque al corazón hasta el segundo en 2003. En ese momento, decidí dejarlo. Pero fue extremadamente difícil: la adicción física, la dependencia mental, la sensación general de claridad que creía que me daba cuando la necesitaba, la ausencia de amigos a los que recurrir. Yo era el experto y fumar era a la vez una muleta y un amigo muy reales para mí. Renunciar a eso en el complicado mundo en el que vivía fue difícil. Los hábitos al final implicaban mucha nicotina.

Las mañanas fueron lo más duro y los momentos de firmeza fueron difíciles.

Me gustaba todo acerca de fumar. En los primeros años, me gustaba el compañerismo asociado con él. Me gustaba su naturaleza de tiempo libre. Me gustaba su sabor. Era parte de mi ser. O me toma o me deja. Soy muy bueno siendo quien soy. Soy muy bueno en lo que hago. Es asunto mío, no suyo. Después de mi segundo ataque al corazón, mi esposa insistió en que dejase de fumar y su razonamiento era sólido: solo un tonto seguiría fumando después de dos episodios cardíacos. Hasta ese momento, había sido casi parte de una caricatura de mí: la mayoría de la gente me conocía como fumador y me reconocían desde lejos, incluso aunque solo pudieran ver claramente un cigarrillo. Pero cuando el segundo ataque al corazón demostró el daño que el tabaquismo me estaba causando, continuar fumando habría sido una manifestación de un comportamiento bastante tonto. Ese hecho fue muy motivador.

Finalmente encontré a alguien en Stanford que dijera: «Siga poniéndose parches hasta que se sienta cómodo», lo que hizo que el proceso pasase de imposible a solamente muy difícil. Eso duró unos nueve meses. Completaba los parches con chicles con nicotina según fuese necesario, a pesar de usar a veces tres parches al mismo tiempo. Al final, dejé los parches. No tenía prisa. Me costó más de dos años dejar de estar pensando en fumar todo el tiempo.

Una vez que tomé la decisión de dejarlo, lo vi como un enorme desafío. Estaba dispuesto a renunciar a todo lo que había sido durante los últimos 40 años para convertirme en lo que sea que fuese como una persona libre de tabaco. El desafío era más que simplemente renunciar a una profunda adicción. También era la voluntad de aceptar todo lo que eso conllevaba.

Todo desanima a fumar ahora. No hay razón para empezar. En la mayor parte de la sociedad, es totalmente inaceptable. Por supuesto, puede haber cierto sentido de liderazgo o singularidad asociado con el tabaquismo, al igual que lo hay con la perforación de la lengua o los tatuajes, todas las prácticas que encajan en una categoría similar de «fuera de la norma». Pero eso no era así hace 45 años y creo que es un cambio importante.

El mensaje clave ahora es mantenerse alejado del tabaco en primer lugar. No hay razón para empezar y es muy difícil dejarlo una vez que se hace. El coste, el estigma y la etiqueta asociada con el tabaquismo tendrán implicaciones devastadoras para toda su vida. Eso no era así cuando empecé. Estaba bien visto tener la ambición que yo tenía de ser un médico importante y destacado a la vez que fumador. Eso ya no es así. Si decide fumar hoy en día, su futuro estará sujeto a restricciones. No es la parte de la salud lo que va a evitar que fume; tiene que esperar demasiados años para sentir sus efectos. Lo que le hace sentir mal es el estigma. Cuando piensa mucho en sí mismo y el éxito se mide de muchas maneras diferentes, fumar en un mundo de máxima exigencia es un símbolo de bajo rendimiento.

¿Qué le gustaba a Ernie Ring de fumar?

Ernie era claramente consciente de los efectos de la droga de la nicotina y eran estos los que le gustaban de fumar. Si lo cambiásemos por otra droga en su historia, como la cocaína, los efectos que valoraba podrían experimentarse de manera similar. Sin embargo, es imposible imaginar que defendería el consumo de cocaína o que conectaría voluntariamente sus éxitos profesionales con su uso. Por supuesto, no hay manera de probar su suposición de que habría tenido menos éxito como no fumador. Cuando tuvo que tomar una decisión, sabía que había algo que valoraba más que nada que obtuviera de fumar: su identidad y reputación como médico inteligente. Al estar enfrentado a una amenaza muy real para su salud y su vida, junto con la consideración hacia su esposa, finalmente tomó la decisión de asumir el desafío y liberarse del tabaco.

No es la carga lo que le derrumba, es la forma en que la lleva. **Lena Horne**

Roger Sako

Roger nació en un campo de internamiento japonés a principios de la década de 1940. Su padre había trabajado en una tintorería y su madre era operadora de una perforadora de tarjetas. Era común que los japoneses fumaran y Roger disfrutaba del vínculo con su padre a través del tabaco. Con los años, la vida de Roger se volvió más solitaria; incómodo en la mayoría de las situaciones sociales, encontró comodidad y un sentido de compañerismo con los cigarrillos.

Roger destacaba por su presencia tranquila y aspecto llamativo: tenía un pelo largo, grueso y negro que le llegaba a la cintura. Su médico le recomendó nuestro programa porque fumar a diario estaba empeorando los otros problemas de salud crónicos que padecía. Roger había reducido los cigarrillos liándolos él mismo. Cuando analizó lo que realmente le gustaba de fumar, descubrió que no disfrutaba de todos esos 30 cigarrillos que fumaba al día. El mayor placer lo experimentaba con en el primer cigarrillo del día y el que fumaba después de cada comida. Cualquier otro placer procedía de satisfacer la necesidad de nicotina o matar el aburrimiento.

Conocía a Roger desde hacía menos de dos años. En nuestra primera reunión, dijo tímidamente que no participaría en ningún grupo. Terriblemente tímido, no podía tolerar estar en una sala con más de una o dos personas. Al mismo tiempo, estaba decidido a dejar de fumar y sentía que no podía hacerlo él solo, así que decidimos conocernos en persona.

Roger vivía en un hotel residencial. Sus problemas de salud redujeron drásticamente su energía, por lo que pasaba mucho tiempo solo en su habitación. Se sentía tan miserable que hizo falta un gran esfuerzo para mantener las citas, pero acudió fielmente a cada una, habiendo siempre realizado las técnicas que se le sugerían. Debido a su comprometido esfuerzo, dejó el tabaco en unas pocas semanas. Estaba decidido a no recaer, así que acordamos seguir reuniéndonos regularmente hasta que se sintiera seguro de que podía seguir siendo un no fumador.

Una tarde, Roger se presentó en nuestra visita programada claramente muy ansioso. Temblando y tartamudeando, me dijo que su médico acababa de informarle de que tenía cáncer de pulmón. Me conmocionó esa noticia, pero lo que sucedió después me sorprendió tanto o más: Roger quería acompañarme esa noche al grupo para que pudiese ser un ejemplo para las personas que todavía fumaban. Quería convencer a la gente de que dejase de fumar antes de que fuese demasiado tarde, antes de que tuviesen que enfrentarse a lo que él se estaba enfrentando.

Durante las siguientes semanas, Roger comenzó el tratamiento para el cáncer de pulmón. Su hermoso pelo largo se le cayó en manojos hasta que solo le quedaron unos pocos mechones. Comenzó a perder peso a un ritmo alarmante, bajando de 82 a 63 kilos en menos de tres meses. Los tumores del cerebro le producían un dolor tan intenso que ni siquiera las dosis elevadas de narcóticos lo conseguían aliviar. Aterrorizado y solo, Roger se consumía ante mis ojos y sin embargo surgió una nueva fuerza.

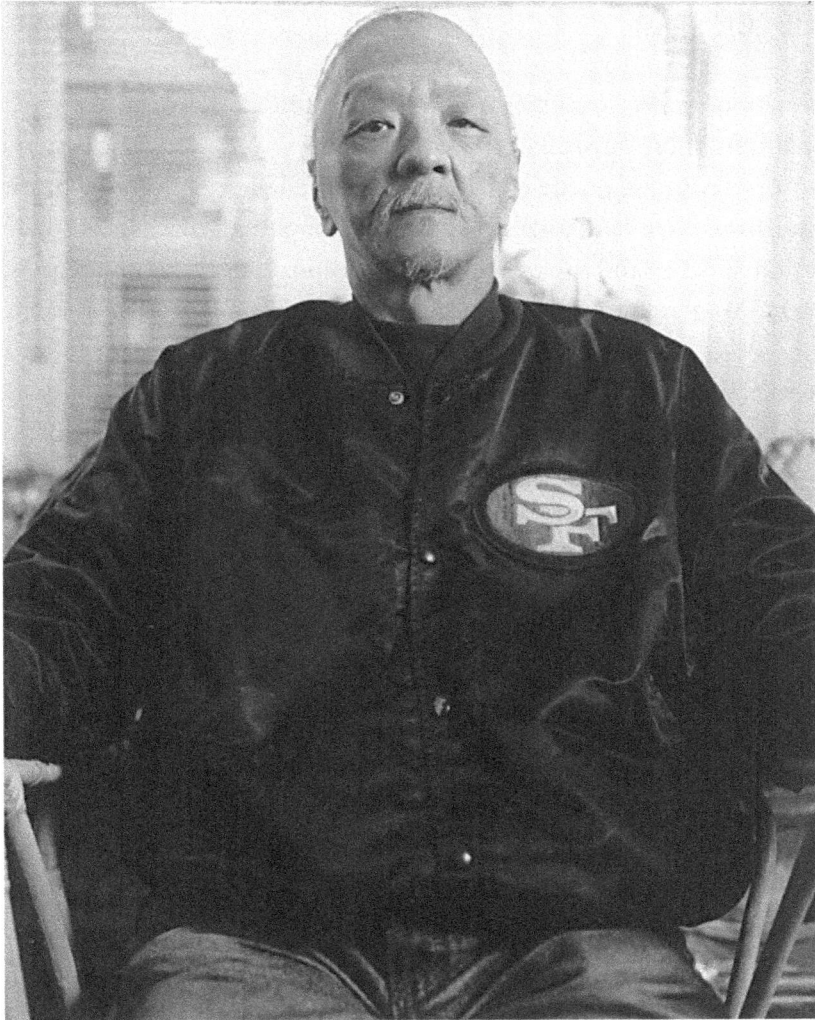

Roger Sako   Fotografía de John Harding

Roger Sako, en su propia voz

Cuando empecé a fumar, no había advertencias sobre el cáncer de pulmón, sobre que la nicotina es la sustancia más adictiva de la tierra o sobre cómo se puede contraer la enfermedad periodontal y morir por fumar. En la década de 1950, las compañías tabacaleras solían anunciarse en todas partes (en la televisión, las vallas publicitarias, la radio) pero nunca decían nada sobre cómo fumar podría matarle.

Mi padre fumaba como un carretero. Recuerdo que iba a una máquina expendedora, ataba una moneda y, cuando salía el paquete, tenía dos o tres centavos dentro del envoltorio de celofán, el cambio ya estaba en el paquete. Lo que hacía era darnos los centavos a mí y a mis dos hermanas. En aquel entonces, a finales de la década de 1940 y principios de 1950, con un par de centavos uno era rico. Era tan joven que no pensaba en fumar. Solo quería el dinero.

Cuando empecé a fumar, tenía quince o dieciséis años. Todo el mundo, toda la gente con la que andaba, fumaba. Solíamos jugar al póquer y no teníamos mucho dinero, así que jugábamos con cigarrillos.

Si uno quiere dejar de fumar, tiene que ser disciplinado; tiene que comprometerse de verdad. Lo primero que uno quiere al levantarse es ese cigarrillo. Y cree que es un placer que tiene por fumarlo. Ese placer es a la vez en parte real y en parte una ilusión: Es real porque uno sabe que está satisfecho, pero es una ilusión porque lo que está haciendo es satisfacer su deseo de nicotina, para recuperar ese nivel de nicotina en su sangre.

No importa cuánto placer le produzca fumar, no vale la pena. Tiene que luchar contra eso en su mente, porque fumar es muy adictivo. Yo siempre pensaba: «Mi papá fumó toda su vida, nunca tuvo cáncer, así que tampoco voy a tenerlo», y luego pasa lo que pasa: Empecé a perder peso, tenía dolor en el pecho y no podía tragar, así que bajé y me hicieron una radiografía de tórax. Fue cuando apareció el tumor pulmonar. Apareció de repente. No me lo esperaba. Bum, de golpe, sin previo aviso. Estuve en el hospital ocho días; el último día que estuve allí, fui a mi primera quimioterapia y luego comencé con la radioterapia. Tengo tumores cerebrales porque el cáncer de pulmón se propagó. Se redujeron, pero el médico me dice que siempre podrían volver.

Trato de no pensar en la muerte, pero es difícil porque estoy agotado, cansado todo el tiempo, me duele respirar o tragar y tengo problemas para mantener mi peso. Tengo que tomar pastillas para abrir el apetito. Es difícil obligarse a comer cuando no se tiene hambre. Probablemente sea una de las cosas más difíciles de hacer.

> «Creo que gran parte de la razón por la que la gente no cree que fumar sea malo es porque uno está bien durante mucho tiempo».

Mi día a día consiste solo en sobrevivir. Tomo mi medicación y espero que me esté haciendo efecto. Han pasado casi seis meses desde que me diagnosticaron. Los médicos me daban de seis a ocho meses, como máximo. En agosto, me pregunté: «¿Veré otra Super Bowl?» Quiero ver a los 49ers ganar otra Super Bowl más. Pero ese período de seis a ocho meses está pasando muy rápido.

Creo que gran parte de la razón por la que la gente no cree que fumar sea malo es porque uno está bien durante mucho tiempo. Me llevó 35 años desarrollar ese cáncer. Unos 100 000 hombres y mujeres contraen cáncer de pulmón todos los años. Todos se deben al tabaco. Volví al grupo para dejar de fumar para ver si podía transmitirle a la gente que podían terminar como yo. Tres de las personas que me oyeron contar mi historia dejaron de fumar.

Si usted fuma, directamente déjelo ya. No vale la pena pasar por el dolor y la miseria por los que yo estoy pasando. Una vez que tiene cáncer, toda su vida cambia por completo. Se centra solo en la supervivencia en el tiempo que le queda y ya nada es normal. El placer que se obtiene de fumar contra lo que tengo... simplemente no hay comparación. Sencillamente no vale la pena. Me va a costar la vida.

¿Qué le gustaba a Roger Sako de fumar?

Al igual que muchos fumadores, Roger nunca se había cuestionado su creencia de que fumaba porque lo disfrutaba. Cuando se cuestionó directamente esa creencia, descubrió que cualquier cigarrillo que fuera realmente agradable desde luego no valía la pena el precio que finalmente pagó por ese placer: su vida.

No hay ninguna tarea grande y difícil que no se pueda dividir en tareas pequeñas y sencillas.
Dicho budista

Sonya Hotchkiss

Sonya creció en una granja de pavos. Según su propio informe, tuvo una infancia sana y feliz en el campo. Recuerda que cuando era una chica joven, fumar la hacía sentir glamurosa. Años más tarde, cuando llegó al grupo, fumaba de dos a tres paquetes al día y ya no se sentía glamurosa. Sin embargo, insistía en que aún le gustaba fumar. Se la animó para que decidiese analizar lo que la había hecho empezar a fumar y cómo lo disfrutaba ahora.

A pesar de que Sonya fumaba de 40 a 60 cigarrillos al día, descubrió que realmente solo disfrutaba fumando unos seis de ellos: los dos primeros al comienzo del día, los de después de cada una de sus comidas y el último por la noche. Se dio cuenta de que fumaba sobre todo para quitarse la ansiedad, no porque lo disfrutara. Cuando se enfrentó a la realidad de que efectivamente no le gustaba fumar la mayoría de los cigarrillos que fumaba todos los días y debido a que estaba experimentando problemas de salud significativos asociados con el tabaquismo, dijo: «Si supiera entonces lo que sé ahora, estaría loca si empezase a fumar». Una vez que por fin dejó de fumar, Sonya era como muchos de los fumadores del programa: cuando realmente analizan lo que están haciendo y cómo se sienten al respecto, la realidad es muy diferente de la historia que se han estado contando a sí mismos a lo largo de los años.

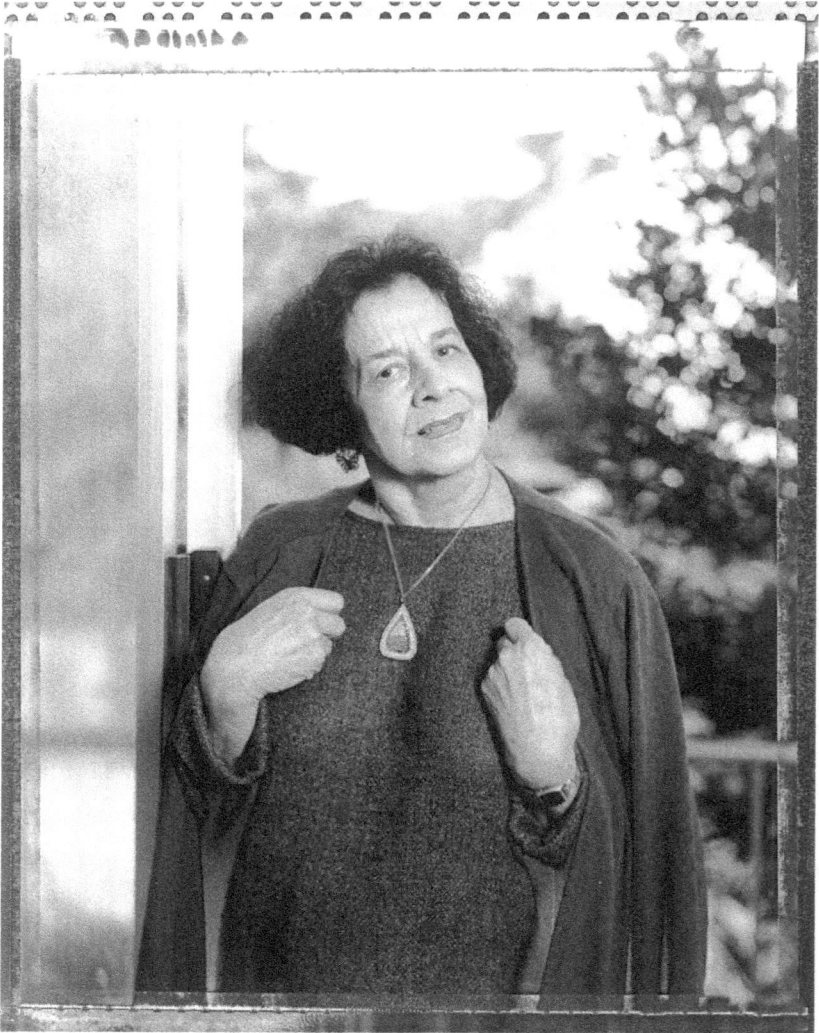

Sonya Hotchkiss

Fotografía de John Harding

Sonya Hotchkiss, en su propia voz

Nací en Brockton, Massachusetts, en 1935. Soy la hija mediana de cinco hermanos. Vivíamos en las afueras de la ciudad en una granja de pavos. Mi padre era empleado de una fábrica local de zapatos y mi madre trabajaba en la granja.

Era un poco rebelde. Pertenecía a la Fraternidad Juvenil Metodista (MYF). Fuimos a la casa del líder un fin de semana y un amigo mío que estaba allí me enseñó a fumar. Era muy importante para mí aprender. Era lo que había que hacer. Tenía que hacerlo bien. Quería parecer más adulta, ser glamurosa como Bette Davis. Tenía quince años, en décimo grado. Estábamos en el dormitorio, fumando cerca de una ventana. Aprendí con Lucky Strikes. Justo antes de cenar, inhalé por primera vez. Me mareé mucho, tuve náuseas y era hora de cenar. Después, por supuesto, se hizo más fácil.

No creo que mi madre supiera que yo fumaba en casa. Recuerdo que fumaba en mi habitación y tenía una toalla húmeda para sacudir en el aire. Pensaba que eso quitaría el humo. Fumar realmente apesta. Mi habitación olía todo el tiempo. Cuando estaba en casa, estaba bien, pero si salía y volvía a entrar, lo notaba.

Hace veinte años, fui a hacer el examen físico anual y el médico me dijo que no podía creer lo mucho que fumaba y el buen aspecto que tenían mis pulmones. Eso fue lo peor que pudo haberme dicho; no mucho después de eso, me hicieron una radiografía de tórax y me mostró que mi pulmón estaba en un estado previo a un enfisema. Seguí fumando porque no parecía tener ningún síntoma; era solo algo que se veía una imagen de una radiografía. Fumaba al menos dos paquetes al día, a veces tres. Siempre había un cigarrillo encendido cerca de mí. Tan pronto como terminaba uno, encendía el siguiente.

Durante los últimos dos años antes de dejar de fumar, me resfriaba mucho y eso terminaba afectándome al oído. Me quedaba sorda porque el resfriado taponaba mi trompa de Eustaquio. El otorrinolaringólogo me dijo que, si dejaba de fumar, ese problema podría desaparecer, lo que resultó ser cierto. Cuando dejé de fumar, no me resfrié durante dos años.

La primera vez tenía en mente que estaba practicando para dejarlo. Fumar es una de las cosas más difíciles de dejar. Es horrible.

Lo conseguí durante las sesiones del grupo para dejar de fumar. Envolví mi paquete de cigarrillos en un pedazo de papel para que, cada vez que fumaba, tuviera que desenvolver el paquete. Luego anotaba lo que estaba haciendo y el nivel de estrés que eso suponía. Por la mañana, posponía desenvolver el paquete durante quince minutos. Reducirlo es posible, pero en realidad solo lo retrasaba durante quince minutos. No quería estar siempre haciendo eso. ¿Cuántas veces al día lo dejaba? No podía fumar cuando quería, así que lo que estaba haciendo era como dejarlo y era una agonía. Surgieron sentimientos. No los enterré, así que era más consciente de ellos.

Una de las cosas que me ayudaba era volver cada semana al grupo para dejar de fumar y escuchar historias sobre las dificultades que otros estaban teniendo. La cinta de autohipnosis también funcionó. La usaba cuando me iba a la cama por la noche y me tomaba tiempo para escucharla durante el día. Me ayudó a no subirme por las paredes psicológicamente. Me quitó mucha ansiedad. Cada vez que aparecía el deseo, contaba hacia atrás de ocho a cero y cuando llegaba a cero, el deseo se había ido totalmente. Mi mente estaba bloqueada; no podía pensar en cigarrillos. Contar hacia atrás desconectaba de mi cabeza todo lo que tenía que ver con los cigarrillos.

Un mes antes de mi fecha para dejarlo, cambié de café normal a descafeinado porque no quería pasar

«Creo que lo que de verdad me ayudó fue reducir los cigarrillos, después limitarme a un cierto número al día y por fin dejar ya de fumar».

a la vez por la abstinencia del café y los cigarrillos. Cuando dejé de fumar, cambié al té. Ahora bebo té de jengibre. Tomo café cuando salgo. Creo que lo que de verdad me ayudó fue reducir los cigarrillos, después limitarme a un cierto número al día y por fin dejar ya de fumar. Todo encajó en el momento justo.

Es realmente genial no tener que desconectar y hacer una pausa para encender un cigarrillo para luego apestar todo el lugar y a mí misma. Es una sensación de libertad. No siento que mi vida esté centrada en mis cigarrillos, como pasaba antes. No me di cuenta hasta ahora de cuánto afectaban los cigarrillos a mi vida.

No quiero ser autocomplaciente. Eso sería peligroso. Fue una mala adicción. Echando la vista atrás, veo que fue fácil dejarlo yendo día a día. Para mí, pensar en dejar de fumar era peor que hacerlo. No me gustaba fumar de todos modos.

No me di cuenta de que el olor de mi adicción formaría parte de todo mi ser. Sigo siendo Sonya, pero ahora soy la Sonya que no fuma.

¿Qué le gustaba a Sonya Hotchkiss de fumar?

Al igual que Roger, cuando Sonya analizó su experiencia de fumar, descubrió que disfrutaba solo de unos pocos de los cuarenta o sesenta cigarrillos que fumaba todos los días. Lo que había empezado como algo para hacerla sentir más sexy y atractiva se convirtió en algo que la dejó oliendo a humo rancio. Muchos fumadores no son conscientes de lo fuerte que resulta el olor residual de su tabaco. Solo algún tiempo después de que lo hayan dejado y comenzado a recuperar su sentido normal del olfato detectan el fuerte olor a tabaco en sus armarios, en su ropa y en sus automóviles. Como fumadores, habían intentado enmascarar ese olor con perfumes fuertes, colonias y loción para después del afeitado, sin saber que caminaban envueltos en una mezcla desagradable de tabaco rancio y demasiado perfume.

¿Qué le gusta de fumar?

Pasos que deben realizar las personas que quieren liberarse del tabaco

Ernie atribuía su éxito profesional al tabaquismo, una recompensa que tiene un impacto más profundo que el glamur. Atribuye al tabaquismo el maximizar el poder de su mente brillante; se sintió listo para dejarlo cuando entendió que no quería verse a sí mismo como un estúpido por seguir fumando después de dos ataques cardíacos. Para tolerar los principales síntomas de la abstinencia y continuar trabajando, optó por consultar a un médico/especialista en tratamiento del tabaco que le recetó varios parches y chicles de nicotina.

Si considera que todas las razones que tenemos para fumar son «buenas», pero que el fumar en sí es un problema, es posible que valga la pena **analizar sus razones personales para fumar**. Si le gusta fumar porque le hace sentir glamuroso o atractivo, ¿de qué otra manera podría sentir esas cosas de una forma que no amenace su salud? ¿Se imagina la diversión que podría tener de involucrarse de forma creativa en experimentar su glamur y sensualidad? Es posible que desee teñirse el pelo, comprar ropa elegante o asistir a clases de tango. Podría ponerse en una nueva situación social en la que nadie le conozca y sea libre de reinventarse con un nuevo y divertido estilo.

Si le gustan los cigarrillos porque le ayudan a relajarse, ¿qué otras opciones más saludables hay para reducir el estrés? ¿Quizás una clase de yoga, un té de hierbas o la meditación? Cuando nos damos cuenta de lo que nos gusta de fumar, somos libres de encontrar algo que, en última instancia, podría ser más satisfactorio. Por ejemplo, era consciente de que realmente disfrutaba del ritual de sacar el paquete de mi bolso, extraer un cigarrillo y encenderlo. Muchos gestos manuales asociados a fumar me proporcionaban placer. Cuando dejé de fumar, necesitaba encontrar otros medios de expresión para satisfacer las necesidades que los cigarrillos habían llenado. Algunas cosas eran muy simples, como hacer un ritual de encender una vela y preparar un té de hierbas, que disfrutaba tranquilamente. A veces me sentaba y encendía incienso y miraba los patrones creados por el humo mientras se elevaba en el aire. Como necesitaba algo sustancial para ocupar el lugar que el tabaquismo había tenido en mi vida, probé actividades creativas como esculpir y finalmente comencé a pintar. Cuando miro hacia atrás en mi vida y sopeso el placer que obtenía de los cigarrillos y la satisfacción que me produce la pintura, no hay color. La pintura exige que me implique yo misma; es una expresión directa de mi ser. Fumar simplemente me quitaba la respiración.

Roger Sako se enfrentó a una decisión que ninguno de nosotros acogería de buena gana: vivir libre del tabaco con cáncer de pulmón o volver al tabaquismo. La opción de permanecer libre del tabaco en situaciones tan estresantes requiere compromiso y disciplina. Roger tenía claro que lo que quería de ser un no fumador era más importante para él que el malestar que sentía por la abstinencia. Quería la experiencia de estar a cargo de algo en su vida, de recuperar su poder sobre el mismo comportamiento que amenazaba con quitarle la vida.

Hay muchas cosas que nos gustan de fumar: el ritual de sacar y encender el cigarrillo, el disfrute de ver el humo lentamente desplazándose por el aire, la capacidad de usar un humo como excusa para tomar un descanso o dejar una situación incómoda. Nos gustan los cigarrillos después de las comidas, cuando estamos molestos, cuando estamos

> En una escala del cero al diez, siendo el cero nada importante y el diez tan importante como sea posible, ¿qué tan importante es para usted dejar de fumar?

celebrando algo. Sin embargo, lo que disfrutamos suele ser superado por lo que perdemos, como Roger descubrió después de que decidió dejarlo. Al igual que muchas personas que reciben un diagnóstico potencialmente mortal por fumar, Roger reevaluó el placer que había dado por sentado y deseó no haberse entregado a él durante tantos años.

Cada uno de nosotros toma un camino diferente para llegar a una decisión firme de dejar de fumar. En una escala del cero al diez, siendo el cero nada importante y el diez tan importante como sea posible, ¿qué tan importante es para usted dejar de fumar? ¿Qué podría hacerlo más importante? No necesita un diagnóstico potencialmente mortal para llegar al punto de comprometerse. Tómese un momento para anotar algunas ideas sobre cómo podría crear su motivación para dejar de fumar. ¿Qué cosas podrían ayudarle a convencerse a sí mismo para dejarlo?

Algunas personas insisten en que si tuviesen un diagnóstico de cáncer de pulmón, empezarían a fumar de nuevo de inmediato: ¿por qué no? Roger tomó una decisión diferente. No había mucho que pudiera hacer para evitar morirse, pero podía hacer algo sobre cómo iba a vivir el resto de sus días. Eligió dar sentido a su situación y tratar de salvar a otros de su destino.

Roger estaba muy convencido de su propia historia de negación. «No me puede pasar a mí». Desafortunadamente, si bien tenemos elección sobre si fumar o no, no tenemos elección sobre lo que el tabaquismo podría hacernos. Teniendo en cuenta esa realidad, cuando piensa en su propio futuro, ¿qué ve? ¿Qué decisión quiere tomar? Tómese unos minutos para anotar pensamientos sobre dónde le gustaría estar dentro de seis meses o un año.

La moraleja de la historia de Roger es que se apasionó por ayudar a otras personas a evitar el sufrimiento que él estaba experimentando. Quería ayudar a otros a tomar decisiones diferentes a las que él había tomado. ¿Se imagina sentirse apasionado por proteger a las personas que ama animándolas a dejar de fumar? Si es así, entonces trate de volcar ahora hacia *usted mismo* toda esa misma energía de ayuda. Comience dándose mérito por leer este libro y

piense en lo que siente que le ayuda. A veces podemos
sentirnos molestos o agobiados por amigos y seres queridos
que quieren que dejemos de fumar. La forma en que nos
abordan y hablan de nuestro tabaquismo en realidad
nos hace querer escapar y fumar un cigarrillo. ¿Cómo se
imagina usted la ayuda? ¿Con mensajes positivos dándole
mérito por sus esfuerzos? ¿Haciendo que su familia no
le preguntara sobre su proceso para
dejar de fumar? Cuando dejé de
fumar, me emparejé con una amiga
que estaba tratando de bajar de peso.
Empezamos diciéndonos la una a
la otra con precisión qué tipo de
apoyo queríamos cada una. Tenía
claro que quería que mantuviésemos
una reunión semanal y que si nos
veíamos entre ese tiempo ella no

> «Muchos ex fumadores
> descubren que tener la
> oportunidad de devolver
> el apoyo les ha ayudado
> a mantenerse libres del
> tabaco una vez que lo
> han dejado».

me preguntaría cómo iba. Quería que dejase de hablar
del tema si yo quería. Luego, durante nuestra reunión,
quería que me ayudase a recordar el progreso que estaba
haciendo, incluso aunque estuviese teniendo dificultades.

Debido a que el «no me puede pasar a mí» le pasó
a Roger, sintió el deseo urgente de avisar a los demás de
lo que él había estado negando. Usted puede recibir los
mejores deseos de las personas y luego seguir adelante
cuidándose a sí mismo con actos que le ayudarán a dejar
de fumar. Al igual que yo, podría elegir emparejarse con
alguien para ayudarse mutuamente. Podría ser alguien
que ya haya dejado de fumar. Muchos ex fumadores
descubren que tener la oportunidad de devolver el apoyo
les ha ayudado a mantenerse libres del tabaco una vez que
lo han dejado. Su necesidad de ayuda para dejar de fumar
podría ser una fuente de apoyo para otra persona que
está trabajando para mantenerse libre del tabaco. Si está
buscando otras formas de crear su determinación para

dejar de fumar, ¿qué le parecería encontrar un grupo o programa donde pueda sentirse apoyado y responsable? También podría hablar con su médico acerca de los medicamentos que pueden ayudarle a superar las primeras etapas de dejar de fumar.

A Sonya Hotchkiss inicialmente le gustaba fumar porque le ayudaba a sentirse adulta y glamurosa. En el programa para dejar de fumar, hizo un simple ejercicio para entender mejor su relación con los cigarrillos. Dividió un pedazo de papel en blanco en cuatro partes iguales y luego etiquetó las partes: cosas buenas sobre fumar, cosas no tan buenas sobre fumar, cosas no tan buenas sobre dejar de fumar y cosas buenas sobre dejar de fumar. Haciendo este ejercicio, descubrió que con los años había perdido el contacto con las primeras recompensas y comenzó a sentir cada vez más la carga de fumar. En realidad se sentía más apestosa que glamurosa. Haga el ejercicio ahora para examinar lo que el tabaquismo hace y no hace por usted.

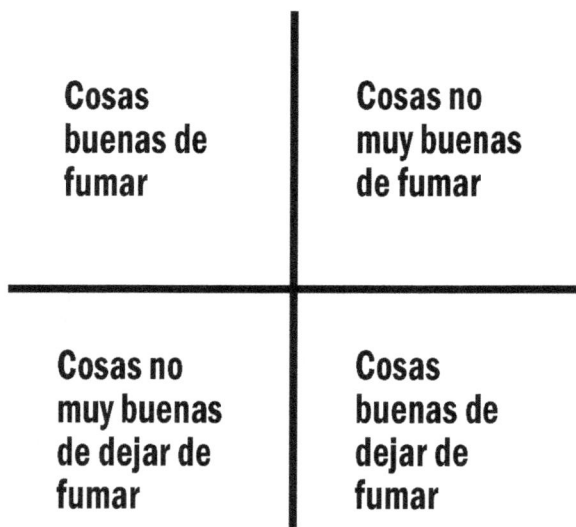

Cosas buenas de fumar	Cosas no muy buenas de fumar
Cosas no muy buenas de dejar de fumar	Cosas buenas de dejar de fumar

Por mucho que a Sonya empezase a gustarle cada vez menos fumar, se dio cuenta de que no podía dejarlo sin más, por lo que decidió llegar a su fecha para dejar de fumar reduciendo los cigarrillos. Envolvió la bolsa de cigarrillos en un pedazo de papel y cada vez que quería fumar tenía que lidiar con el inconveniente de desenvolver el paquete y anotar lo que había estado haciendo y qué nivel de estrés estaba experimentando. Usted podría intentar algo similar. El simple paso de hacer que fumar un cigarrillo sea un poco más incómodo a menudo logra la disminución del número de cigarrillos que fuma.

Tres puntos clave

1. Las razones que le hicieron pensar en un primer momento que los cigarrillos eran placenteros y atractivos pueden no ser ciertas para usted después de años fumando.

2. Después de una investigación cuidadosa y honesta, muchos fumadores descubren que en realidad disfrutan sólo de un pequeño número de todos los cigarrillos que fuman.

3. Cuando se compara con el dolor y el sufrimiento que los fumadores experimentan por fumar, el placer que pueden haber disfrutado se convierte en algo cuestionable.

NOTAS

CAPÍTULO TRES

¿Cuál es su historia de negación?

La negación puede ser útil cuando nos protege de ser abrumados por información amenazante. Los pacientes a los que se les dan noticias médicas muy graves a veces entran en negación como una manera de hacer frente a demasiado miedo y malestar. Esta negación permite asimilar la información más lentamente, permitiendo a la persona gestionar situaciones muy aterradoras. Pero la negación es dañina cuando le permite seguir haciendo algo poco saludable como fumar. Algunos fumadores pueden lidiar con sentimientos incómodos acerca de su tabaquismo durante años y continuar fumando. En estos casos, la negación se convierte en lo que nos decimos a nosotros mismos para estar conformes.

> Sea cual sea su historia de negación, tómese unos minutos para escribirla aquí. Tome conciencia de ella. Hacerlo minará el poder que tiene sobre usted y hará que su camino a la libertad sea más claro.

Al principio de nuestro programa para dejar de fumar, invitamos a los participantes a examinar sus historias de negación personal. Su historia puede ser bastante simple: «No puedo dejarlo». O tal vez le hayan hecho una radiografía de tórax y el médico le dijo que sus pulmones se ven claros, por lo que se dice a sí mismo que fumar no le está causando ningún daño. De hecho, muchos de nosotros tenemos la creencia consciente o inconsciente de que las enfermedades relacionadas con el tabaquismo les suceden a otras personas y no a nosotros. Algunos fumadores incluso se cuentan a sí mismos historias como «Mi hermana tiene cáncer de pulmón y nunca fumó, así que ¿cuál es la diferencia? Yo también puedo fumar». Otra historia de negación común describe a un pariente anciano que fumaba a los ochenta o incluso noventa sin consecuencias. La conclusión de estas historias siempre es que está bien seguir fumando.

Sea cual sea su historia de negación personal, a su mente se le ocurra alguna forma de usar esa historia para que vuelva a su antiguo hábito. Ser consciente de la historia que se ha estado contando a sí mismo es el primer paso para eliminar su poder para controlarle. Si se está diciendo a sí mismo que simplemente no puede dejarlo, tal vez sea porque ya ha hecho varios intentos o sabe que la mayoría de la gente tiene que intentarlo varias veces antes de lograrlo. En vez de eso, podría decirse a sí mismo que aún no ha descubierto el plan de tratamiento que hará que lo logre y seguirá buscándolo hasta que lo consiga. En el caso de la radiografía de tórax clara, podría recordarse a sí mismo que para cuando aparece un cáncer en una radiografía ya es demasiado tarde, y en lugar de usar un informe claro como una razón para seguir fumando, podría usarlo para decir: «Guau, esto es genial, mis pulmones parecen estar en buena forma. Quiero dejar de fumar y mantenerlos así».

En el ejemplo en el que un amigo no fumador tiene cáncer de pulmón, una respuesta de apoyo más saludable podría ser: «Quiero hacer todo lo posible para evitar esa enfermedad». Las historias de negación varían mucho y se pueden adaptar con el tiempo. Por ejemplo, es posible que conozca a personas que dijeron a los veinte años que tenían la intención de dejar de fumar antes de los treinta, sin embargo, el plazo de tiempo se va ajustando hacia adelante. O una amiga podría decir que va a dejar de fumar cuando encuentre un nuevo trabajo; consigue el trabajo y luego se dice a sí misma que está bajo demasiado estrés para dejarlo y lo hará una vez que se sienta más cómoda en su trabajo.

Mi historia de negación

_____

_____

_____

_____

_____

_____

_____

_____

_____

_____

_____

_____

_____

_____

_____

_____

_____

_____

_____

_____

_____

Recuerde, usted tiene dos vidas. Vivirá su segunda vida cuando se dé cuenta de que solo tiene una. **Pema Chödron**

R. E. C.

R. E. C. tenía una historia de negación efectiva. Insistiendo en que no fumaba «casi nada», no estaba convencida de la importancia de dejarlo del todo. Excepto por el pequeño hábito de fumar, su vida estaba equilibrada y en el buen camino. Ella es activa física, social y políticamente. Nadar y caminar le ayudan a mantenerse en forma; también disfruta habitualmente de eventos culturales y ha trabajado de varias cosas. R. E. C. una mujer muy inteligente con un agradable sentido del humor y una personalidad jovial que trajo chispa al grupo de fumadores. Durante un período de años, asistió de manera intermitente. Fue un gran fuente de actividades gratuitas y de bajo coste para mantener a los asistentes ocupados y fuera de problemas.

Después de una ausencia de varios meses, R. E. C. volvió a venir al grupo. En su turno de palabra, anunció con gran entusiasmo que había fumado su último cigarrillo, para siempre. Nos contó que había sufrido un ataque al corazón y por fin estaba convencida de que fumar en cualquier grado era arriesgado. Su historia de negación, «No estoy fumando lo suficiente como para que me perjudique», se había desmoronado.

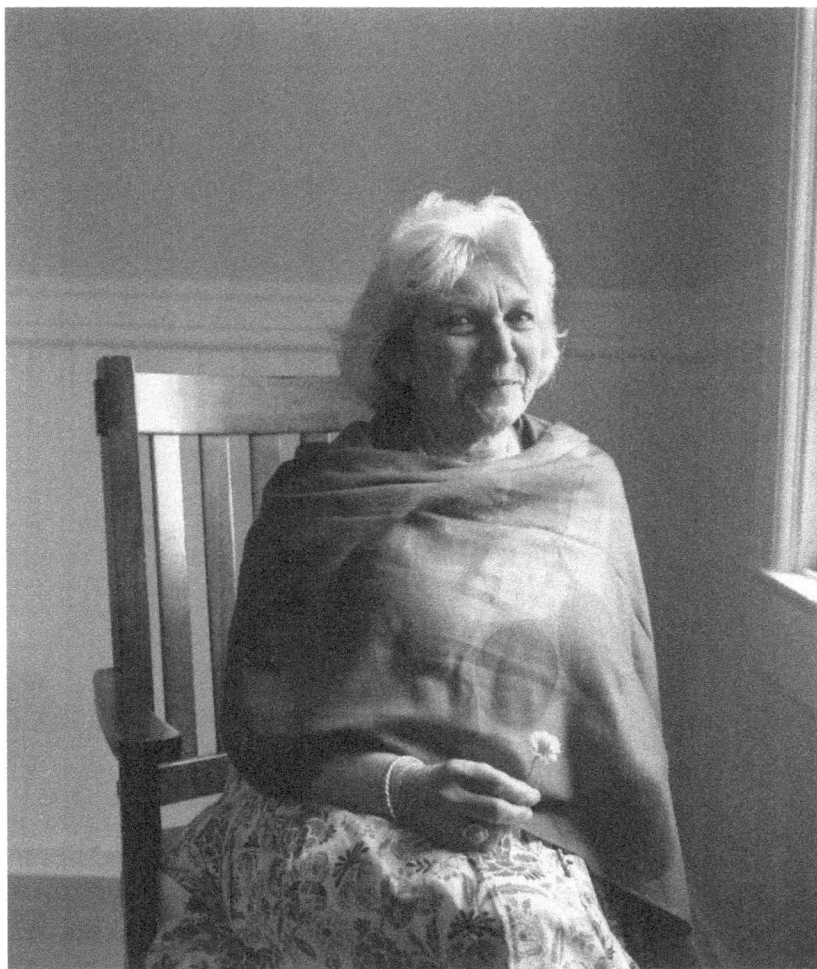

Fotografía de John Harding

R. E. C., en su propia voz

Mis dos abuelos fumaban. Tengo fotografías maravillosas de la década de 1930 de mi abuelo en Ámsterdam con una chaqueta de lino blanco y un aspecto muy bohemio, fumando. Mi padre fumaba; me encantaba el olor a tabaco y asocié fumar con hombres fuertes y poderosos, a quienes admiraba. Cuando tenía once o doce años, fumaba los Camel de mi padre o fumaba las colillas. Luego me enteré de que otros niños de mi edad fumaban así que venían a mi casa después de la escuela y fumábamos. Fumé desde entonces hasta que tuve un ataque al corazón.

Quise dejar de fumar durante muchos años. La mayor parte de mi vida, fumé unos diez cigarrillos al día. No dejé los cigarrillos asistiendo a un programa para dejarlo. Cuando había problemas, fumaba un cigarrillo. Recuerdo cómo me afectó esa lista de carcinógenos y elementos tóxicos que hay en un solo cigarrillo, así que ya no quería fumar. Reduje todo lo que pude los que fumaba al día. Tuve el ataque al corazón en un momento en que no estaba fumando mucho.

En junio de 1999, fui a Nueva York de viaje de negocios y a ver a amigos y familiares. Llegué el día antes del Día de los Caídos. Me bajé del avión en Kennedy con una gran ola de calor. El martes después de las vacaciones, estaba cansada, hacía mucho calor y bebía mucha agua, pero no dejaba de sudar por todos los poros de mi piel. Me quedé en casa de una amiga todo el día. No fui a ningún lado. Al día siguiente, fui a la ciudad y esa noche, cuando me fui a la cama, no era capaz de dormir. Fumé un cigarrillo en medio de la noche y ese probablemente era el que no necesitaba.

«...él dijo: «Le garantizo que, si sigue fumando cigarrillos, volverá aquí».

A la mañana siguiente, el jueves, tenía una cita al mediodía en el Oyster Bar en la estación Grand Central. Seguía teniendo mucho calor, incluso después de darme una ducha sobre las 11 a. m. Salí de la ducha y me vestí. Estaba sentada junto al sofá y de repente no podía respirar, así que le dije a mi amiga: «Voy a acostarme un poco y ver si me siento mejor». Nos conocíamos desde que éramos adolescentes y ella dijo: «No tienes buen aspecto. Voy a llamar al 911». Le dije que no llamara, pero ella llamó de todos modos y vinieron de inmediato. Tuve que tomar TPA [un medicamento para romper coágulos que se usa en víctimas de ataques cardíacos] durante 40 minutos.

La Unidad Cardíaca Beth Israel y el Laboratorio de Angioplastia están en la calle 16 y yo estaba en la calle 91, así que tuvieron que trasladarme. Tardaron desde aproximadamente el mediodía hasta alrededor de las 2:30 hasta que creyeron que yo estaba lo suficientemente estable como para ser trasladada. Me dijeron: «Debe saber que puede morir de camino al centro. No lo sabemos. Es muy peligroso moverla, pero tenemos que hacerlo». Pero no me morí. Eso fue el jueves. Me hicieron la angioplastia el viernes por la mañana a las 9 en punto.

La angioplastia me daba miedo y estuve despierta todo el tiempo. Había mucha gente con mascarillas, un televisor de pantalla grande y yo en la mesa de operaciones. Mi médico me contaba lo que estaba pasando: «Ahora vamos a abrirle la ingle y vamos a introducir un alambre y el alambre va a tener un globo en su extremo». Mientras los veía hurgando dentro de mi corazón con cables y cosas, pensaba: «Dios mío, ¿cómo voy a superar esto? No puedo soportarlo».

Mi médico era buenísimo. Finalmente, terminaron y me preguntó: «Ahora, dígame. ¿Qué le ha parecido esto?»

«No es muy agradable», le respondí.

Y luego preguntó: «¿Le gustaría volver aquí de nuevo?» Le dije que no pensaba volver y él dijo: «Le garantizo que, si sigue fumando, volverá aquí». Eso fue todo. Eso me convenció. Fue una experiencia terrible y, aunque el procedimiento no fue doloroso, fue espeluznante y no me gustó. No he fumado un cigarrillo desde entonces.

Tuve una oclusión en la arteria del ventrículo derecho inferior. Tuve suerte. Me pusieron ahí un doble stent. Eso fue el 3 o 4 de junio de 1999.

Mi padre, mi hermano y mis dos abuelos tuvieron ataques al corazón. Todos han muerto y todos eran fumadores cuando murieron. Pero no pensé que yo estuviese en peligro porque no fumaba mucho y porque me encontraba muy bien. Cuando fui a ver al cardiólogo después, me dijo: «¿Qué pensaba, que era inmune por ser mujer?» Nunca me vi como una candidata clara para un ataque al corazón. Pensé que fumaba muy poco y había sido nadadora durante muchos años, así que aunque estaba un poco pasada de peso, todavía estaba básicamente en muy buena forma. Me dijo que por eso sobreviví, porque la mayoría de las mujeres que tienen un ataque al corazón a los 54 años mueren de inmediato. Me siento afortunada de que me haya ido tan bien.

Toda la experiencia fue aterradora. No tenía control sobre el cuerpo y, para alguien como yo a quien le gusta tener el control, eso fue perturbador. Tuve dificultades para dormir porque estaba bajo observación y entre no poder dormir, el gotero, los cachivaches que tenía por todo mi cuerpo, además de la posibilidad de tener una operación por la mañana, estaba aterrorizada. Mis hijos estaban a casi 5000 kilómetros de distancia y yo no sabía si iba a vivir o no. No sabía si iba a volver a mi casa en California o no. Después de la angioplastia, colocaron una gran bolsa de arena en la ingle sobre mi arteria femoral para asegurarse de que la incisión no se abriera. Permaneció allí durante seis u ocho horas y no era muy cómodo. Pero al día siguiente salí del hospital.

Me he recuperado bien y me siento muy afortunada. Eso fue una llamada de atención para mí y se convirtió en un regalo a partir de ese momento. Tuve síntomas de este ataque al corazón antes de que ocurriera. No podía respirar y no podía mantenerme de pie. Tuve dolor en el pecho, pero no duró mucho. Cuando nada más llegar me pusieron en la camilla, dije: «Ay, mi mano izquierda está temblando. ¿Creen que estoy teniendo un ataque al corazón? Si voy a quedar inválida de por vida debido a esto, déjenme tener el ataque al corazón y que me muera, porque no quiero quedarme inválida».

Uno de ellos me dijo: «Oh, usted es fuerte como un toro y va a ponerse bien».

Ya han pasado diez años. No sufrí ningún daño gracias a una combinación de atención rápida, el medicamento TPA y un maravilloso hospital cardíaco. Sospecho que si me hubiera pasado lo mismo aquí en San Francisco, no estaría con ustedes hoy porque habría vuelto a la cama. Habría ignorado lo que sentía y no habría ido al hospital. Los síntomas de los ataques cardíacos pueden variar, especialmente en las mujeres. Si de repente siente que no puede respirar, haga algo al respecto. Tuve mucha suerte.

¿Cuál era la historia de negación de R. E. C.?

La historia de negación de R. E. C. es común entre muchos fumadores que fuman solo unos pocos cigarrillos o fuman con poca frecuencia. Se había creado la ilusión de que fumaba muy poco como para que el tabaco la perjudicase de verdad. De hecho, **no hay un nivel seguro para fumar**, del mismo modo que no hay cigarrillos seguros. Al jugar a la ruleta rusa, los huecos del tambor sin balas no nos matan. Desafortunadamente, nadie sabe cuándo se disparará la bala real.

Tenga paciencia. Todas las cosas al principio son difíciles antes de volverse fáciles. **Saadi**

Bill Andrews

Bill condujo un taxi en San Francisco durante 25 años. Fumaba como una forma de relajarse, de matar el aburrimiento y de controlar la preocupación sobre si iba a ganar suficiente dinero. Cuando venía al grupo después del trabajo, inmediatamente alineaba una serie de inhaladores que utilizaba para aliviar la dificultad para respirar. Otros miembros del grupo le instaron a fijar una fecha para dejar de fumar y prepararse para dejarlo. Pero venía al grupo de forma irregular, con la frecuencia suficiente para engañarse a sí mismo pensando que estaba tratando de dejarlo, pero no tanto como para desengañarse sobre lo que realmente estaba haciendo. Cuando su respiración empeoraba, Bill simplemente aumentaba su medicación, se sentía mejor y luego volvía a fumar hasta tres paquetes al día. Dijo que era consciente de los riesgos que estaba asumiendo, pero sentía que tener que ir con oxígeno era algo que le sucedía a otras personas, no a él.

Fue doloroso y frustrante presenciar el declive de Bill mientras continuaba fumando. Cuando finalmente *tenía* que ir con oxígeno, tuvo que reducir los cigarrillos; tenía que desconectar el tanque para fumar o correr el riesgo de incendiarse. Un día, describió una experiencia aterradora haciendo un viaje por carretera a Half Moon Bay, una ciudad a unos cuarenta minutos al sur de San Francisco. Después del almuerzo, él y su amigo volvieron a su automóvil para

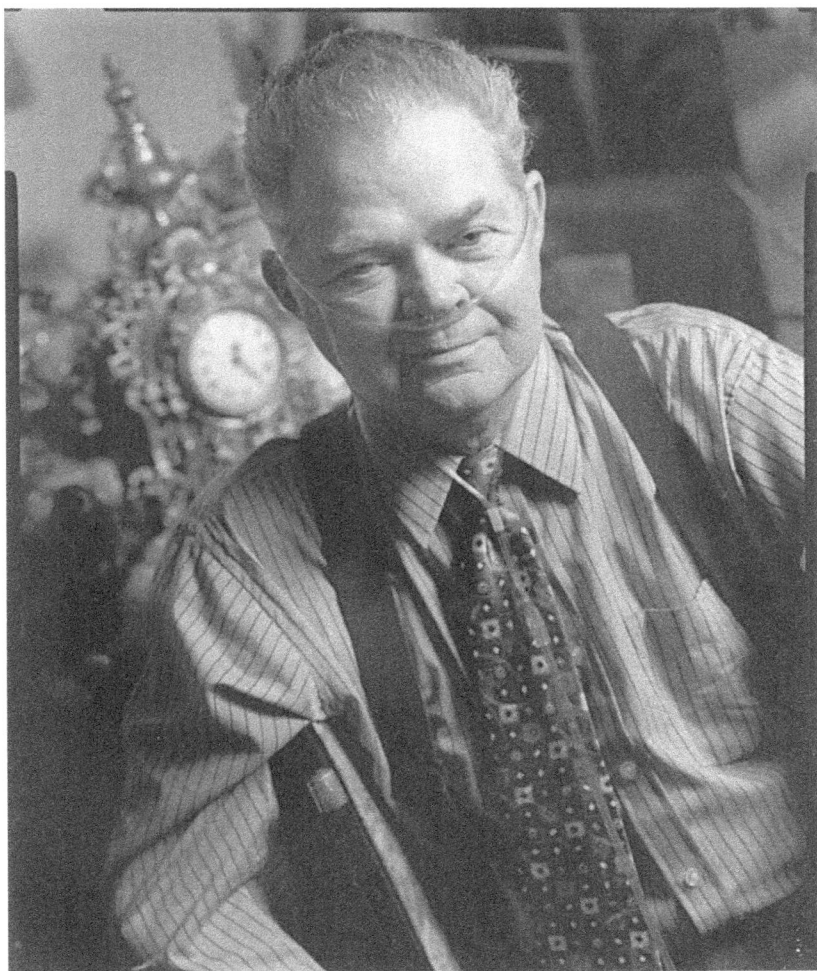

Bill Andrews   Fotografía de John Harding regresar a casa. Se detuvieron en una señal de tráfico y, cuando la luz cambió, el coche se caló. El amigo de Bill no pudo arrancar el automóvil de nuevo. Bill había salido de su casa con cuatro horas de oxígeno en los tanques y ahora solo le quedaba una hora y media. Cuando llegó la grúa, el joven conductor no pudo arreglar el problema y tuvo que pedir ayuda. En ese momento, Bill había bajado a treinta minutos de oxígeno. Con el problema del coche finalmente resuelto, Bill y su amigo corrieron de vuelta a San Francisco, llegando a casa justo cuando Bill se quedó sin oxígeno.

Cuando la tos de Bill se puso tan mal que no podía fumar finalmente decidió dejarlo. Para entonces, tenía que tener el oxígeno las veinticuatro horas del día. Cualquier actividad tenía que ser cuidadosamente planeada y requería ayuda. Si quería ir a la tienda de comestibles, alguien tenía que ir con él para ayudarle a cargar y descargar la comida. Ya no podía limpiar su casa ni lavar la ropa y a menudo cenaba una lata porque no tenía energía para cocinar.

Cuando entrevisté a Bill para este libro, había estado sin tabaco durante dos años. Nos reunimos en su casa, donde todo estaba configurado para minimizar cualquier esfuerzo para satisfacer sus necesidades básicas. Tenía una manguera de unos 6 metros unida a un concentrador de oxígeno para poder llegar de la sala de estar a la cocina y al baño. No pude reprimir mis lágrimas cuando Bill describió la alegría que había sentido cuando era un joven corriendo por los campos para ir a la escuela. Correr, dijo, era lo único con lo que se había sentido bien. Una vez había soñado con correr la «Bay to Breakers», una centenaria carrera de San Francisco. Sentí dolor por el contraste entre las libertades juveniles de Bill como corredor y sus limitaciones actuales en función de lo lejos que podía moverse de su tanque de oxígeno. A algunos de nosotros nos falta el aliento subiendo colinas y tenemos que parar y descansar; Bill ni siquiera podía decir una frase completa sin tener que hacer una pausa varias veces para recuperar el aliento. Fumar le había robado la posibilidad de alcanzar todo su potencial.

Bill Andrews, en su propia voz

No recuerdo mi primer cigarrillo, pero sé que se lo cogí a mi padre porque quería ser sofisticado. Tener catorce años no era divertido y ese verano mis padres me mandaron en autobús para quedarme con mis abuelos. En la primera parada de autobús, me bajé y compré un paquete de Camel. A la abuela y al abuelo no les gustaba que fumara. Decidieron que si me dejaban fumar tres cigarrillos, tal vez podrían evitar que fumara demasiado. No funcionó.

Era un gran corredor de campo a través. De obstáculos, también. Donde crecí, había muchos campos abiertos con vallas de piedra. Podía correr por esos campos y saltar esas vallas sin siquiera pensar en respirar con dificultad. Ir a la escuela era una carrera de casi cinco kilómetros. Ganaba siempre al autobús escolar. No sabía nada de las Olimpiadas, si no podría haberlo intentado.

«He perdido interés en casi todo. La gente como yo se queda ahí sentada esperando a morir».

A esa edad, realmente no sentía ningún efecto por fumar, pero no pasó mucho tiempo antes de que se cobrara su peaje. Fumar me frenó. Me mudé a San Francisco justo cuando cumplía cuarenta años. En mi cumpleaños, fui a Stinson Beach (a unos 40 kilómetros al norte de San Francisco) con unos amigos y, cuando corríamos por la arena, no era capaz de recorrer ni 5 metros. Me quedaba sin aliento. Culpé a la cerveza que estaba bebiendo y no intenté correr más. Decidí dejar el alcohol, pero no alivió la dificultad para respirar.

Empecé a darme cuenta de que fumar estaba causando mis problemas respiratorios y lo dejé uno o dos días. Pero no hubo mejoría, así que volví a fumar. Después de que me diagnosticaron enfisema, seguía sin tener ganas de dejar de fumar. Sabía que debía hacerlo, pero realmente no quería dejarlo. Tenía muchas cosas en la cabeza y fumar era una manera de calmarme, de relajarme. Los inhaladores funcionaban tan bien que sentí que estaba curado. Había fumado durante mucho tiempo y todavía no estaba muerto, además era fácil recibir tratamiento y sentirme perfectamente. Uno empieza a sentirse tan bien y, sabiendo que los medicamentos le ayudarán a aliviar los síntomas, no presta atención a las consecuencias.

Tener enfisema, morirse de eso, los pulmones colapsados... Esas cosas le suceden a otras personas, no me pasarán a mí. Me consideraba invencible. Creía que los medicamentos me seguirían ayudando a sentirme mejor; y luego, de repente, dejaron de hacerlo. Mi bronquitis se puso tan grave que no podía dejar de toser. Me di cuenta de que tenía que dejar de fumar.

Tener enfisema es aterrador. Es un viaje cuesta abajo. Uno siente que es diez o quince años mayor de lo que realmente es. Sabe que no puede respirar y que se está muriendo y que está sucediendo demasiado pronto. Se levanta para ir al baño y le cuesta respirar. Quiere hacer cosas, pero tiene que tener a alguien ahí para allanarle el camino. Si va a la tienda de comestibles, alguien tiene que conseguirle un carrito para que pueda poner su tanque de oxígeno en él y luego necesita apoyarse en el carro mientras compra. Alguien tiene que poner lo que usted compra en el carro y luego meter los comestibles en su casa y guardarlos por usted. Alguien tiene que limpiar su casa, lavar sus platos, lavar su ropa. He perdido interés en casi todo. La gente como yo se queda ahí esperando a morir.

No hay cura. Solo hay una cosa que puede hacer. Si fuma, déjelo. Si deja de fumar, puede ralentizar la progresión del enfisema y, si deja de fumar lo suficientemente temprano, incluso puede detenerlo. Pero si sigue fumando, se va a comer sus pulmones.

Estoy con oxígeno las veinticuatro horas del día. Ahora uso cuatro litros; empecé con dos litros y eso fue hace dos años. Si tiene enfisema y no recibe suficiente oxígeno, las células del cerebro se mueren. No recuerda las cosas; no puede concentrarse.

¿Dejarlo? Puedo dejarlo cuando quiera. Bueno, dije eso durante unos diez o quince años y luego descubrí que estaba equivocado. Fue difícil. Uno casi tienes que matarse antes de dejarlo. Si es joven, en la escuela secundaria, acaba de empezar la universidad, y todos sus amigos fuman, necesita tener nuevos amigos. No quede atrapado en la presión de grupo. De hecho, usted debe ser el compañero que presiona a los demás para no fumar. Sé que los niños de hoy dicen: «Usted lo hizo cuando era niño; ¿por qué no puedo yo?» Estoy tratando de decirle que yo lo hice y me arrepiento. Ojalá nunca lo hubiera hecho. Había visto a muchas personas con enfisema y oxígeno y sabía lo que se avecinaba. Pero, de alguna manera, me las arreglé para decirme a mí mismo que lo que les pasó a ellos no me iba a pasar a mí.

Pues bien, sí que me pasó a mí. No soy invencible.

¿Cuál era la historia de negación de Bill Andrews?

La historia de negación de Bill estaba tan arraigada que persistió hasta que se quedó con poco que ganar por dejar de fumar. Ante la elección de fumar o seguir vivo, finalmente decidió dejar de fumar cigarrillos. Murió poco después de que se escribiera su historia y lamento que el tratamiento del tabaquismo no hubiera avanzado lo suficientemente rápido como para darle opciones de medicación que podrían haber marcado la diferencia y ayudarle a dejar de fumar antes.

¿Cuál es su historia de negación?

Pasos que deben realizar las personas que quieren
liberarse del tabaco

R. E. C. tuvo la suerte de sobrevivir a su ataque al corazón y usó su experiencia para cimentar su determinación de permanecer libre de tabaco. Algunas personas pasan por experiencias similares y optan por seguir fumando. Pero incluso un fumador empedernido que tiene antecedentes de problemas cardíacos puede, con el tratamiento y el apoyo adecuados, cambiar y permanecer libre de tabaco. Los relatos de R. E. C. y Bill ilustran la importancia de conocer su historia de negación personal. Una vez que tenga claro la historia, puede examinar o cuestionar su validez.

Una mayor autoconciencia es uno de los beneficios de asumir el reto de volverse libre de tabaco. Nuestros pensamientos (lo que pensamos) están directamente relacionados con nuestras acciones (lo que hacemos), por lo que conocer nuestros pensamientos puede ser un paso importante para cambiar lo que hacemos. R. E. C. aprovechó su experiencia de tener un ataque al corazón para cambiar lo que estaba pensando, es decir, que

¿Cuál es la historia que se cuenta y que le permite seguir fumando? Tómese unos minutos ahora para escribirla en la página siguiente. Si lo hizo al principio de este capítulo, léala de nuevo y fíjese si ha cambiado algo. Pregúntese a sí mismo: ¿Es cierta? ¿Qué obtengo por creer en esta historia? ¿Quién sería yo sin ella?

fumaba tan poco que no podía hacerle daño.

Sue estaba convencida de que fumar solo uno o dos cigarrillos al día estaba bien. En su caso, no fue un ataque al corazón, sino más bien la presión de su familia lo que la llevó a dejarlo. Su marido le hizo entender que fumar hacía que su aspecto y comportamiento cambiasen de formas que ella no había visto por sí misma. Y su hijo le hizo entender cómo es el riesgo en realidad.

Como ya se ha señalado, la gran desgracia de Bill fue que siguió fumando hasta que era demasiado tarde para sentir los beneficios de dejar de fumar. Una vez que finalmente lo dejó, asistió regularmente al grupo de apoyo para que su ejemplo pudiera motivar a otros a dejar de fumar antes de que ellos también se viesen incapacitados. Sentado en una silla de ruedas con un tubo que le llevaba oxígeno a través de la nariz, Bill jadeaba con cada frase, describiendo cómo fumar lo había llevado hasta ese punto. A veces, mientras hacía una pausa para recuperar el aliento, tenía que medicarse con varios inhaladores. Su situación en realidad motivó a otros fumadores a dejarlo mientras todavía les quedaba algo de aliento. Y devolver lo recibido de esta forma ayudó a Bill a permanecer libre de tabaco y le impidió hundirse en la desesperación.

Tres puntos clave

1. Todos los que fumamos tenemos al menos una historia de negación que nos ancla a seguir fumando.

2. No hay una cantidad segura para fumar. Incluso un cigarrillo ocasional puede ponernos en riesgo de recaer y tener graves consecuencias para la salud más adelante.

3. Ser consciente de la historia de negación disminuye su poder sobre nosotros.

LA HISTORIA QUE ME MANTIENE FUMANDO

_____

_____

_____

_____

_____

_____

_____

_____

_____

_____

_____

_____

_____

_____

_____

_____

_____

_____

_____

_____

CAPÍTULO CUATRO

¿Qué le mantiene atado al tabaco?

En nuestros grupos para dejar de fumar, vemos a muchos fumadores que obtienen una alta puntuación en una escala que mide lo importante que creen que es dejar de fumar y lo motivados que están para asumir el desafío. Una manera de medir lo importante que cree usted que es dejar de fumar es valorar su sentido de importancia en una escala de cero a diez, siendo el cero nada importante y el diez muy importante. Cuando hacemos esta pregunta de calificación a los fumadores de nuestros grupos, muchos responden dentro del rango de siete a diez. Con la decisión de dejarlo tomada, proceden a poner en práctica diligentemente las habilidades que aprenden en el programa: elegir medicamentos, establecer una fecha para dejar de fumar y luego embarcarse en una puerta giratoria de dejarlo y recaer.

Este ciclo de dejarlo y recaer no es inusual, por supuesto. Muestra tanto la naturaleza recurrente de la enfermedad como lo adictivos que pueden ser los cigarrillos. Pero a veces existe un poderoso apego subyacente a los cigarrillos que ejerce un tirón hacia el tabaquismo el cual es mucho más fuerte que la determinación de una persona a dejar de fumar. En tales casos, un examen personal más profundo puede ayudar a descubrir esos motivos ocultos. Hay muchas formas de realizar esta búsqueda. Algunas personas recurren a la psicoterapia; otras hablan con un mentor o un amigo de confianza. Abrirse a su propia sabiduría personal y analizar experiencias pasadas también puede ser fructífero. Otra forma de enfocar su examen es pensar por qué aún no ha dejado de fumar. Tal vez haya algo que influya para impedírselo, algo que se interpone en el camino entre donde está y la libertad que busca. Cuando aísla y pone su atención en aquello que se lo impide, puede empezar a eliminar los obstáculos hacia el éxito. Muchos de estos obstáculos pueden estar en su entorno externo (amigos que fuman, cambiar hábitos de conducta, etc.) así como en su entorno interno (miedo al fracaso, conexiones con personas con las que fumaba y que ahora han muerto, etc.).

En este capítulo, usted leerá acerca de dos ex fumadores que, una vez que descubrieron su apego personal a los cigarrillos, fueron por fin capaces de liberarse del tabaco. Observar lo que evitamos al fumar puede ayudar a descubrir lo que nos ata a hacerlo. Por ejemplo, si constantemente usamos cigarrillos para aliviar los sentimientos de tristeza, un examen de esos sentimientos, entender lo que nos entristece, puede relajar el control que ejerce nuestro apego. También podemos hacernos preguntas a nosotros mismos. Por ejemplo, ¿qué es lo peor que me puede pasar si decido dejar de fumar? A veces la respuesta es el miedo a fracasar. Pero recuerden que no hay fracasos en *este* viaje, sólo lecciones. Si, por ejemplo, estuviera aprendiendo a jugar al tenis, habría un montón de bolas perdidas en las primeras etapas de su aprendizaje. Si sigue empeñándose, con el tiempo se volvería más competente. Los «errores» en la vida son los que nos dan la oportunidad de aprender y desarrollarnos. Son recursos para mejorar, especialmente si resistimos la tentación de ser auto-críticos con cada objetivo que no cumplimos.

La belleza comienza con la decisión de ser uno mismo. **Coco Chanel**

Sandy Bass

La participación de Sandy en el grupo se prolongó varios años. Inicialmente, asistió a una serie completa de ocho semanas del programa para dejarlo. Luego se convirtió en una asidua al grupo semanal para dejarlo. Durante meses, coqueteó con dejarlo; reducía el número de cigarrillos que fumaba y luego poco a poco subía de nuevo a uno o dos paquetes al día.

Sandy era como la madre del grupo, siempre preparada con una palabra amable y comprensiva para calmar los sentimientos de cualquiera. Nunca alzó la voz ni se impacientó, ni siquiera cuando expresó frustración y desesperación por su propia lucha por superar la dependencia del tabaco. Y siempre que fumaba menos, comía más. Ella ya tenía sobrepeso, por lo que este patrón se convirtió en una razón para su regreso al tabaquismo. Sandy tomaba chicles con nicotina esporádicamente, pero no lo suficiente como para cambiar su comportamiento. Mantenía su historia de negación sobre el tabaco justo lo necesario

«Si constantemente incumplimos nuestro objetivo de liberarnos del tabaco y nos consolamos con el mensaje de que «al menos lo estoy intentando», entonces este mensaje se convierte en la historia de negación que nos permite seguir fumando».

para respaldar su propia imagen de ser una buena persona que estaba tratando de cambiar, pero sin intentarlo lo suficientemente en serio como para tener éxito. Si constantemente incumplimos nuestro objetivo de liberarnos del tabaco y nos consolamos con el mensaje de que «al menos lo estoy intentando», entonces este mensaje se convierte en la historia de negación que nos permite seguir fumando.

Durante dos años, Sandy se involucró cada vez más en el grupo. Gestionaba una red de llamadas y ayudaba a otros fumadores a dejarlo, mientras ella seguía fumando. Al mismo tiempo que se estaba convirtiendo en una mentora para sus compañeros, también se estaba haciendo una profesional de dejar de fumar que aún no lo había dejado. Tras pasar unos dos años o más, había adquirido aún más perspicacia y aprendido aún más habilidades, a la vez que seguía atascada. Ella y yo decidimos trabajar juntas en privado para ver qué podría estar interponiéndose en su éxito.

Al examinar las situaciones y relaciones que ella asociaba con el tabaquismo, Sandy comenzó a hablar de su mejor amiga (la llamaremos Joan), que había sido su confidente y compañera durante años. A medida que la voz de Sandy se convertía en un susurro, terminé inclinándome para escuchar lo que estaba diciendo. Ella describió cómo ella y Joan se habían ayudado mutuamente para analizar y curar las heridas y decepciones de sus vidas: expresaban sus desafíos y compartían sus triunfos. Cada una compartió su vida más íntima con la otra y recibió esa clase de consuelo especial de una duradera amistad entre mujeres.

Durante varios años, Sandy y Joan se ofrecieron como voluntarias en una línea telefónica de prevención del suicidio. Pegadas al teléfono, ofrecían su consuelo y sabiduría a almas solitarias y doloridas, mientras fumaban un cigarrillo tras otro.

La voz de Sandy flaqueó y parecía como si su historia fuese a terminar, su ritmo se ralentizó y finalmente hizo una larga pausa. Entonces, las lágrimas que habían estado a punto de brotar de sus ojos comenzaron a derramarse y rodar por sus mejillas. «¿Qué sucede?» Le pregunté amablemente. Con una voz apenas audible,

Sandy tartamudeó: «Ella murió», y rompió en sollozos. Cuando poco a poco dejó de temblar y sus lágrimas, por un momento, pararon, le pregunté delicadamente qué había causado la muerte de esta querida amiga. La respuesta de Sandy me sobresaltó: «Ella se suicidó».

¿Era este el suceso que había impedido a Sandy dejar de fumar? ¿Podría ser que fumar se hubiera convertido en una forma de que Sandy se aferrara a su querida amiga, de protegerse a sí misma ante la inevitabilidad de su pérdida? Tuve que tener cuidado de no imponer mis percepciones, pero cuando le pregunté a Sandy si sentía alguna conexión entre esta trágica pérdida de amistad y sus dificultades actuales para dejar de fumar, confesó sentir que fumar era su última conexión con Joan: si dejaba de fumar, la perdería para siempre.

Muchos de nosotros tratamos a los cigarrillos como a un amigo, incluso como a nuestro mejor amigo. Para Sandy, esta asociación se convirtió en una relación humana. Durante los días siguientes, Sandy y yo buscamos la forma de que ella mantuviera viva a Joan en su memoria, de honrarla y hablar con ella en su corazón. Poco después, Sandy dejó de fumar y la armadura de dulzura que había construido comenzó a agrietarse. Ya no era dulce y amable todo el tiempo. Empezó a mostrar rebeldía e incluso ira. Incómoda al principio, con emociones que había suprimido durante mucho tiempo o que mantenía a raya con los cigarrillos, Sandy comenzó a descubrir que hasta los pensamientos supuestamente más oscuros podían usarse creativamente. Una poderosa expresión de estos sentimientos fue su decisión de convertirse en activista en su vecindario. El Tenderloin es una zona de San Francisco con violencia causada por las drogas. Harta de los traficantes y el crimen que proliferaban a su alrededor, Sandy organizó a sus vecinos para recuperar un área de varios bloques alrededor de sus hogares. Sandy, que ya no era la chica agradable, hizo acopio de fuerzas, se puso firme y dijo: «¡Basta!» Sus acciones beneficiaron a todo el vecindario y ella convirtió algo negativo, la ira, en una acción comunitaria realmente positiva.

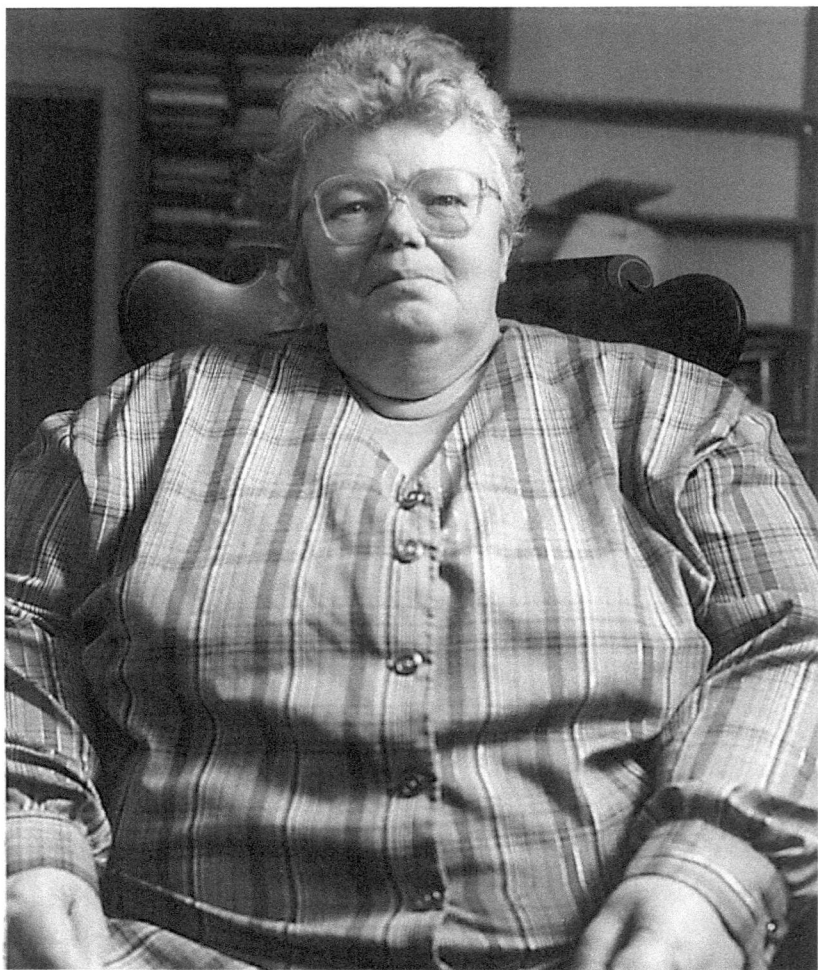

Sandy Bass   Fotografía de John Harding

Sandy, en su propia voz

Mi tabaquismo reflejaba mucha rabia y rebeldía. Mis padres eran antitabaco y anti alcohol. Pasaban mucho tiempo hablando de malas personas que fumaban y bebían, y para molestarlos pasé mucho tiempo tratando de ser una mala persona que fumaba y bebía. Gracias a Dios no tuve acceso a las drogas, de lo contrario, estoy segura de que las habría tomado también. No tenía la sensación de que estas cosas fuesen a hacerme daño. Con el tiempo, llegué a fumar habitualmente hasta dos paquetes y medio al día.

No fumaba mientras estaba haciendo otra cosa; siempre me tomaba un descanso para fumar. Pasaba mucho tiempo pensando en cuándo podría tomarme un descanso. Me tomaba un descanso cuando cometía un error o cada vez que tenía algún problema con lo que estaba haciendo. A veces no volvía a terminar lo que había estado haciendo. Ahora, termino las cosas. Estoy más en sintonía con el ritmo de algo más que mi deseo de un cigarrillo, así que hago más cosas, mi capacidad de atención es mayor y me resulta más fácil concentrarme. Antes, siempre había una excusa o una cortina de humo, siempre había algo entre el mundo y yo.

Las únicas veces que dejé de fumar fueron cuando estuve embarazada y cuando me operaron. Si no hubiera tenido náuseas matutinas, estoy segura de que habría fumado mientras estaba embarazada. Normalmente, me decía a mí misma: «En cuanto me moleste de verdad, lo dejaré». Lo decía con una tos seca que no podía parar. Contraía bronquitis con frecuencia y tenía neumonías a menudo, al menos dos o tres veces al año.

«Antes, siempre había una excusa o una cortina de humo, siempre había algo entre el mundo y yo».

El grupo de prevención de recaídas es de vital importancia. Al terminar el curso de seis semanas y no haber dejado de fumar, pensaría: «Bueno, vaya, lo intenté y no pude hacerlo». Pero cuando uno asiste regularmente a un grupo, entonces no puede usar esa excusa; tiene que seguir intentándolo hasta dejarlo. Cuando finalmente dejé de fumar, había estado acudiendo al grupo durante dos años; mi esposo no había fumado durante un año y medio y yo había trabajado mucho hasta que lo dejé. Practiqué el hacer cosas sin un cigarrillo, como levantarme por la mañana y no fumar ese primer cigarrillo, no fumar durante la primera parte del día, o salir a ver dos películas y volver en cinco o seis horas sin haber fumado. En casa, sólo fumaba en el baño, y guardaba los cigarrillos donde me resultase difícil conseguir uno.

Dejar el tabaquismo fue difícil; me sentí peor físicamente que cuando me estaba recuperando de la cirugía. Cuando uno se está recuperando de una cirugía, simplemente asume que se siente mal. Sabe que llevará un tiempo mejorar. Sabe que en una semana se sentirá un poco mejor y, en un mes, se sentirá mucho mejor. Cuando estaba dejando de fumar, sabía que había algo que podría hacerme sentir mejor de inmediato. Sabía que todo lo que tenía que hacer era caminar hasta Salem, pagar alrededor de un dólar con setenta y cinco y ya tendría mis cigarrillos y me sentiría bien. Saber que *podía* aliviarlo hizo que me sintiera aún peor. Tuve que convencerme de que iba a tener que soportarlo. El cigarrillo no va a ayudarme ahora; he llegado muy lejos.

Durante esas primeras seis semanas después de dejarlo por última vez, estaba desorientada, confundida; no podía concentrarme en absoluto. Recuerdo que me perdí: metí la pata y me bajé del autobús en el lugar equivocado y no tenía ni idea de dónde estaba. Me resultaba difícil concentrarme. Recuerdo que leía y releía el mismo libro sin entender nada. Me sentía emocional y físicamente destrozada, como si hubiera perdido a un gran amigo o incluso a mi mejor amigo. Me sentía enojada y totalmente intratable. Sentía como si estuviese de vuelta en secundaria, que es una época de sentimientos increíblemente fuertes.

Tengo artritis y entonces se intensificó; nunca lo había pasado tan mal. Usaba bastón porque mis piernas, pies, rodillas y caderas me dolían mucho. No he vuelto a usar un bastón desde entonces. Cuando uno fuma durante 30 años, el cambio se produce gradualmente y las cosas malas también se van gradualmente, por lo que hay que esperar cierto tiempo. Dos meses después de dejar de fumar, cuando finalmente empecé a sentirme mejor, me sorprendió lo mucho que mejoré.

Como no fumadora, me siento con mucha más energía, más dueña de mi vida. Tengo más confianza y asumo más riesgos. Dejar de fumar me ha hecho menos tímida. Ahora pienso: «Bueno, he hecho eso, así que puedo hacer cualquier cosa». Antes, siempre tenía una sensación de miedo, como: «¡Algún día vas a tener que dejar de fumar y va a ser lo peor que hayas hecho en tu vida!». Ese temor ha desaparecido, así que el camino delante de mí está despejado. Soy más libre para pensar en probar cosas nuevas. Ahora, no escapo de los problemas y simplemente me fumo un cigarrillo y me relajo. Cuando uno no difumina su ira, puede enfocarla hacia donde es necesaria. Ya no tengo la sensación de que todo el mundo me va a pasar por encima. Todo me va mejor. Una vez que uno ha hecho algo como dejar de fumar, cuando suceden otras cosas, simplemente no se rinde.

Cada uno de nosotros tiene sus propios hábitos con los cigarrillos y sus propias razones de por qué y cuándo fumamos. Sentía que no podía superar ninguna de las cosas desagradables que tiene la vida si no fumaba. La noche que violaron a mi hija, fumé siete paquetes de cigarrillos. Si echo la vista atrás ahora, lo que me hizo

> «Dos meses después de dejar de fumar, cuando finalmente empecé a sentirme mejor, me sorprendió lo mucho que mejoré».

superarlo fue la gente que nos ayudó con todo, no el tabaco. Pero lo primero que dije en ese momento fue que fumar me hizo superarlo, cuando, por supuesto, no lo hizo.

De vez en cuando, pienso para mí: «¡Dios mío, ni siquiera estoy pensando en fumar». Pasé por esa crisis y ni siquiera se me ocurrió fumar un cigarrillo. Lo hice sin fumar».

¿Qué mantuvo a Sandy Bass atada al tabaco?

Sandy pensaba que fumar la protegía y la apoyaba en las experiencias dolorosas de la vida. En realidad, fumar nublaba el poder de sus sentimientos y su capacidad de aguante y superación. Una vez que dejó de fumar, se hizo más fuerte.

He aprendido a lo largo de los años que cuando uno ha tomado una decisión, disminuye el miedo; saber lo que se debe hacer elimina el miedo. **Rosa Parks**

Doyle Goodwin

Doyle nació en Louisville, Kentucky, de padre mitad escocés, mitad irlandés y madre alemana. Asistió a lo que describe como una «muy buena escuela pública» y, de joven, trabajó como fotógrafo y escritor. Mientras crecía, todos los programas de televisión y revistas mostraban modelos a seguir con cigarrillos.

Doyle empezó a fumar antes de los diez años. Cuando tenía veinte años, ya empezaba a toser. Su jefe en ese entonces había dejado de fumar de golpe dos años antes, y cuando Doyle le preguntó cuánto tiempo tardó el deseo de fumar un cigarrillo en desaparecer, su jefe respondió: «Te lo diré cuando suceda». Las palabras de su jefe alimentaron los temores de Doyle para dejar de fumar. No quería sufrir ese impulso molesto y sentirse frustrado e incómodo, así que optó por fumar y sentirse frustrado e incómodo.

Años más tarde, antes de unirse al grupo, Doyle estaba constantemente sin aliento; se convenció de que era un estado natural. Durante una cita médica rutinaria, le dijeron que había hecho daño permanente a sus pulmones. Esa noticia traspasó su negación y le motivó a encontrar ayuda. Todavía sentía mucho miedo por dejar de fumar, al no tener ni idea de cómo sería o podía ser. Le animamos a aprovechar sus años de experiencia con los 12 pasos de Alcohólicos Anónimos (AA) y Narcóticos Anónimos (NA). Esas asociaciones le habían ayudado a cambiar su vida radicalmente y se dio cuenta de que su experiencia en la recuperación podía aplicarse para superar el tabaquismo.

En el proceso de liberarse del tabaco, Doyle entendió que consumir drogas o cigarrillos para cambiar la naturaleza esencial de sus sentimientos no produciría ningún cambio real ni duradero, y que los cigarrillos, que eran las últimas drogas que seguía consumiendo, le hacían daño en lugar de ayudarlo. Además, entendió que seguir fumando le daba una práctica y autoimpuesta forma de mantener una mala opinión sobre sí mismo.

El hecho de evitar el miedo que lo mantenía dependiente del tabaco liberó a Doyle para lidiar con cuestiones más sustanciales, como tratar de llevarse bien con la gente e intentar destacar, cosas que no creía que podía hacer, al igual que pensaba que no podía dejar de fumar.

Otro gran cambio que le permitió hacer un giro radical fue la experiencia de recibir amor incondicional en el programa de recuperación. Hasta ese momento, sus relaciones habían sido a menudo con personas que lo amaban pero que querían algo a cambio. Al igual que en el programa de recuperación en el que Doyle obtuvo el apoyo para estar sobrio, el grupo le ofreció una comunidad de personas unidas hacia un único objetivo. Juntarse con otras personas en torno a un objetivo común le ayudó a sentirse más fuerte y a encontrar la fuerza que se consigue al trabajar en una comunidad, en lugar de sufrir de forma aislada.

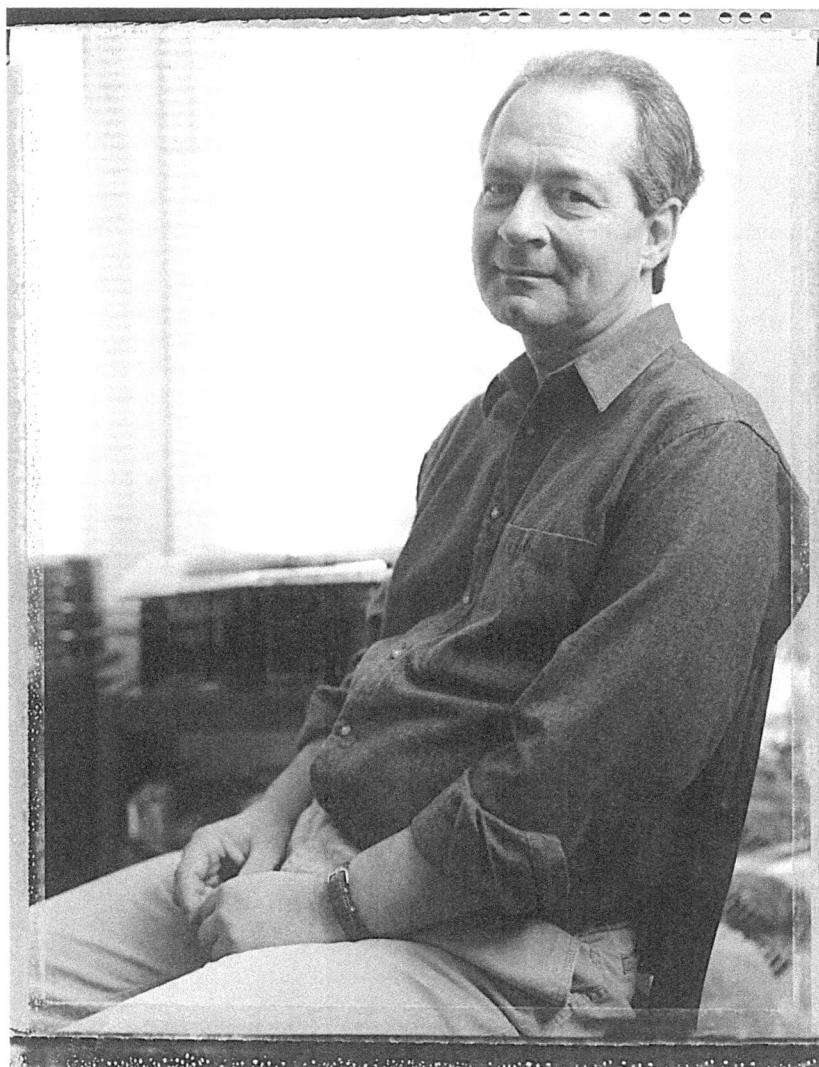

Doyle Goodwin   Fotografía de John Harding

Doyle Goodwin, en su propia voz

Cuando tenía veinte años, yo era un toxicómano a tiempo completo, ladrón y delincuente. No sabía que no tenía por qué ser adicto. No sabía que no tenía que drogarme todos los días. Uno de mis primeros héroes fue Jean-Paul Sartre y siempre tenía un cigarrillo colgado de su boca. Pensaba que los artistas debían sufrir y probablemente morir a una edad temprana y, mientras tanto, se suponía que consumirían todas las sustancias que pudieran. Fumar era una manera segura con la que romper las reglas cuando era pequeño; fácilmente se convirtió en un hábito.

Había estado consumiendo sustancias para sentirme mejor desde que tenía cuatro años. Después de que me quitaron las amígdalas, mis padres no me dieron más del jarabe para la tos que me gustaba. Tenía sabor a cereza, un color rojo bonito y olía y sabía bien. Me subía a la parte trasera del inodoro y lo robaba del botiquín. Años más tarde lo compraba para cruzar desiertos; un desierto era cualquier lugar en el que no se encontraba heroína fácilmente. El jarabe para la tos me hacía sentir mejor porque contenía mucha codeína.

El primer abuso de una sustancia adictiva que hice fue cuando empecé a fumar. Era lo que había que hacer entre mis compañeros. Tenía siete años y fumaba los Chesterfield Kings de mi madre. Cuando estaba en la escuela secundaria, ya fumaba un paquete al día. Siempre me faltaba el aliento; pensaba que era un estado normal. No hubo ningún momento en el que dijese: «Oh, vaya, no puedo dejarlo». Para cuando lo pensé, estaba enganchado. Mis cigarrillos me controlaban. Cualquier cosa

«Fumar era una manera segura de romper las reglas cuando era pequeño; fácilmente se convirtió en un hábito».

que hiciese, incluso tan solo salir de casa, me obligaba a pensar en si tenía suficientes cigarrillos. Habría hecho todo, cualquier cosa para fumar. Incluso cuando no tenía alcohol ni heroína, siempre tenía cigarrillos.

Usaba los cigarrillos para superar el miedo, para encajar con los amigos, para ser más moderno, más astuto, más genial o lo que sea que pensase que necesitaba ser algo más. Pensaba que tal vez podría dejar de tomar alcohol o heroína, pero nunca pensé que podría dejar de fumar cigarrillos. Uno sólo deja de fumar cuando está en su ataúd. La gente no dejaba de fumar; los fanáticos dejaban de fumar. La gente normal continuaba fumando hasta que se moría, con un cigarrillo en la mano.

> «Pensaba que tal vez podría dejar de tomar alcohol o heroína, pero nunca pensé que podría dejar de fumar cigarrillos».

Fumar era parte de mi inconformidad; era parte de mi identificación con una clase rebelde. Parecía ser un signo de gran agitación mental, y quería pensar en mí mismo como alguien que vivía en la angustia; iba de la mano con el estilo de un artista creativo. Ahora miro a la gente que fuma y pienso: «¿Cómo pude pensar que eso era algo bueno?» No recuerdo el proceso para dejarlo. Todo eso está superado por el sentimiento de alegría que tengo por haberme liberado de esa horrible servidumbre.

En 1991, hice lo que tenía que haber hecho durante años. Realicé una desintoxicación ambulatoria de 21 días. Quería reducir mi hábito de la heroína para que no fuera tan cara, y no quería beber con la heroína, porque la bebida hacía que mi comportamiento fuera mucho más problemático para mí. Quería descansar, recuperar mi salud y controlar las cosas para poder usarlas como quería.

Me alegró mucho oír a alguien decir: «Usted puede cambiar, puede liberarse». Algunas personas me mostraron amor incondicional y yo nunca había sentido que realmente tenía un lugar en el mundo. En casi todas las relaciones que había mantenido, el mensaje era: «Si te quiero, me debes algo a cambio». Descubrí que podía ir a las reuniones de AA y NA y podía encontrar a otras personas que fueran como yo y que habían cambiado sus vidas y tal vez podría encontrar una manera de cambiar la mía. Es muy difícil cambiar a menos que a uno se le ofrezca la posibilidad de cambiar, no que se le obligue a cambiar, no que se le diga que debería, sino que se le presente la opción y luego se le apoye a medida que uno lo hace. Cuando finalmente conseguí suficiente amor incondicional para sentirme seguro, encontré la capacidad de tenderle la mano y obtener la ayuda que necesitaba.

Llevaba nueve meses limpio, sobrio y fumando tres paquetes al día cuando dejé de fumar cigarrillos. En ese momento, me volví loco. Si tenía una cita para el Ingreso Suplementario de Seguridad y una cita de Asistencia General en la misma semana, me superaba. Estaba terriblemente asustado de tener que ir a lugares y hacer cosas. Pensaba que todas las personas con las que contactaba me trataban mal y lo hacían en reacción a mi actitud. En un momento dado, tenía tres citas en una semana y perdí mi agenda de citas.

Dejar de fumar me condujo a todo tipo de situaciones que nunca me pude imaginar que pasarían, una de las cuales es trabajar. No sabía que podía trabajar. Estaba tratando de recibir el SSI (Ingreso Suplementario de Seguridad) porque ya no quería robar. Quería tratar de llevar una vida un tanto normal y pensé que probablemente la mejor manera de conseguirlo era obtener el SSI e ir a reuniones. Entonces descubrí que era sólo el comienzo de lo que podía hacer. Durante mucho tiempo, fui un ladrón y un depredador e hice cosas malas *contra* la gente para ganarme la vida. Ahora hago cosas *para* que la gente se gane la vida. Eso es mirar el mundo de una manera completamente diferente.

No fumar es una gran ayuda para evitar que vuelva a las otras sustancias que consumía antes. Ya no tengo ninguna excusa para el auto-abuso. No sigo fumando y digo: «Bueno, qué narices, todavía fumo, podría hacer estas otras cosas también».

Soy capaz de ser parte de la solución en lugar de simplemente menospreciar a los demás. Mi vida es muy diferente. Despareció la última piedra en el camino hacia mi completa capacidad y mi libertad. No tengo que ser el tipo que está de pie tras la puerta, encorvado bajo la lluvia, fumando un cigarrillo. No tengo que preocuparme por dónde, qué y cómo voy a fumar.

Ahora sé que el alivio no procede del exterior. No se puede tomar algo y hacer que las cosas cambien o mejoren de verdad. He aprendido que está bien sentirse incómodo. No tengo que tomarme todos esos sentimientos tan en serio como pensaba que tenía que hacerlo antes. Y no tengo que ponerles remedio. Me digo: «Oh, solo es un poco de ansiedad y se habrá ido en un rato más o menos largo, sea cuando sea». Es un regalo que nunca pensé que recibiría.

¿Qué mantuvo a Doyle Goodwin atado al tabaco?

Hasta que dejó de fumar, Doyle había asumido que necesitaba cigarrillos para arreglar lo que le hacía sentir incómodo o no podía soportar. Necesitaba tener algo en lo que confiar que no pidiera nada a cambio. Después de dejarlo, descubrió que los cigarrillos le habían quitado mucho y que podía confiar en sí mismo, estaba entero y se encontraba bien sin cigarrillos.

¿Qué le mantiene atado al tabaco?

Pasos que deben realizar las personas que quieren liberarse del tabaco

Nuestra relación con los cigarrillos generalmente tiene muchas capas, incluidas las consecuencias físicas de la adicción y la abstinencia y el efecto de la nicotina inhalada en nuestra vida emocional. La naturaleza repetitiva de la automedicación a través de los cigarrillos refuerza los patrones emocionales y las dependencias. Si muchos de los cigarrillos que fumamos nos protegen de estados emocionales desagradables liberando sustancias químicas agradables y fortalecedoras en nuestros cerebros, sin darnos cuenta creamos la sensación de que lo que estamos tapando es más de lo que podríamos manejar, si llegase a mostrarse. En resumen, nos enseñamos a nosotros mismos que no podemos afrontar nuestros temores; cada cigarrillo refuerza la creencia de que somos más débiles de lo que realmente somos.

En la superficie, Sandy parecía una persona común y corriente, pero dejar de fumar sacó la heroína que llevaba dentro. Cuando finalmente renunció a los cigarrillos, se liberó algo en ella que le permitió influir en toda su comunidad de una manera positiva. Piénselo: ¿qué cosa podría estar bloqueando su tabaquismo que, una vez liberada, haría de su mundo un lugar mejor?

> Piénselo: ¿qué cosa podría estar bloqueando su tabaquismo que, una vez liberada, haría de su mundo un lugar mejor?

Dejar de fumar suele ser mucho más que dejar de fumar. Al liberarnos de los cigarrillos, tenemos la oportunidad de deshacernos de pensamientos negativos que nos impiden nuestro desarrollo personal. Para muchos de nosotros, estos pensamientos tienen que ver con nuestro sentido de la autoestima y la autoaceptación. La historia de Doyle ilustra un fenómeno relativamente común: la falta de experiencia en ser amado o ser merecedor de afecto. Cuando no nos queremos a nosotros mismos, cuando somos críticos, mezquinos y nos despreciamos a nosotros mismos, es difícil reunir la energía para hacer cambios positivos en nuestra vida. Este es un lugar donde las experiencias de grupo pueden ser tremendamente terapéuticas. Doyle descubrió que estar en una comunidad que se preocupaba por él le daba la base para transformar ese cuidado en hacer algo difícil y saludable: dejar de fumar.

Como fumadores, nos utilizan como fuente de ingresos para la industria tabacalera. Nos bombardean con mensajes que insinúan que fumar nos aliviará la falta de autoestima. Por ejemplo, la campaña de Virginia Slims, que jugaba con el deseo de las mujeres de ser delgadas. Los anuncios de Benson & Hedges sugerían que los fumadores disfrutarían de un aura de éxito y abundancia. Se anima a los adolescentes a fumar a través de mensajes que retratan el tabaquismo como una decisión adulta. ¿Qué mejor manera de aprovecharse del deseo de un adolescente de ser percibido como adulto y maduro que decir que fumar es para adultos?

Echar un vistazo honesto en nuestro interior para descubrir dónde podemos sentirnos carentes o vulnerables requiere valor. Intente hacerse una serie de preguntas: *¿Qué sentimientos me ayuda a evitar el fumar? Cuando pienso en dejar de fumar, ¿qué siento? Si uno de esos sentimientos es el miedo, ¿qué es lo peor que podría pasar? ¿Merezco ser feliz y tener éxito? ¿Cuáles fueron algunas de mis primeras motivaciones para empezar a fumar?*

Hace años, usted podría haber empezado a fumar para formar parte de un grupo de compañeros. ¿Qué

> ¿Qué podría hacer hoy para experimentar la sensación de pertenencia?

podría hacer hoy para experimentar la sensación de pertenencia? Tal vez unirse a un programa para dejar de fumar sería un buen primer paso. Si empezó a fumar para parecer genial o sexy, ¿de qué otra manera podría cultivar ese aspecto ahora? O si sentía que necesitaba fumar para ser interesante y deseable, ¿qué actividades podría realizar hoy en día que le ayudarían a convertirse en una persona más fascinante y atractiva?

Tres puntos clave

1. Mientras sigamos pensando que necesitamos cigarrillos para salir adelante en la vida, no podremos ver que tenemos lo que necesitamos dentro de nosotros mismos sin depender del tabaco.

2. Abrirnos a mirar bajo nuestros temores puede revelar fortalezas y capacidades que nos permitirán mejorar y cambiar nuestra vida.

3. Para liberarnos del tabaco, debemos reunir valor para sentir y hacer lo que hemos evitado con los cigarrillos.

NOTAS

CAPÍTULO CINCO

Ya estoy enfermo, ¿qué importa si fumo?

Combatir los efectos negativos de los cigarrillos agota los recursos del cuerpo. Eso significa que muchas enfermedades sólo empeoran al fumar. Además, algunos medicamentos utilizados para tratar enfermedades crónicas no son tan eficaces cuando fumamos. Por ejemplo, las personas que reciben tratamiento para la presión arterial alta pueden necesitar dosis más altas de su prescripción. Del mismo modo, los pacientes que reciben tratamiento para la diabetes podrían necesitar dosis más altas de insulina. Un fumador con diabetes tendrá un mayor riesgo de amputación que alguien con diabetes que no fuma.

La información sobre la relación entre el tabaquismo y la reaparición de ciertos tipos de cáncer es aleccionadora. Las supervivientes de cáncer de mama tienen un mayor riesgo de que se reproduzca si fuman. Incluso una persona con cáncer de pulmón, una de las posibilidades más aterradoras a las que se enfrentan los fumadores, tolerará mejor sus tratamientos y obtendrá mejores resultados al dejar de fumar. Todas las mujeres de este capítulo tienen problemas médicos que empeoran por fumar. Debido a que creían que no podían recuperarse de las enfermedades que ya padecían, cuestionaban el valor de dejar de fumar.

Para el que la ha conquistado, su mente es su mejor amigo; pero para alguien que no lo ha hecho, su mente seguirá siendo el mayor enemigo. **Buda**

Joyce Lavey

Joyce asistió al programa para dejar de fumar durante más de dos años antes de conseguir dejar de fumar. Una mujer muy inteligente con una mirada airada y desafiante, se desgastó por las enfermedades y dificultades familiares. Ella misma había sobrevivido al cáncer de mama y tenía hermanas que habían muerto de cáncer de pulmón y otras enfermedades relacionadas con el tabaco. Joyce podía ser despiadada al juzgarse a sí misma por su comportamiento y lo que pensaba que fumar significaba para ella como persona. Los cigarrillos le dieron una excusa útil para verse a sí misma de forma negativa. Se las arreglaba para definirse a sí misma como la excepción, incluso en el grupo de apoyo para dejar de fumar. Nadie era tan «estúpido» como ella por fumar: «¡Soy una superviviente del cáncer, por el amor de Dios!»; y nadie, a su juicio, tenía menos probabilidad que ella en convertirse en un no fumador. Joyce tenía tanta tristeza en su vida que la llevaba encima como una pesada coraza.

Ella fue la más sorprendida cuando finalmente dejó de fumar. Un nuevo optimismo y energía comenzaron a surgir y empezó. A medida que se volvió más sociable y extrovertida, descubrió que era capaz de experimentar la felicidad. Dejar de fumar eliminó un factor de riesgo grave para la reaparición del cáncer y le dio la satisfacción de sentirse segura de sí misma y de cuidarse.

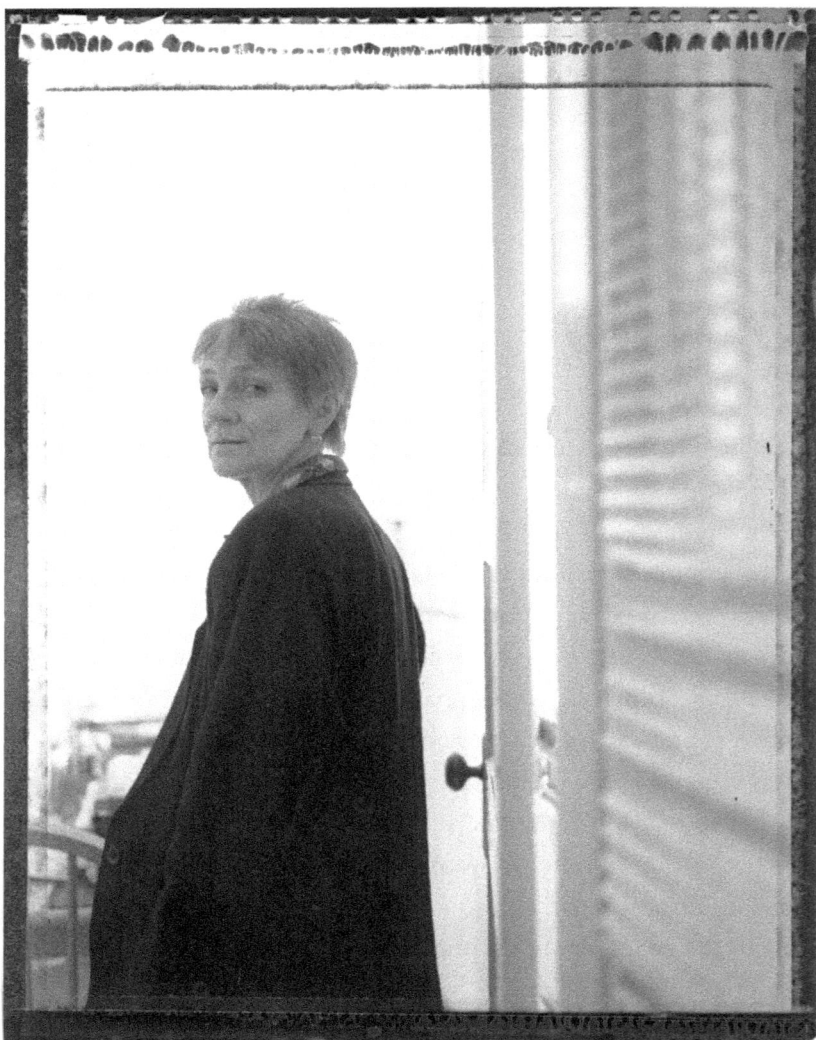

Joyce Lavey   Fotografía de John Harding

Joyce Lavey, en su propia voz

Un día que mis padres se habían ido y mi hermana y yo nos encargamos de su tienda de comestibles, cogí un paquete de cigarrillos y dije: «Voy a fumar». Fue una especie de venganza contra mis padres. La reacción de mi madre fue: «No, no, no, bueno, te crees muy lista fumando», así que me encendí otro.

Me iba a la universidad y no podía permitirme comer tres comidas al día, así que fumaba y comía una sola vez. Me ayudaba a gestionar la incertidumbre de saber si me llegaría o no el dinero. Solía fumar para controlar los sentimientos de ira, miedo y tristeza.

Cuando estaba enojada con alguien, me sentaba y pensaba en cómo iba a expresarle mi ira. Siempre pensaba con mis cigarrillos y, después de uno, podía fumar otro para pensar aún más. Durante 25 años, estuve muy enfadada conmigo misma por haber empezado a fumar. Yo era muy antitabaco antes de fumar y nunca imaginé que me engancharía. No me gustaba estar enganchada.

Trabajé mentalmente para dejarlo, pero no hice muchos intentos reales de hacerlo durante 29 años. Antes de conseguirlo, fui a Nicotine Anonymous (NA) durante dos años y medio. Allí no intenté dejar de fumar. Sólo quería mantenerme al mismo nivel. Finalmente me vi presionada al máximo porque a mi hermana mayor le diagnosticaron cáncer de pulmón terminal y eso me asustó. A mí misma me habían diagnosticado cáncer de mama unos años antes y todavía seguía fumando.

Hay un factor genético en mi familia para el cáncer de mama. Durante los cuatro años que fumé después de mi diagnóstico, me decía: «Ojalá lo hubiera dejado. Tal vez podría haber evitado esto». Cuando me lo diagnosticaron, pensé que me iría antes que mis hermanos. Nunca hubiera pensado que siete años más tarde dos hermanas habrían muerto, una de cáncer de pulmón, la otra de una embolia pulmonar; a otra hermana le diagnosticaron cáncer de pulmón y le extirparon uno; y otra tenía cáncer de pulmón y estaba recibiendo quimio. Mi hermano aún fuma. Pensé: «Lo mejor que puedo hacer es meterme en grupos y hablar de ello».

La gente que conocí en Nicotine Anonymous y en el grupo me dio apoyo durante dos años y medio. Nunca se burlaron de mí por venir a pesar de que seguía fumando. Seguían insistiendo para que pusiese una fecha para dejar de fumar, así que, para satisfacerlos, elegí un día, pero nunca tuve la intención de llevarlo a cabo. Llegó el día y no tuve que hacer gran cosa. No dije: «Si lo dejo, soy buena. Si no lo hago, soy mala». Me puse el parche y listo. Funcionó y nunca esperé que lo hiciese. Nunca pensé que dejaría de fumar.

Pasé muchos años castigándome por no poder dejarlo pero llegué a un punto en que dejé de castigarme. Cuando dejé de fumar, quedó sitio para una fuerza que ni siquiera sabía que tenía. No ser tan duro con uno mismo es un buen comienzo. Cuando estaba siempre culpándome a mí misma, me ponía en una situación de debilidad.

> «Pasé muchos años castigándome por no poder dejarlo pero llegué a un punto en que dejé de castigarme».

El parche de nicotina me ayudó de verdad. Tenía enfados, pero no eran como me había imaginado. Lo que me impidió dejar de fumar todos esos años fue que no quería experimentar la extrema incomodidad de pasar por la abstinencia y no deseaba aumentar de peso. Sólo gané unos kilos. Empecé a correr y fui al cine casi todas las noches durante las primeras dos o tres semanas. Compré un chupete y, cuando me ponía muy tensa, lo chupaba. Tenía muchos problemas para seguir las conversaciones con la gente, especialmente si me aburrían o hablaban demasiado. Sólo quería que se callasen.

Después de dejar de fumar, salió a flote mucha ira oculta. Descubrí que podía ver más fácilmente de dónde salía porque no tenía una distracción. También me di cuenta de lo triste que estaba. Siempre lo supe, pero no sabía que fuese hasta ese punto. El punto de inflexión fue descubrir que una de mis hermanas favoritas se estaba muriendo. ¡Esa fue la gota que colmó el vaso, pum! Ni siquiera con el cáncer de mama se manifestó en mí; fue con su muerte.

«Sólo porque fumaras tres o cinco cigarrillos no significa que no puedas volver a ponerte el parche y volver a intentarlo».

Estoy enfadada por toda la muerte y la enfermedad. He empezado a sentir el dolor y, cuando viene, es como una tonelada de ladrillos, como si mi corazón se estuviera rompiendo. Lo que me sorprendió al dejar de fumar fue que pude pasar por la muerte de mi hermana, la de mi padre y luego la muerte de otra hermana, por todas estas cosas terribles, sin volver a fumar. Me pregunto si podría haberlo superado si no hubiera estado mascando chicle Nicorette.

Una hermana había intentado dejar de fumar varias veces y no lo había conseguido, pero fue un gran apoyo para mí. Cuando recaí, me dijo: «Sólo porque fumaras tres o cinco cigarrillos no significa que no puedas volver a ponerte el parche y volver a intentarlo». De verdad, me ayudó a dejarlo.

Los cigarrillos me ayudaban a aislarme. Ahora, no existe esa barrera, así que me relaciono con la gente. Cuando fumaba, podía distanciarme con los cigarrillos. Podía quedarme en casa con los cigarrillos en lugar de buscar compañía. Ahora acudo a la gente buscando apoyo más que antes. Soy más genuina, más honesta con la gente y sincera conmigo misma sobre cuáles son mis necesidades y lo que quiero. Soy una persona más amable, más considerada y más generosa que antes. Soy más templada incluso, me irrito menos y soy más tolerante. No tengo toda esa vergüenza que tenía por fumar. No tengo esa agonía mental, esa tortura. Me siento mucho mejor.

Mi autoestima es más alta y me siento más atractiva. Me siento capaz de gestionar la mayoría de las cosas que ocurren en mi vida porque lo hago sin cigarrillos. Antes pensaba que era fuerte. Pero ahora me doy cuenta de que tengo una increíble cantidad de fuerza que ni siquiera sabía que tenía. Cuando era fumadora, me sentía muy débil. Sentía que toda mi fuerza era falsa porque era dependiente. Ahora, soy yo la que tiene el control de mí misma. Soy más real y más vulnerable y estoy menos interesada en mantener una imagen. Me valoro a mí misma y a mi vida más que al tabaco.

Ahora veo cómo la gente sacrifica su salud y bienestar por los cigarrillos. Las tabacaleras me repugnan. Creo en el derecho de la gente a fumar. Pero tener una hermana que murió a los 61 años, otra hermana que perdió un pulmón a los 52 años y otra con cáncer de pulmón en etapa tres a los 52, me hace verlo como un sacrificio humano y es muy triste. No condeno a la gente por fumar, me siento triste por mi propia experiencia.

Estaba muy agradecida por dejar de fumar después de 29 años. Nunca pensé que sería capaz de hacerlo. Pensé que estaba casada de por vida con los cigarrillos, que estaba en una prisión cumpliendo una sentencia. ¿Por qué querría volver a todo ese odio por mí misma que implica fumar? La vida ya es lo bastante dura sin esa tortura. Ahí estaba yo con cáncer de mama y seguía fumando. Me odiaba a mí misma cada vez que encendía un cigarrillo y siempre me decía: «¿Quién es esta persona? Debe querer morirse». Esa auto tortura es a lo que no quería volver.

Sentía como si tuviera tatuado a fuego: «Voy a morir con un cigarrillo en la mano». No importa lo desesperadas que se sientan las personas, nunca deben rendirse. Soy un ejemplo de desesperación que se convirtió en esperanza.

Ya estoy enferma, ¿qué importa si fumo?

Gran parte de la vida diaria de Joyce se oscureció por lo que ocurrió con sus propios problemas de salud y los de su familia. El cáncer infundió su vida tanto con cinismo (no veía por qué debía molestarse en dejar de fumar) como con desesperación (si dejaba de fumar, no habría ninguna diferencia). Dejar de fumar la llevó a sentirse más optimista y alegre en su vida y a aumentar sus posibilidades de un buen pronóstico contra el cáncer.

Al final llega un momento en que uno siente desplegarse las alas que le han salido. **Rumi**

Chauncey McLorin

Chauncey, una joven madre soltera, comenzó a fumar antes de que le diagnosticaran una enfermedad crónica. Jovial, amable y extrovertida, Chauncey añadió humor y alegría desenfadada al grupo para dejar de fumar. Solía llevar a su hija pequeña, Danina, con ella, y el amor y el cariño que las dos compartían era obvio y conmovedor. Danina, que era un poco tímida y se entretenía tranquilamente mientras el grupo se reunía, dejó muy claro que quería que su madre dejara de fumar.

Chauncey sufre de sarcoidosis, una enfermedad crónica sin cura conocida que crea tejido fibroso con mayor frecuencia en los pulmones. Dado que fumar afecta directamente a los pulmones, seguir fumando tuvo un impacto devastador en el bienestar de Chauncey. Una de las razones por las que fumaba, sin embargo, era para obtener consuelo emocional por la desesperanza de su enfermedad. A pesar de que era muy joven, fumar le robó tanta energía que se sentía como una persona mayor. Su recuperación de la dependencia del tabaco tuvo un efecto tan espectacular que todos los del grupo eran conscientes de su cambio. Chauncey fue un ejemplo de los beneficios de dejar de fumar y tuvo un papel fundamental para motivar a otros a seguir su camino.

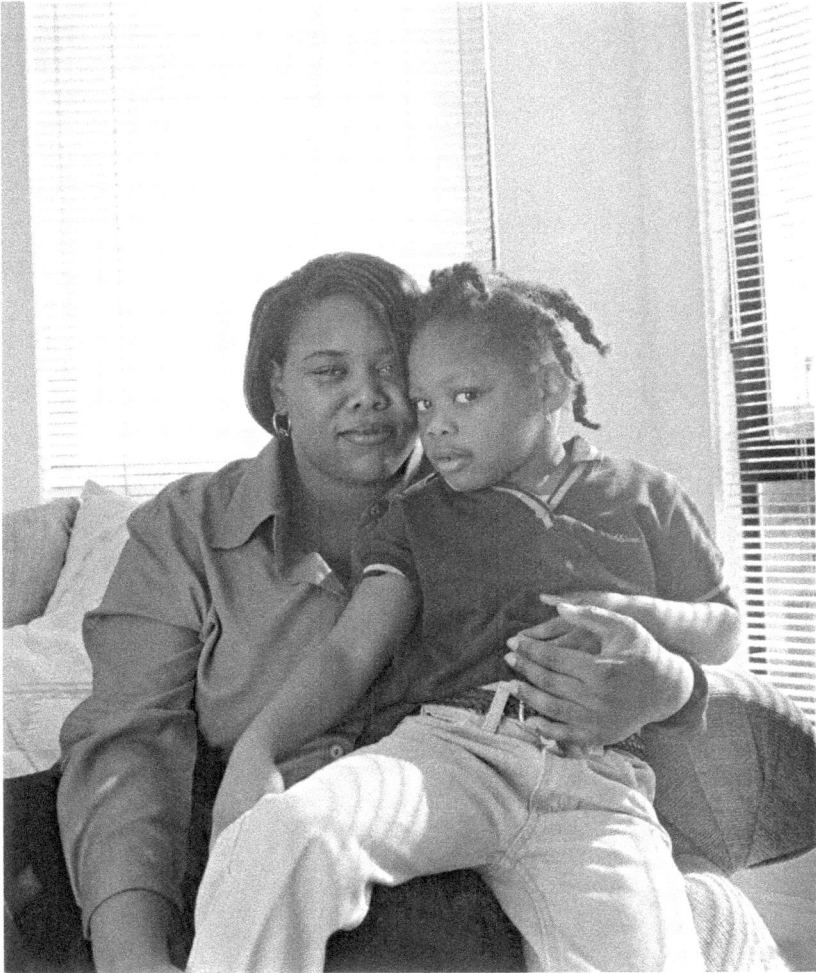

Chauncey McLorin   Fotografía de John Harding

Chauncey McLorin, en su propia voz

Nací en San Francisco. Tengo tres hermanas y un hermano. Mi hermano, una hermana, mi mamá, mi abuela y mi papá fuman.

Cuando tenía trece años, robaba cigarrillos. Entonces me pillaron. Mi mamá compró un paquete y yo le había sacado algunos. Me dijo: «Acabo de comprar este paquete. ¿Cómo es que ya está vacío?» Tan pronto como se fue, fui al baño y comencé a fumar. Volvió y allí estaba yo, fumando. Ella me preguntó: «¿Fumas?». Y yo dije: «Sí». Entonces me dijo: «No fumes fuera. Se puede fumar en casa. Pensé que me iba a matar, pero ella no se enfadó, así que fue como darme permiso para hacerlo. De vez en cuando, me traía un paquete. Eso fue terrible; ojalá me hubiera dicho que no fumara.

Todo el mundo fumaba. Mis hermanitas fumaban conmigo. Fui una mala influencia. Los cigarrillos costaban 75 centavos el paquete. Mis amigos y yo nos juntábamos y caminábamos hasta la escuela, en lugar de usar nuestro billete de autobús. Cuando reuníamos suficiente cambio, comprábamos cigarrillos y fumábamos. Pensaba que era mayor con un cigarrillo en la mano, pero todavía era una niña.

Cuando me convertí en una experta en fumar y soltar humo por la nariz, fumaba a toda velocidad, dos paquetes al día, un cigarrillo tras otro. Si no conseguía fumarlo entero y se acababa el cigarrillo, fumaba otro. Si el cigarrillo se apagaba solo, tomaba otro y seguía fumándolo.

Empecé a perder peso. No podía comer; me estaba quedando seca. Dormía todo el tiempo y apenas podía salir de la cama. Cuando caminaba, necesitaba ayuda. Me puse muy mal. Me sentía como una persona muy mayor. Estaba muy enferma. Mi enfermedad no apareció lentamente. Se presentó de repente. Un día estaba bien, al siguiente ya no y todavía seguía intentando fumar. Fumaba el tabaco más suave del mercado y aún así me quemaba la garganta. Tosía tanto que no podía hablar. Estaba muerta de miedo.

Descubrí que tenía sarcoidosis. Empecé con la medicación. No podía respirar y todavía seguía fumando. Los cigarrillos iban a ser mi muerte. Me dije: «No puedo continuar con esto, tengo que dejarlo para seguir con vida». Lo único en lo que podía pensar era en mantenerme con vida. Pasar por el programa y escuchar las experiencias de otras personas me ayudó mucho.

Al dejar de fumar y salvar mi propia vida, ya no hago daño a nadie. No fumar, no hacer daño a mi hija, me convierte en una madre mejor. Los hijos son parte de uno. Si tus padres fuman, te convertirá en fumador. Si mi hija me ve fumando, querrá fumar.

> «Si tus padres fuman, te convertirás en fumador. Si mi hija me ve fumando, querrá fumar».

Necesito aprender cómo ayudar a los niños. No me gusta que Danina esté cerca del humo del tabaco, así que aquí no se fuma. Hablo con ella y le cuento todas las cosas malas que me pasaron cuando fumaba y que casi me muero. Le digo que mi tabaquismo contribuyó seriamente a mi enfermedad pulmonar, que la empeoró mucho, hasta el punto de que casi no nace.

El año pasado, fumé durante uno o dos meses. Iba a fiestas y, cuando tomaba un trago, me gustaba fumar un cigarrillo. Así fue como empecé de nuevo. Antes de darme cuenta, estaba comprando paquetes de cigarrillos. Empecé a fumar sólo el fin de semana, después era todos los días. Y entonces, un día, empecé a toser. Danina dijo: «¿Por qué fumas esos cigarrillos?» Ella recogía las colillas del cenicero, jugaba con ellas y eso me afectó de verdad. Lo dejé por eso.

Una vez que superé los primeros días, me encontré bien, pero lo cierto es que fue difícil. Los cigarrillos tiran de uno. Su cuerpo le está diciendo que sólo necesita uno más y tiene que resistirlo, así que esa es la parte difícil los primeros días. Una vez que pasó eso, me sentía bien. Podía oler el aire fresco y simplemente me mantenía ocupada.

Ahora voy a las funciones y, si hay alcohol, no me incomoda, porque me gusta tener el control. El alcohol, las drogas y toda esa basura menoscaban su capacidad de protegerse. Por eso me mantuve alejada de ese tipo de cosas.

Tenía que tener presente que eso era lo que realmente quería hacer y lo hice. No quería estar fumando cera de mi hija, haciendo agujeros de quemaduras por todos lados. Me dije a mí misma: «Esto tiene que terminar; tiene que acabarse. No quiero fumar y no voy a hablar con nadie que fume. Y ese podría ser el hombre de mis sueños, pero si fuma, paso de él. No quiero fumar y, mientras siga diciéndomelo, estaré bien».

Me sentí bien por ser capaz de vencer al tabaco. Estoy más sana porque no fumo. Mi hija está más sana porque no fumo cerca de ella. Me siento bien conmigo misma porque ya no hago daño a nadie.

Mucha gente con la que hablo dice que sólo fuma cigarrillos. Yo digo que los cigarrillos matan, como las drogas y el alcohol.

Ya estoy enferma, ¿qué importa si fumo?

La combinación de sarcoidosis y fumar hizo que Chauncey se sintiera como una anciana. Apenas tenía suficiente energía para cuidarse a sí misma y mucho menos para cuidar a su hija pequeña. Al dejar de fumar, Chauncey recuperó su vida y pudo ser una orgullosa madre joven.

No me siento desanimado, porque todo intento erróneo descartado es otro paso hacia delante.
Thomas Alva Edison

Linda McNicoll

La última historia de este capítulo es la de Linda. Linda, una persona jovial, alegre y reflexiva, ya no podía trabajar como enfermera titulada debido a complicaciones de la diabetes. Estaba ansiosa por dejar de fumar y conservar la salud que le quedaba. También estaba motivada porque sus sobrinas pequeñas estaban muy preocupadas por lo que el tabaquismo le estaba haciendo a su querida tía. Linda abordó el dejar de fumar de una manera organizada, práctica y metódica, de la misma forma que supuse que ella había ejercido la enfermería.

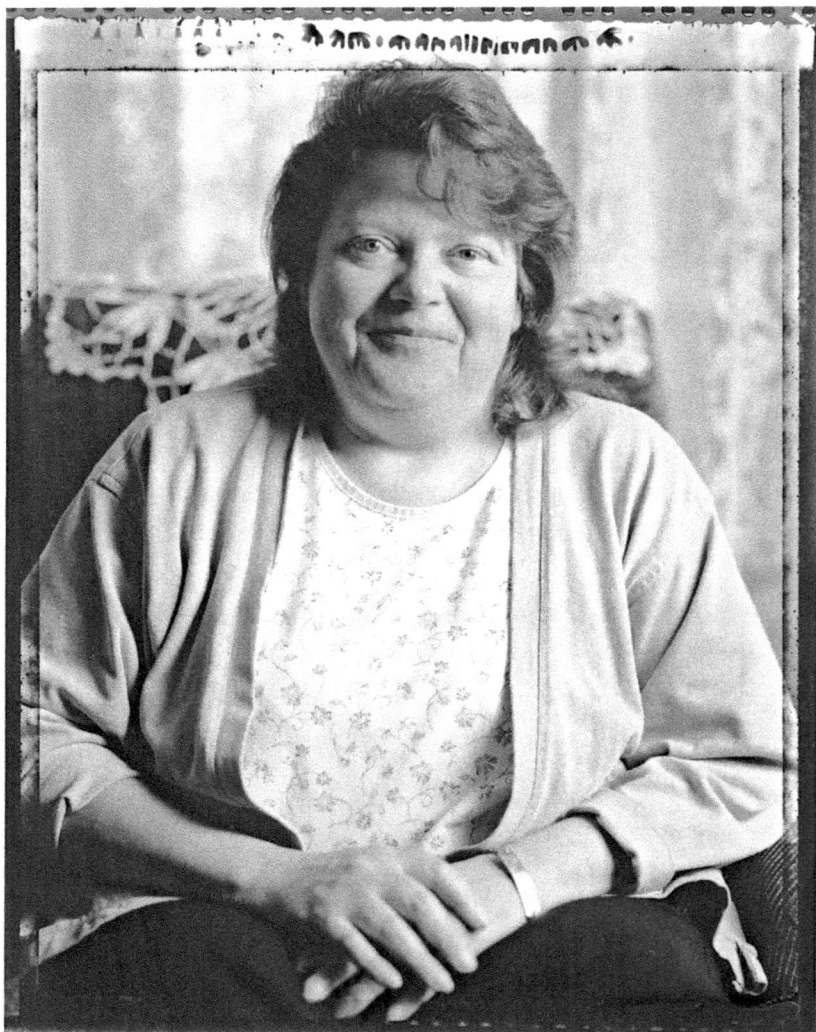

Linda McNicoll

Fotografía de Greene and Harding

Linda McNicoll, en su propia voz

Nací y crecí en San Francisco. Me crie en esta casa. Iba a la escuela a la vuelta de la esquina. Mi padre trabajaba para la compañía telefónica; mi mamá cortaba colchones. Trabajé como enfermera durante unos años.

Mis padres fumaban. Cuando llegué a la escuela secundaria, empecé a fumar. Como suelen hacer los niños, les robaba los cigarrillos a mis padres. Fumaba un paquete al día en la escuela secundaria. Me parecía que era genial por culpa de los niños. Volvía a casa de la escuela y echaba el humo por la chimenea. No fumé delante de mis padres hasta que llegué a la universidad. Pensé que estarían decepcionados conmigo si sabían que fumaba. Pasé mi infancia tratando de ser la hija perfecta.

Si no le hubiera dicho a los médicos que fumaba, nunca lo sabrían. Debido a que mi pecho siempre estaba bien, no tenía los síntomas que normalmente se asocian con el tabaquismo. Si los médicos me preguntaban si fumaba, nunca lo negaba.

No me preocupó fumar hasta que todos fuimos conscientes de lo que el tabaco podía hacer a la gente. Cuando trabajaba en cuidados intensivos, iba a descansar y regresaba, oliendo a humo de tabaco, con mis pacientes conectados a los respiradores. ¿En qué estaba pensando? Estaba en una negación completa. Recuerdo a una señora que tenía asma fuerte y enfisema. Había fumado cuando era joven y estaba en la unidad de cuidados intensivos cada dos meses. Tenía 82 años y no era más grande que un cacahuete. Yo la cuidaba y luego me iba a descansar y a fumar un cigarrillo.

Con los años, fumar perdió su atractivo. Fumaba y no me sabía bien. Encadenaba un cigarro tras otro y me preguntaba: «¿Por qué hago esto?» Me despertaba y sentía como si por mi boca hubieran estado desfilando soldados descalzos. No lo disfrutaba,

«No lo disfrutaba, pero no tenía fuerza para dejarlo».

pero no tenía *la fuerza* para dejarlo.

Me enfermé. No sabía que tenía diabetes y llegó un punto en el que no podía trabajar. Tenía cada vez más problemas y mi pierna se debilitaba. Mi oftalmólogo detectó cambios oculares. Todavía tengo mucho daño en los nervios de las piernas, hormigueo en los dedos y problemas de vista.

Pasaba la mayor parte de mi tiempo en la sala de estar. Mis sobrinas empezaban a chincharme porque fumaba. Viven aquí en esta casa. Una de ellas tiene un asma bastante fuerte; fue hospitalizada un par de veces. Me sentía culpable fumando a su lado. Sabía que no era bueno para ellas.

Debido a la neuropatía de mi pierna, no tenía mucha movilidad. Sé que fumar causa problemas circulatorios. Pensé que si dejaba de fumar, algunos de los problemas de mi pierna podrían mejorar. Los dedos de mis pies y los pies estaban entumecidos y no necesitaba problemas cardíacos añadidos. Eso es lo más preocupante de la diabetes: pueden desarrollarse problemas cardíacos.

Cuando empecé a ir a las clases para dejar de fumar, fumaba hasta dos paquetes y medio al día. Empezaba a notarlo y me di cuenta de que, con la diabetes, no necesitaba el estrés adicional y los problemas que causa fumar cigarrillos. Había estado con tos, había pensado en dejar de fumar y, cuando el médico me sugirió que lo dejase, pensé que podría intentarlo.

Mi hermana y mi cuñado fuman. Y viven aquí. Dependo de mi hermana para llevarme en coche a los sitios. Cuando lo estaba dejando, no tenía forma de ir a una tienda a comprar cigarrillos y ella se negó a comprármelos. Ella guardaba sus cigarrillos en la parte de abajo para que yo no pudiera cogerlos. Estaba irritable cuando lo dejé, pero no intenté forzarla a darme uno. Estaba decidida. Ahora, ellos fuman delante de mí. No me molestó al principio cuando lo dejé, pero en los últimos seis u ocho meses, percibo el humo del cigarrillo. Me irrita, qué asco.

Tenía muchos problemas por la neuropatía. Un gran motivo

para dejar de fumar era la posibilidad de poder mejorar las sensaciones de los pies y las manos, en parte porque me gusta coser. Todo eso se juntó y me dio el valor y la fuerza de voluntad para decir: «Bien, lo dejaré».

Sabía que iba a ser difícil, pero no fue tan difícil como pensé que sería. Pensé que iba a ser imposible. Pensé que iba a estar nerviosa y a engordar. No quería que pasara eso. Tuve ansiedad y estaba irritable, pero no estaba fuera de control. La respiración profunda y beber mucha agua me ayudaron.

Mis sobrinas y mi hermana me animaron mucho. «Bien hecho, tía: un día más, un día más». Fueron muy positivas.

Voy celebrar mi segundo aniversario y odio lo que habría pasado si hubiese fumado durante estos dos últimos años. No me quedo sin aliento como antes. No toso ni tengo los problemas respiratorios que tenía. Mis piernas no estarían tan bien como están. Puedo controlar mi diabetes mucho mejor. Mi resistencia ha mejorado. Ahora soy más activa de lo que era. Salgo fuera con mi sombrero de ala ancha y mis gafas de sol envolventes a pasear. Cuando fumaba, no podía ni subir las escaleras sin ayuda. Pero ahora puedo subir las escaleras por mi cuenta.

Los médicos deben informar a sus pacientes de qué opciones hay. Para mí fue importante saber que la clínica para dejar de fumar estaba disponible, pero que no me menospreciaban ni me hacían sentir como una imbécil por fumar. Me hicieron sentir que era mi decisión ir allí si quería hacerlo.

Los momentos más difíciles eran después de esa taza de café por la mañana y después de la cena. Jugué a muchos videojuegos para superar esos períodos. Mantuvo mis dedos y mi mente ocupados. Jugaba en el cuarto de las chicas. Esa era mi zona segura. No iba a fumar allí. Y tampoco iba a fumar en el comedor, donde comemos. No iba a sentarme allí después de cenar y fumar, así que lo reduje.

«Jugué a muchos videojuegos para superar esos períodos. Mantuvo mis dedos y mi mente ocupados».

No tenía ningún lugar donde ir a fumar. No valía la pena levantarse y salir al porche. Lo dejé y me siento orgullosa de mí misma por dejarlo. Logré algo importante de verdad que es bueno para mí y hace que mis sobrinas se sientan bien conmigo. Solían quejarse de que mi aliento siempre apestaba. Mis encías están estropeadas debido a la diabetes y a fumar. Tuve que someterme a una cirugía mayor de encías.

Solía ver cigarrillos y pensaba: «Oh, sólo uno no va a hacerme daño», pero he llegado al punto en que realmente no me merece la pena. No me arriesgaré a engancharme a los cigarrillos ahora porque no quiero volver a pasar por todo esto. Fumar no es genial y no es bueno para mí. Con todos mis otros problemas médicos, no es seguro para mí. Simplemente no vale la pena.

Dejar de fumar no fue tan difícil como pensé que iba a ser. Lo más importante fue no tener acceso a los cigarrillos. Mi hermana no me dejaba acercarme a los suyos. Ella me quiere de verdad. Tener ese apoyo marca la diferencia. Tuve que lidiar con eso como si tuviera que lidiar con mi diabetes. No voy a volver a fumar. No puedo fumar esos cigarrillos, así que lidio con eso.

Si tiene ganas de dejar de fumar, hágalo. Es muy importante y se sentirá muy bien consigo mismo cuando lo consiga. Es un gran logro.

Ya estoy enferma, ¿qué importa si fumo?

Linda tenía mucho que perder fumando. Su movilidad y su vista ya estaban afectadas por la diabetes. Cuando dejó de fumar, pudo recuperar parte de su independencia y ya no requirió ayuda para cosas como subir las escaleras de su casa.

Ya estoy enfermo, ¿qué importa si fumo?

Pasos que deben realizar las personas que quieren liberarse del tabaco

Si ya se siente mal, puede suponer un reto reunir los recursos para dejar de fumar. Por lo general, una enfermedad crónica afecta a la vida física y emocional de una persona. Tener que vivir con el estrés y la incertidumbre de la mala salud puede dificultar el disfrute de la vida y el sentir emociones positivas. Una negatividad general comienza a drenar su energía y su capacidad de sentirse feliz. Cuando se añade fumar a la ecuación, usted tiene una herramienta útil para magnificar todo tipo de malos sentimientos, incluida la desesperanza.

Por otro lado, todos conocemos a personas que soportan cosas terribles con una actitud brillante y positiva. Pero la tensión adicional que añadimos al cuerpo al fumar puede ser suficiente para inclinar la balanza hacia lo negativo, lo que significa que dejar de fumar puede mejorar cómo se siente una persona acerca de la vida en general. Este cambio de sentimientos se puede ver en la historia de Joyce: a medida que su ira se disipó, se volvió más segura de sí misma y se conectó con los demás. También pudo disfrutar de saber que dejar de fumar había reducido el riesgo de una reaparición de su cáncer.

Cuando Joyce se sentía presionada por otras personas para cambiar, esa presión se sumaba a la presión que ya estaba ejerciendo sobre sí misma. Como reacción a sentirnos presionados, muchos de nosotros fumamos. Los cigarrillos amortiguan la sensación incómoda que provoca la presión. La presión desde dentro de nosotros mismos puede tener el mismo efecto. Durante meses, Joyce jugó con la idea de convertirse en una no fumadora; cuando ella misma decidió espontáneamente establecer una fecha para dejarlo, para su propia sorpresa lo consiguió.

¿Es usted alguien que reacciona bien bajo presión? ¿Establecer metas le ayuda a progresar o alimenta un sentimiento de incapacidad? Uno de los participantes de nuestro grupo se permitió fumar durante cuatro días cualquiera a la semana. Estuvo varios meses planeando su vida en torno a esos cuatro días, hasta que un día se hartó de ese esfuerzo y decidió intentarlo y dejar de fumar. Esa táctica estaba relacionada con la decisión de Joyce de aplacar a sus compañeros en NA eligiendo una fecha para dejarlo y luego, ese día, sin ninguna presión, se puso el parche y lo dejó.

Dejar de fumar es una decisión extremadamente importante. De hecho, es *lo* más importante que podemos hacer por nuestra salud. En otras palabras, importa de verdad. Y puede ser especialmente importante para personas que ya están enfermas. Al mismo tiempo, *concederle* demasiada importancia puede resultar ser un obstáculo para el éxito. Lo que a menudo se magnifica es lo que sentimos que estamos perdiendo, en lugar del alivio y los beneficios que en última instancia podemos disfrutar. ¿Cómo se ve usted mismo al dejar de fumar? ¿Hay alguna posibilidad de que se lo tome tan en serio que le parezca casi imposible de lograr? ¿Cómo podría sacarse algo de presión y abordar el desafío de manera más tranquila? Una mujer con la que trabajábamos tenía cáncer e iba a necesitar cirugía en una semana. Su médico le dijo que debía dejar de fumar antes de la cirugía. Nos llamó con un ataque de pánico: nunca había estado un día sin fumar durante 43 años. Hablamos durante media hora, dándole tiempo para informarnos de su historial de tabaquismo y examinar todo lo que le gustaba y no le gustaba de fumar. Luego sugerimos que se dijera a sí misma que estaba *dejándolo para la cirugía*, no *dejando de fumar*. Podría decidir si dejaría de fumar más tarde. Esto hizo que la meta fuese alcanzable y, después de la cirugía, trabajó en mantenerse libre del tabaco.

Usted puede experimentar con maneras de posponer o reducir los cigarrillos sin comprometerse realmente a dejarlo. Por ejemplo, intente distraerse de fumar en situaciones habituales. O haga una apuesta consigo mismo: «Apuesto a que puedo pasar equis horas sin un cigarrillo». Cuando surja el impulso, recuérdese que sólo dispone de un poco más de tiempo para ganar su apuesta. Asegúrese de recompensarse cuando gane.

Cambiar los elementos de sus rituales de tabaquismo es otra forma de jugar con el proceso. Abra su paquete de cigarrillos desde abajo. Si por lo general sostiene el cigarrillo en la mano derecha, sosténgalo en la izquierda. O intente colocar el cigarrillo entre el meñique y los dedos anulares.

Los fumadores con enfermedades crónicas suelen sentir al menos cierto alivio de sus síntomas con bastante rapidez después de dejarlo. Centrarse en ese alivio y ser lo más consciente posible del contraste entre cómo se sentía como fumador y ahora como no fumador puede ayudarle a atravesar los momentos difíciles. Tómese un tiempo ahora y piense en cualquier síntoma que tenga y que haya sido provocado o empeorado por fumar. ¿Cuáles son esos síntomas? ¿Cómo afectan la calidad de su vida? ¿Qué disfrutará más estando libre del tabaco?

Con el mayor detalle posible, piense en cómo sería sentirse mejor. ¿Tendría más energía? ¿Respiraría más fácilmente? ¿Estaría libre de bronquitis o resfriados frecuentes? ¿Le preocuparía menos cómo le está afectando a su salud y cuál podría ser el futuro para usted? Tómese unos minutos y anote aquí algunos de esos detalles. Luego, si te siente preparado, tenga en cuenta también algunos primeros pasos que podría dar para estar más cerca de sentir esas mejoras en su vida.

Linda sabía el precio que su salud estaba pagando por los cigarrillos y cómo empeoraron el efecto de su diabetes. Tenía miedo de perder su capacidad de caminar y de cuidarse a sí misma y de perder su independencia. Usó ese

> ¿Qué le gustaría de estar libre de tabaco? Con el mayor detalle posible, piense en cómo sería sentirse mejor. Tómese unos minutos y anote aquí alguna de esas ideas en la página de notas.

miedo de forma constructiva para activar su determinación para proteger las capacidades que poseía haciendo planes específicos para convertirse en una no fumadora. También tenía una habilidad que es clave para cerrar la puerta giratoria que lleva de vuelta a fumar: era consciente de sus límites. Sabiendo que la exposición a los cigarrillos la pondría en riesgo, los puso fuera de su alcance. Ella no jugó el juego de *debería ser capaz de resistir los cigarrillos* poniéndose a prueba a sí misma y manteniéndolos cerca. También sabía que al mantenerse atareada, con sus dedos y su mente ocupados, permanecería alejada del comportamiento que estaba cambiando.

¿Cuáles son sus límites? ¿Cuáles son sus irresistibles tentaciones para fumar? ¿Cuáles son algunos desencadenantes que podría eliminar temporalmente de su vida, como las pausas para almorzar con amigos fumadores o un paseo en particular durante el cual se fuma un cigarrillo?

¿Cuáles son algunas de las cosas que podría hacer para mantenerse ocupado y distraído? ¿Podría ser que tejer, dibujar o cocinar le enganchase positivamente? Si, como Chauncey y Linda, hay niños en su vida, dar rienda suela a su lado lúdico pasando el rato con ellos podría ayudarle a soportar las primeras semanas y meses.

Tres puntos clave

1. Cualquier enfermedad crónica empeora al fumar, incluso hasta el punto de requerir amputación o cirugía a corazón abierto.

2. Dejar de fumar elimina una enorme carga del cuerpo y le permite usar sus recursos y reservas para la curación.

3. Dejar de fumar puede reducir la necesidad de medicamentos para tratar afecciones crónicas.

NOTAS

CAPÍTULO SEIS

¿Quién más que usted se ve afectado por su tabaquismo y cómo podrían beneficiarse si usted dejase de fumar?

S i usted es un fumador que vive con niños y/o mascotas y sale a fumar, eso es una buena noticia. ¿Por qué es una buena noticia? En primer lugar, para su propio beneficio, salir significa que está poniendo un límite en el lugar donde fuma, lo que indica cierta opción y control sobre su comportamiento. Y, en segundo lugar, eliminar la exposición al humo de segunda y tercera mano en su hogar marca la diferencia en la salud de todos. Así que si esto es algo que siempre ha hecho o si es una nueva decisión, felicidades.

Se estima que 38 112 muertes por cáncer de pulmón y enfermedades cardíacas al año son atribuibles a la exposición al humo de segunda mano. Acabamos de comenzar a analizar los efectos de una nueva categoría llamada humo de tercera mano, el residuo que se deja en la ropa y el cabello del fumador y en alfombras y cortinas en áreas donde la gente fuma. La cotinina es un subproducto del metabolismo de la nicotina y, cuanto más fume, más altos serán los niveles de cotinina en sangre u orina. Los niveles de cotinina se detectan en la orina de los bebés que gatean en las habitaciones donde se ha fumado. Mi preocupación personal como fumadora era que no sólo estaba dando un mal ejemplo de un comportamiento que no quería que mi hijo imitase, sino que también estaba exponiéndolo a toxinas que eran malas para su salud.

Una de las recompensas más gratificantes de trabajar como Especialista Certificada en Tratamiento del Tabaco (CTTS) se produce cuando los beneficios de dejar de fumar se extienden para incluir a más personas que a los propios fumadores. Cuando una mujer embarazada se presenta en la clase, nos emociona la oportunidad de apoyar el bienestar tanto de la madre como del bebé que va a nacer. Me viene inmediatamente a la mente Caroline, una joven afroamericana. Tenía veintiocho años y fumaba desde que tenía doce y siempre había planeado dejarlo antes de intentar quedarse embarazada. Se encontró con un embarazo no planeado, estaba desesperada por dejar de fumar y luchaba con una tremenda culpabilidad porque, al final de su primer trimestre, aún no lo había dejado.

Mantuvimos dos o tres conversaciones telefónicas con Caroline antes de que decidiera unirse al programa. Estaba indecisa sobre unirse al grupo, ya que esperaba que los demás la juzgasen como ella se juzgaba a sí misma. Resulta que el grupo en el que se inscribió también estaba Melinda, una mujer mayor a la que, cinco semanas antes, le habían diagnosticado cáncer de pulmón y no había dejado de fumar a pesar de que sabía que sus tratamientos médicos serían más eficaces si dejaba de fumar. Melinda, al igual que Caroline, tenía miedo de exponerse al juicio del grupo.

Sobre todo debido a la intensidad de sus aprietos, tener a Caroline y Melinda en el mismo grupo en realidad hizo que se profundizasen inmediatamente los lazos entre *todos* los participantes. Todo el mundo se sorprendió al darse cuenta de que el tabaco es poderosamente adictivo y que la mayoría de los fumadores requieren tratamiento con medicamentos y asesoramiento para superar su control.

El primer obstáculo de Caroline para superar el tabaquismo fue lidiar con el auto-juicio. Al aprender a separar su autoestima del comportamiento de fumar, comenzó a entender que estaba tratando con una enfermedad crónica y que las dificultades que estaba experimentando decían más sobre la enfermedad que sobre ella. Su amor y preocupación por el hijo que iba a tener la motivaron a ganarle la partida al tabaquismo. Además de trabajar en cambiar sus pensamientos y comportamiento, Caroline eligió tomar medicamentos y, en efecto, se liberó del tabaco. Cuando nació su hermoso y saludable bebé, ella lo llevó al grupo y le dimos las gracias por ayudar a salvar la vida de su madre. Al dejar de fumar, se estaba asegurando una vida más larga y saludable de la que podría haber disfrutado como fumadora y, al amar a su hijo de esta manera, le estaba dando un regalo de salud que de otra forma podría haberle sido arrebatado.

Tanto si cree que puede como si cree que no puede, está en lo cierto. **Henry Ford**

Marsha Akins y Jerome Davis

En las páginas siguientes, leerá acerca de Marsha y Jerome, una joven pareja que vive con sus tres hijas. Cuando fui a entrevistarlas, las dos niñas más pequeñas estaban en casa y sus animados juegos interrumpían nuestra conversación.

Jerome fue el primero de los dos padres en inscribirse en el grupo. Recuerdo haber mirado hacia arriba para ver a un hombre alto y desgarbado de pie en la puerta. Llevaba una gorra de lana y una chaqueta de cuero a pesar de que el día era cálido. Junto a él había dos niñas que obviamente estaban bien cuidadas aunque tosieron durante toda la reunión y su nariz moqueaba constantemente. Jerome enseguida admitió tener miedo de no ser capaz de dejarlo y lo había intentado muchas veces a lo largo de los años y siempre había vuelto a fumar. En su familia habían sufrido varias muertes causadas por diversos tipos de cáncer y estaba aterrorizado de que su tabaquismo le provocaría cáncer y una muerte terrible.

Después de dejar de fumar, Jerome acudía regularmente todas las semanas al Grupo de Apoyo para la Prevención de Recaídas, siempre con las dos niñas. Una noche, llegó con una hermosa joven que enseguida supe que era la madre de las niñas. Marsha estaba recuperándose de las drogas y había conocido a Jerome mientras estaba embarazada de la menor de sus tres hijas.

Marsha entró en un programa de tratamiento de drogas y se convirtió en una persona limpia y sobria. Jerome fue a clases de crianza y, con el apoyo de este, Marsha finalmente pudo recuperar a sus dos hijas mayores de un hogar adoptivo. Los dos adultos y las tres niñas se convirtieron en una familia.

Mientras Jerome pasaba por el proceso de dejar de fumar, Marsha lo observaba con mucha atención. Ella era una fumadora empedernida y había disfrutado de tenerlo como compañero fumador y se sentía incómoda con la decisión de Jerome de dejar de fumar. Él, sin embargo, no iba a desalentarse. Asustado por tantas muertes de sus parientes causadas por el cáncer, Jerome quería hacer todo lo posible para disminuir sus factores de riesgo.

Después de cada reunión para dejar de fumar, Jerome se iba a casa y compartía con Marsha lo que había aprendido. En las semanas previas a su fecha para dejarlo, comenzó a fumar solamente fuera, en el patio, explicándole a Marsha que los peligros del humo de segunda mano estaban poniendo a sus hijas en riesgo. De hecho, las niñas recibían tratamiento con nebulizadores para respirar mejor para aliviar los síntomas del asma varias veces al día. Jerome le dijo a Marsha que la exposición al humo era particularmente mala para las personas con asma. Pronto, ambos padres comenzaron a fumar sólo fuera de la casa.

Marsha continuaba observando el proceso de Jerome casi (según ella misma admitió) con la esperanza de que él no lo consiguiese, para no tener que vivir ella con un no fumador. Tenía miedo de que él lo *dejase,* porque entonces *ella* se sentiría menos cómoda como fumadora y pensaba que prefería seguir fumando. Pero Jerome siguió adelante y pronto empezó a acumular semanas y meses como no fumador. Era un participante regular en el Grupo de Apoyo para la Prevención de Recaídas, beneficiándose tanto del apoyo que obtenía como del que ofrecía. Su autoestima como alguien que había logrado dejar de fumar contribuyó a que estuviese mucho más decidido a no dar marcha atrás.

Jerome todavía se presentaba en el grupo con las dos niñas, que jugaban feliz y tranquilamente mientras su padrastro participaba en la comunidad no fumadora. Entonces, una noche, Marsha también apareció. Se quedó en la parte trasera de la sala, observando pero sin participar en los debates. A medida que pasaban las semanas, poco a poco comenzó a compartir su propia historia, ya que empezó a considerar seriamente asumir el reto de liberarse del tabaco.

Con el tiempo, esa fue su decisión, y usted leerá en su historia cómo lo logró. A las pocas semanas de que ambos padres se liberasen del tabaco, sus hijas dejaron de necesitar tratamientos con nebulizadores para su asma. Como suele ser el caso en las familias con niños pequeños, cuando los fumadores adultos se liberan del tabaco, los beneficios se notan en todo el hogar, tanto en términos de mejora de la salud como de alivio económico al dejar de necesitar tratamientos médicos costosos.

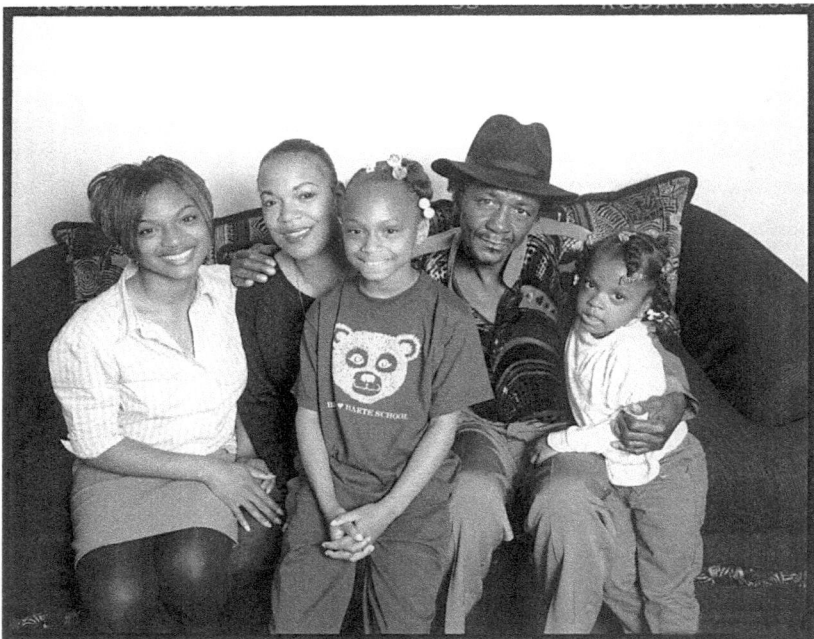

Marsha Akins, Jerome Davis y su familia   Fotografía de Kallsen and Harding

Jerome Davis, en su propia voz

Texas es mi hogar. Mi madre era enfermera de servicio privado. Un trabajo duro. Muy duro. Tenía siete niños, pero yo era el mayor. Empecé a trabajar en la construcción después de asistir a la escuela cuando tenía catorce años. Y luego dejé la escuela cuando tenía diecisiete.

Mamá tuvo cáncer de estómago. Solía fumar. Fumó durante bastante tiempo; lo dejó cuando tenía unos treinta y cinco años. Probablemente podríamos haberla tenido más tiempo si no fumase cigarrillos.

Yo tenía dieciocho años cuando empecé a fumar. Era de la ciudad y mi tío vivía en el campo. Me preguntó si fumaba. Dijo: «Debes probar un cigarrillo. Después de terminar de comer, ayuda a relajarse». Así que me convenció y entonces fumé un cigarrillo y al día siguiente fumé un poco más. Y luego seguí así hasta tener el hábito de fumar.

Durante ese tiempo, entre 1961 y 1962, no teníamos mucha información sobre los cigarrillos y el cáncer. Me enganché enseguida, tal vez en una semana, y empecé a comprarme un paquete. Al pasar el tiempo, comencé a fumar un paquete y medio al día. Y así siguió así hasta que subí a dos paquetes al día. También había empezado a beber. Y cuando uno bebe, fuma más cigarrillos; sencillamente los quema.

Mi madre no sabía que yo fumaba. No quería que lo supiera. Pero cuando tenía unos diecinueve años, empecé a fumar delante de ella. Y ella me dijo: «Los cigarrillos no son buenos para ti; no quiero que fumes».

Empecé a fumar Winston. Luego cambié a Kool. Sabían mejor. Parecían refrescantes para la garganta. No siempre tenía dinero para comprar cigarrillos Kool y a veces compraba de los de liar, Bugle. Y a veces no tenía dinero para Bugles. Solía recogerlos del suelo. Retiraba la parte que había estado en la boca de la gente. Solía ir a los ceniceros en lugares públicos y hacerme con una bolsa para recoger unas colillas y comprarme unos papeles de cigarrillos y liar algo y fumar. Estaba enganchado. No siempre tenía dinero, pero seguía fumando. Muchas veces, solía pasar sin comer y comprar cigarrillos.

No podía dejarlo. Los cigarrillos son como las drogas: uno se engancha a ellos y necesita ayuda para dejarlo. Al pasar los años, empecé a perder a mis familiares a causa de fumar cigarrillos, pero seguía fumando. Perdí a mi madre, a mi hermano, al tío Junior y luego mi tía Anell, que murió de cáncer y solía fumar. Y mi tío Bennie, que murió de cáncer de garganta. Mi madre murió de cáncer y también mi padre. Sé que los cigarrillos son peligrosos y no son buenos para uno. Sé que le matarán, le acortarán la vida a uno si sigue fumando. Tengo pruebas. Mis familiares se han ido por culpa de los cigarrillos y por eso quería dejar de fumar. Los cigarrillos habían matado a mis padres, a toda la gente que amo.

Reduje un poco, pero era capaz de dejarlo. Le dije a mi doctora que quería dejarlo, así que me habló sobre los programas para dejar de fumar y me inscribió. Decidí ponerme los parches. Ansiaba los cigarrillos, pero no fumaba. Ha pasado un año y medio desde que fumé un cigarrillo.

A veces todavía tengo ganas de tomarlo, de fumar, pero lo dejo pasar. Yo no fumo. Cuando Marsha me dice: «Jerome, soñé que ibas a fumar un cigarrillo», yo le digo: «Marsha, retira ese sueño de tu mente porque no te va a hacer ningún bien. Vamos a seguir con nuestro programa, no vamos a fumar». Ha funcionado. Ella me ha servido de apoyo a mí y yo a ella. Me hace sentir bien el no tener que recogerlos.

Solía beber alcohol para resolver mis problemas. No resuelve nada. Me decidí cuando Marsha tuvo al bebé y necesitaba mi apoyo. Le dije: «Marsha, lo que voy a hacer es dejar de beber. Voy a ser tu apoyo». Ahí fue cuando lo dejé. Tenía una razón para dejarlo, así que lo hice.

Mi único problema ha sido el alcohol y los cigarrillos. Solían encerrarme y a veces me pasaba 45 días en la cárcel sin un cigarrillo. Uno pensaría que en 45 días se eliminaría el

«Tenía una razón para dejarlo, así que lo hice».

hábito, pero su mente no está hecha para dejar de fumar. Así que salgo de la cárcel, tengo dinero y me compro dos paquetes de cigarrillos y, en unas tres horas, los he fumado. Tenía que volver a meterme nicotina.

Escuché en las noticias que el médico dijo que los cigarrillos provocaban cáncer. Quería dejarlo. Traté de dejar de fumar unos dos o tres años después de empezar. Pero no tenía ninguna ayuda exterior. Escuché que en la radio decían: «Hoy es el día sin tabaco; pase un día sin fumar cigarrillos». Durante diez años, traté de hacerlo. No pude conseguirlo. Lo intentaba un par de horas y no podía. Quería, pero no podía. Voy día por día y esa es la forma en que lo he conseguido. Uno tiene que tener cuidado en todo momento. Si me fumo un cigarrillo ahora mismo, tengo que empezar a fumar de nuevo y empezar a comprarlos. Con el café y la comida y al conducir mi camión. A veces tengo ganas de fumar. Entonces digo: «No, no voy a fumar más», y simplemente desaparece.

Otra razón por la que no fumo: Quiero que Marsha lo deje. Ayudo a Marsha y Marsha me ayuda. Me despierto por las mañanas y, mientras solía estar cansado, ahora puedo levantarme y salir. Me siento bien. Respiro mejor. Esa es la verdad. Y cuando la gente entra en nuestra casa, les digo directamente: «Sabes que no puedes fumar aquí; tienes que salir».

Vengo de una familia muy grande. En mi familia, cuando yo crecía, estábamos todos juntos. He criado a mis hermanos y hermanas. Por eso se me dan bien los niños. Fui un niño que sufrió durante años, mi mamá y mi papá se separaron y yo no quería presenciar eso. La hija mayor de Marsha se acercó a mí una vez y me dijo: «Jerome, quiero agradecerte que hayas reunido a mi familia, a nuestra familia, a mi mamá». Que a uno le diga eso una chica de diecisiete años le hace sentir muy bien.

Estamos muriendo a causa de fumar cigarrillos, algo creado por el hombre. Mi abuelo fumaba, mi padre fumaba, mi madre fumaba, mi tío fumaba y todos murieron de cáncer. Quería dejarlo porque sabía que los cigarrillos no son buenos para uno y estaban matando a toda mi gente. Los cigarrillos le matarán. Si fuma cigarrillos y los sigue fumando, le van a matar. Los cigarrillos no son una broma: le llevan antes de su tiempo.

¿Quién además de Jerome se vio afectado por su tabaquismo?

Jerome era una poderosa fuerza curativa para su familia. Al cuidarse a sí mismo y dejar de fumar, se convirtió en un modelo a seguir para su esposa y mejoró la calidad de la salud y la vida de toda su familia.

Marsha Akins, en su propia voz

He consumido drogas, cocaína en crack... Fumar cigarrillos es el peor hábito que he tenido. Cuando dejé la cocaína en crack, estaba sola, embarazada y cansada de estar sin hogar. Era una persona solitaria, que esperaba ser arrojada por el precipicio.

Empecé con las drogas con el padre de mi hija. Yo tenía dieciocho años y él veintiocho. Desde entonces, hasta los veintinueve, llevé una vida de consumo de drogas. Entré en un programa y me mantuve limpia durante tres años y medio y luego recaí. Estaba embarazada de dos meses de Markala. Recaí y conocí a Jerome. Lo logramos, Jerome y yo. Era alguien con quien podía hablar.

Hasta encontrar a Jerome, la mayoría de las personas que conocía que dejaron de fumar simplemente lo hicieron. Dijo: «Hoy fui a una clase para dejar de fumar». Yo no quería oír eso. «Oh, no, ya no tendré una pareja fumadora». Ese era mi sentimiento, porque Jerome y yo hacíamos todo juntos. Coincidimos en muchas cosas, pero esa iba a ser una cosa con la que no iba a estar de acuerdo, porque no estaba preparada para ello. Pero ahí estaba él, poniendo la realidad en mi mente y era algo a lo que no me quería enfrentar. Dijo: «No quiero morir pronto; quiero vivir mucho tiempo y fumar va a contribuir a acortar mi vida. Así que he ido a esa clase, voy a conseguir el parche y voy a dejar de fumar». Tenía miedo porque, durante toda mi vida, todas las personas que tenía a mi alrededor fumaban. Pero ahora estaba escuchando a alguien con quien vivía en la misma casa diciéndome que ya no quería fumar.

A medida que pasaba el tiempo, Jerome comenzó a dar los pequeños pasos antes de dejar de fumar y me molestaba porque me decía a mí misma: «¿Qué va a pasar cuando lo deje?» No me presionó, no discutió, no actuó diferente, era el mismo Jerome. Siempre fue positivo. Quería dejar de fumar y empezó con el primer paso. No se quejó, pero era honesto. Yo le decía: «Jerome, ¿alguna vez deseas un cigarrillo?» y él decía: «Sí, Marsha, todo el tiempo, pero sé que tengo este parche puesto y sé que no puedo fumar un cigarrillo». Había tomado una decisión; había dejado de fumar. Lo vi pasar por esas fases y no lo vi tirarse del pelo. No pensé que fuera posible dejar el tabaco sin pasar por mucho estrés y él no parecía estresado. Así que lo grabé en mi mente: «Si él puede hacerlo, yo puedo hacerlo». Tenía que tener a alguien a quien seguir y él era esa persona.

Mis hijas tienen asma. Sé que fumar a su alrededor está contribuyendo a empeorarla, pero no podía dejarlo. Eso me dolía más que nada. Markala tiene tres años, Malane siete y Manesha tiene dieciocho años. Markala recibía tratamiento para el asma. Cuando tenía que administrarle el tratamiento, me sentí miserable: darle un tratamiento y fumar. Sacaba la máquina, la enchufaba, preparaba la medicación y la hacía sentarse ahí y callarse. Y yo salía corriendo a fumar un cigarrillo. Eso fue terrible, realmente terrible.

Cuando Jerome dejó de fumar, me encontré muy incómoda en esta casa. No quería fumar delante de él. Tenía miedo de ponerme el parche, porque todavía quería fumar. Jerome había dicho que una vez que uno se pone el parche, se supone que no debe fumar.

> «Tenía más miedo por lo mal que lo pasaría que por lo que ocurriría si fumaba». Algo que había estado haciendo toda mi vida estaba a punto de serme arrebatado».

Tenía más miedo por lo mal que lo pasaría que por lo que ocurriría si fumaba. Algo que había estado haciendo toda mi vida estaba a punto de serme arrebatado. ¿Por qué iba a pasar sin él? No sabía hacia dónde me dirigía. Todo lo que sabía era que si dejaba de fumar, sería mejor para la salud de mis hijas; reduciría las posibilidades de que contraer cáncer.

Mi hermano se murió de cáncer con cuarenta y cuatro años. Mi madre falleció a la edad de cincuenta y cuatro años. Fumaba sin parar. Se podía ver en su cara que realmente deseaba poder reducir esos cigarrillos. Antes de engancharme a los cigarrillos, pensaba: «¿Por qué no lo dejo y termino con ellos?» Cuando empecé a fumar a los trece años, me enganché tan rápido que no podía creerlo. Pensaba que cada vez que quisiera, podía dejar los cigarrillos, pero no era así. Como resultado de no querer creer que estaba enganchada, cuando la gente me preguntaba: «¿Por qué fumas?», yo decía: «Porque quiero». Nunca admití que no pensaba que podía dejarlo. No recuerdo haber pasado dos días sin un cigarrillo.

Cuando mi mano iba y volvía hacia mi boca, podía actuar como si las cosas no me molestaran. Ponía mi pensamiento en el cigarrillo. Tenía la mano ocupada y ese sabor del cigarrillo era suficiente durante un minuto para alejarme de lo que fuera y luego el cigarrillo se había ido pero el problema estaba allí.

Un cigarrillo interrumpía lo que sea que estuviera haciendo. Si era una tarea, la comenzaba, pero me paraba a encender ese cigarrillo, así que no me concentraba en las cosas que hacía. La mayoría de las veces, cuando la gente me hablaba, estaba pensando en un cigarrillo. No escuchaba ni la mitad de lo que me decían.

Cuando salía por la puerta principal, encendía un cigarrillo tan pronto como llegaba al fondo de las escaleras y caminaba hasta la parada de autobús con ese cigarrillo. Si el autobús no llegaba, encendía otro. Creía que sufriría muchísimo si no fumaba. No podía imaginar vivir sin fumar cigarrillos, así que no podía hacerlo por mí. Tenía que hacerlo por alguien a quien pudiera ver que estaba haciendo daño. No consideraba que me hiciese daño a mí misma a menos que hubiese desarrollado un cáncer. Eso habría sido lo único que me habría alertado de que fumar es malo para la salud. Pero al escuchar a mi hija, al escuchar las sibilancias de mi bebé, me sentí culpable.

Me sentí incómoda por toda mi vida fumando cigarrillos. Cuando volvía a casa después de bajar del autobús, caminaba por la calle con un cigarrillo, me resultaba difícil buscar mi llave para abrir la puerta. Tenía que fumar el cigarrillo primero y luego me enojaba conmigo misma porque no disfrutaba de ese cigarrillo, así que cuando entraba en la casa, tenía que encender otro. Al salir de la casa con Markala, si Jerome iba conmigo, tenía que pedirle que tomase en brazos a Markala para poder encender un cigarrillo y, si él quería devolvérmela, me enojaba porque no disfrutaba de ese cigarrillo y tenía que tirar la mitad para poder llevar a Markala en mis brazos.

Todo el mundo empezó a contribuir a mi caso. Venisha decía: «Mamá, cuando fumas cigarrillos, estoy recibiendo humo de segunda mano. Entonces, ¿significa eso que no te importa?» Jerome dijo: "Marsh, deberías salir cuando estés fumando". No me gustaba tener que salir de la habitación y estar en otra yo sola. Llegué al punto de que me estaba perdiendo muchas cosas. Mi pensamiento era: «Estoy deseando ponerme ese parche». Me lo puse y me di una excusa para fumar de nuevo. Así que me quité el parche y empecé a fumar. La siguiente vez, me puse una fecha. Me dije: «Voy a ponerme el parche, seguir las reglas y voy a considerarme una persona que ya no fuma. Voy a seguir los pasos». Hubiera sido muy fácil sacarme el parche y simplemente ir a fumar un cigarrillo cada vez que tenía un problema. Pero me creé una regla: «Me voy a dar cuatro días». Necesitaba quitar todo de la casa, los ceniceros, los cigarrillos, los viejos paquetes de cigarrillos de mis bolsos, todo.

Después del segundo día, me sorprendió porque pude decir: «No he fumado un cigarrillo durante dos días, lo que me dice que estoy libre del tabaco. No tengo el impulso que pensé que iba a tener y supongo que es el parche que me está ayudando». Pero todas las cosas que pensé que iban a pasar, como que se me derrumbaría el mundo, no sucedieron.

Durante el tiempo que fumé, nunca pude imaginar decirles a mis hijas que fumar era malo para la salud, porque lo estaba haciendo. ¿Cómo puede una decirle a un niño que no tome un cigarrillo cuando está ahí, fumando? Le pone un cigarrillo delante de ellos: «Espera un minuto, tengo que ir a tomar un cigarrillo; déjame en paz, tengo que ir a fumar mi cigarrillo». Ahora no pongo ese cigarrillo delante de mis hijas; por lo tanto, puedo ser su modelo a seguir. Me siento muy bien porque Markala no ha tenido un ataque de asma ni siquiera sibilancias en meses. El humo en la casa fue el gran factor que contribuyó a su asma y sibilancias. Está mejorando, no empeorando.

Voy a ir a la escuela de enfermería. No creo que pudiese hacerlo si estuviera fumando cigarrillos. Estimar y valorar las cosas, así como organizar las que son importantes y salvar la vida de alguien: Probablemente estaría pensando en un cigarrillo al mismo tiempo. Una tiene que ser consciente; su mente tiene que estar abierta; tiene que tener las manos libres. Si estoy pensando en un cigarrillo, no sería capaz de hacer ninguna de esas cosas. Estoy muy contenta de no fumar, porque puedo dar lo mejor de mí como enfermera. Soy libre para pensar en lo que estoy haciendo. Puedo concentrarme en el trabajo que estoy haciendo. Si tengo un problema, me enfrento a él, voy hasta el final con él; no voy a cortarlo a mitad de camino y luego a fumar un cigarrillo. Tengo tiempo para mí. Tengo tiempo para hacer tantas cosas. Estoy más relajada. Me siento madura. Puedo expresarme mejor. Salgo de la casa a tiempo, llego a la escuela a tiempo; mi cigarrillo no me está reteniendo. No tengo esa sensación de «preocupación» en todo momento.

> «Es mucho más difícil vivir con el tabaco que vivir sin fumar».

Cuando una abandona el cigarrillo, sus manos cobran vida y tienen todas esas cosas que querían hacer que los cigarrillos les impedían hacer. Mis manos estaban en prisión; ahora son libres. Todo lo que hacía con ese cigarrillo me causaba incomodidad y en todo momento pensaba que me sentía cómoda. Es mucho más difícil vivir con el tabaco que vivir sin fumar.

¿Quién además de Marsha Akins se vio afectado por su tabaquismo?

Marsha tenía mucho coraje y, aunque tenía miedo de dejar de fumar, lo hizo. Con su nueva fuerza, cuidó mejor de su familia e incluso regresó a la escuela para obtener un título profesional. Se puede ver en las historias y el coraje que Marsha y Jerome han demostrado cómo la acción de una persona puede tener un gran impacto en la vida de muchas otras en los años siguientes. Esto pone de relieve la idea que hay detrás del «contagio social»: los comportamientos positivos o negativos pueden tener una naturaleza viral y afectar a las redes de personas. El cambio que Jerome y Marsha hicieron realmente podría afectar a la salud de su familia y amigos durante generaciones y todo eso comenzó con la acción de una persona.

¿Quién además de usted se ve afectado por su tabaquismo?

Pasos que deben realizar las personas que quieren liberarse del tabaco

Hoy en día, los niños están expuestos a una gran cantidad de información sobre el tabaco y regresan a casa de la escuela rogando a sus padres que por favor dejen de fumar. Es una sensación muy incómoda encarar la realidad a través de los hijos pequeños por hacer algo tan indefendible como fumar. Muchos fumadores están acostumbrados a tratar sentimientos incómodos con los cigarrillos, por lo que no es extraño que las súplicas de sus hijos desencadenen la necesidad de fumar. Si usted está atrapado en ese bucle, ¿cómo podría responder más productivamente a los sentimientos incómodos que está experimentando? En lugar de caer en la auto-culpa y esconderse, buscar ayuda para encontrar una salida a su dilema le liberará no sólo a usted, sino también a las personas que se preocupan por usted.

A veces ayuda pensar en cómo el tabaquismo afecta a las personas que forman parte de su vida. Protegerlos también podría ayudarle a protegerse. ¿Qué clase de modelo quiere ser para los jóvenes que hay en su vida? El humo de segunda mano es un peligro reconocido, más aún para los niños pequeños; pensar en protegerlos también podría ayudarle a protegerse.

¿Quiénes son las personas (o mascotas) que hay en su vida que se ven más afectadas por su tabaquismo? Puede haber ciertas personas cuya salud se pone en riesgo debido a la exposición al humo de segunda y tercera mano. También puede haber personas que se verán afectadas si usted enferma por fumar y se enfrentan a la carga de cuidarle. Aún peor, pueden lamentar haberle perdido por una enfermedad relacionada con el tabaquismo. Fumar es un problema social que afecta más que al fumador. Pensar en este aspecto de la enfermedad podría hacerle sentir muy incómodo, así que tal vez bloquee estos pensamientos y sentimientos. Incluso puede que haga frente a la incomodidad fumando.

Hay otra manera de hacerle frente: Observe qué pasos podría dar hacia una verdadera comodidad libre del tabaco (a diferencia de la falsa comodidad de los cigarrillos). **Es mucho más fácil vivir sin el miedo y la preocupación que conlleva fumar.** Si se siente abrumado por el desafío de dejar de fumar, comience con pasos sencillos. Si fuma en su casa, busque un lugar para fumar al aire libre y fume solo allí. Si fuma en su automóvil, corte las pajitas para beber del tamaño de un cigarrillo para llevar consigo cuando conduzca y respire profundamente en vez de fumar. Cambie su marca de cigarrillos y reduzca uno o dos cada día. Incluso los pequeños cambios le darán una sensación de logro. A medida que continúe limitando dónde y cuándo fuma, avanzará a un momento en el que ya no se sentirá agobiado por las demandas y perturbaciones de vivir con la dependencia del tabaco.

Tres puntos clave

1. Fumar no afecta a una sola persona; afecta a cualquier persona que esté expuesta a ello o que se preocupe por lo que le está sucediendo al fumador.
2. Dejar de fumar puede ser el detonante de la motivación para inspirar a alguien cercano y querido a hacer lo mismo.
3. Los niños (y las mascotas) de los fumadores sufren más problemas de salud y faltan más a la escuela que los de los no fumadores. Como no fumador, podrá criar a un niño mejor educado, más sano y más feliz.

NOTAS

CAPÍTULO SIETE

¿Qué poder tiene usted y cómo elige usarlo?

Piénselo: ¿no suele empezar a fumar como una forma rápida de conseguir algo que de otra manera podría parecer fuera de su alcance? Por ejemplo, algunas personas comienzan a fumar porque se identifican con un modelo a seguir en el que quieren convertirse. Andy Ficaro, uno de los protagonistas de este capítulo, comenzó a fumar encendiendo las colillas de los cigarrillos de su padre porque, como muchos hijos, quería ser como él. Algunas personas fuman para convertirse en miembros de un grupo de compañeros, ya sea real (amigos) o imaginario (estrellas de cine). Otros, como Jenny Bender, comienzan a fumar para dar visibilidad a la insatisfacción social o personal o a su descontento. Sin ser consciente de las libertades que está perdiendo al involucrarse con los cigarrillos, ingenuamente le atrapan con algo que puede mantenerle cautivo durante décadas.

Cuando los fumadores se percatan de la naturaleza de la industria tabacalera, muchos se horrorizan acerca de hacia dónde va su dinero. La industria se basa en trucos y mentiras. Durante años, las empresas tabacaleras encubrieron los verdaderos efectos del tabaquismo (adicción y enfermedad) para que poder seguir obteniendo enormes beneficios a expensas de la salud de sus consumidores. La fabricación de cigarrillos es una industria que no tiene en cuenta el bienestar de sus consumidores, una industria que capitaliza nuestras inseguridades y diversas desigualdades de clase y raciales. Por ejemplo, los anuncios muestran a los fumadores disfrutando de deportes competitivos, cuando, de hecho, fumar limita su capacidad para participar en un ejercicio exigente. Fumar a menudo se equipara con ser sexy y libre, cuando los residuos que del tabaco que quedan en la ropa y el aliento son lo opuesto a la sensualidad y muchos fumadores declaran sentirse atrapados por fumar.

Al fumar, entrega su poder real a cambio de una fantasía. ¿Qué poderes espera obtener con su decisión de fumar? ¿Qué poderes pierde?

Si considera que el dinero es poder, ¿cómo podría usarlo de una forma que exprese con más exactitud sus valores? Tal vez quiera comprar algo de música para poder bailar en su casa despreocupadamente. O tal vez quiera inscribirse en una clase para aprender algo creativo o ahorrar para hacer un viaje a algún lugar que hace tiempo que quiere visitar.

Tenemos que estar continuamente saltando desde acantilados y desarrollando nuestras alas mientras descendemos. **Kurt Vonnegut**

Andy Ficaro

Andy tenía riqueza y recursos abundantes para usar en su esfuerzo de hacer frente al cáncer de pulmón. Andy, un hombre de negocios hecho a sí mismo y exitoso en la industria del software, lucía una figura elegante con sus finos trajes italianos hechos a medida y sus zapatos caros. Impecablemente arreglado, tenía el aire de un hombre con recursos y poder. Y, sin embargo, era impotente ante su destino y pagó un alto precio por su tabaquismo. Volvió su sentimiento de impotencia contra lo que consideraba como la raíz del mal que lo había vencido: la industria tabacalera. Cuando los fumadores descubren más sobre las empresas que producen cigarrillos y manipulan a los jóvenes para que prueben el tabaco, su indignación puede ser una fuente de energía para dejar de fumar. Más de 430 000 estadounidenses mueren cada año por enfermedades relacionadas con el tabaquismo; eso es el equivalente a que se estrellasen tres aviones jumbo todos los días del año. Si a una compañía aérea se le estrellase un solo avión todos los días durante una semana, ya no digamos un año, es poco probable que los pasajeros continuaran subiendo a bordo. Y, sin embargo, las compañías tabacaleras siguen vendiendo con éxito sus productos mortales.

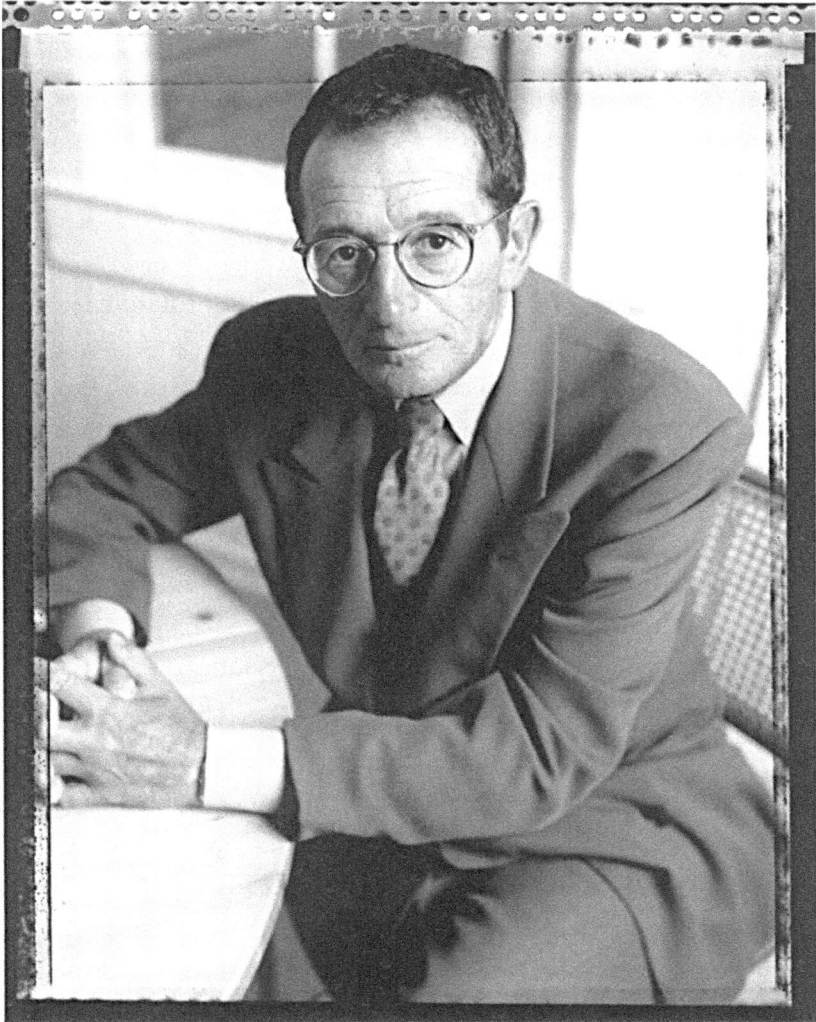

Andrew Ficaro   Fotografía de John Harding

Andrew Ficaro, en su propia voz

Tengo 58 años, soy italiano y nací en la parte sur de Chicago. Mi madre era ama de casa. Mi padre, por oficio, era un proyeccionista de cine y también trabajaba en un restaurante, una licorería o edificios de apartamentos, o alguna combinación de esas tres cosas. Me gradué de la facultad de derecho. Tengo una pequeña empresa de software, diseñamos y vendemos software de enrutamiento.

Empecé a fumar a la edad de cuatro años. Solía tomar las colillas de mi padre del cenicero e iba al baño a fumarlas. Empecé a comprar cigarrillos a la edad de seis años. Los escondía fuera por la noche y luego, de camino a la escuela por la mañana, fumaba mi primer cigarrillo. Cuando llovía, era un fastidio porque mis cigarrillos se mojaban. Cuando tenía nueve años, había muchos niños en el vecindario que fumaban. Era fácil comprar cigarrillos. Solo había que ir a la tienda de comestibles de la esquina y comprarlos. El tendero daba por hecho que eran para los padres.

Cuando tenía 35 años, conseguí dejar de fumar durante un año. Estaba ganando tanto dinero y tan rápido que caí en la cuenta: «¿Qué voy a hacer si enfermo y me muero por fumar estos cigarrillos? No podré gastar este dinero lo suficientemente rápido. No podré disfrutarlo». Lo dejé pasándome a los puros. Viajaba mucho a Canadá en esa época y pude comprar puros cubanos.

Fumé puros durante un mes y luego cada dos o tres semanas. Pude dejar los cigarrillos durante un año y me sentí genial. Me despertaba por la mañana al instante y alerta sin importar cuánto hubiera bebido la noche anterior. Un día, jugando al póquer, estiré la mano y tomé uno, no hizo falta nada más. En un par de días, volví a los dos paquetes al día. Por la mañana, tan pronto como me despertaba, lo único que me impedía toser era un cigarrillo.

Traté de dejar de fumar numerosas veces poco a poco. Me decía: «Bueno, sólo voy a fumar un cigarrillo cada media hora». Lo hacía durante dos días y luego decía: «Bueno, ahora sólo voy a fumar cada cuarenta y cinco minutos y ahora sólo voy a fumar cada hora», y me mentía a mí mismo pensando que en algún momento estaría en cuatro u ocho cigarrillos al día, lo cual es fantástico viniendo de cuarenta. Pero pasaba cualquier cosa y volvía a aumentar.

A mediados de noviembre, me hice un reconocimiento médico. Mi médico me decía que fuese todos los años porque que era fumador, pero yo iba cada dos o tres años. Este fue pasados tres años. En una radiografía de tórax física y rutinaria fue cuando encontró el tumor. No tenía síntomas.

He pasado por cinco tratamientos de radiación hasta este momento. Me negué a hacer la quimioterapia bajo ninguna circunstancia. Me han hecho una exploración cerebral, exploraciones óseas, tomografías computarizadas; y de acuerdo con todas esas exploraciones, además de una parte supuestamente pequeña de cáncer en los ganglios linfáticos, el cáncer no se ha diseminado.

La radiación puede reducir el tamaño del tumor. La quimioterapia actúa como una póliza de seguro. Las ventajas de la quimioterapia no me compensaban tanto como las desventajas. Si mis probabilidades de supervivencia son del 20 al 30 por ciento para superar esto, y la quimioterapia no le aporta demasiado en combinación con la radiación, ¿por qué hacerlo?

Uno tiene que querer hacerlo, e incluso después de que me diagnosticaron cáncer de pulmón, yo no quería dejarlo. Quiero decir *que no podía* dejarlo. Mi mejor amigo me decía constantemente: «Tienes que querer hacerlo».

Traté de reducir lo que fumaba. Me decepcionó no poder dejarlo. Uno se dice a sí mismo: «¿Qué diferencia hay?» Le da vueltas continuamente. «Tengo cáncer, voy a morir, ¿qué importa fumar o no fumar?» Uno adopta distintas actitudes en diferentes momentos.

Me fui a Hawái. Llevé dieciséis paquetes de cigarrillos conmigo y también tomé el inhalador de Nicotrol. Antes de acostarme, no era consciente de que aquel iba a ser mi último cigarrillo. Me desperté a la mañana siguiente, probé el inhalador Nicotrol y me ayudó. Da una sensación un poco similar al cigarrillo. Lo sostiene entre los dedos como si fuese un cigarrillo para que lo parezca y se lo lleva a la boca. Podía sentir la nicotina entrando, podía sentirla y sin duda eso elimina la parte más dura, la adicción física.

Me encontré con un tipo en Hawái que era de Alaska y era jugador de póquer a nivel mundial. A nivel mundial. Me dijo que uno de los trucos que se usan es la imaginación. Imagínese que ya no es fumador.

«Estaba haciendo algo que obviamente era muy malo para mí mismo y no lo disfrutaba»

Cuando el impulso de fumar es muy fuerte y quiere ese cigarrillo, tiene que pensar en el hecho de que va a tener que repetir todo lo que hizo antes y empezar a dejar de fumar de nuevo.

Mi mejor amigo me decía: «No es el último el que te mata», es ese primer cigarrillo. Así que iba a luchar contra el impulso y no lo fumaría.

Recomiendo encarecidamente el inhalador Nicotrol. El primer día fue fácil porque era muy novedoso. Los días dos, tres, cuatro y cinco fueron terribles, muy duros. Aún me viene el ansia a veces por el día, es un fastidio. Las ganas de fumar son tan fuertes a veces que quiero arrancarme la cabeza. No es agradable.

Lo peor de todo es que nunca disfruté fumando. Tal vez hace mucho, mucho tiempo, lo hice, pero no me gustaba el sabor, no me gustaba lo que me estaba haciendo, no me hacía sentir bien. Así que estaba haciendo algo que obviamente era muy malo para mí mismo y no lo disfrutaba.

Hasta hace tres, cuatro o cinco años, no creía que el tabaco fuera físicamente adictivo. Creía que era estrictamente una adicción mental y yo era una de esas personas que no querían dejarlo. La cocaína era fácil de dejar. Fumaba marihuana todos los días desde que tenía unos 25 años y hace cinco o seis años, lo dejé. No sufrí de abstinencia y estaba furioso por ser capaz de dejar algo que me encantaba y no poder dejar los cigarrillos, los cuales odiaba de verdad. Estaba furioso conmigo mismo. En las primeras películas que había sobre la heroína, el mensaje se mostraba alto y claro: uno la usa una vez y está enganchado de por vida; está enganchado para siempre. Eso marcó la diferencia a la hora de disuadirme. Si hubiera recibido ese tipo de mensaje sobre la nicotina, tal vez eso habría marcado la diferencia para mí.

Esta multa del gobierno a las industrias tabacaleras es la mayor farsa que podría perpetrar la gente que está ahí. Hay que deshacerse del negocio y terminar con él. Todo lo demás es una estupidez; todo lo demás es tratar de arreglar el problema con otro problema. Soy un buen ejemplo de alguien a quien le han diagnosticado cáncer de pulmón y le dicen: «Va a pasarlo mal con esta operación si no deja de fumar. Fumar hará que la recuperación y la curación sean mucho más difíciles». Seguía sin poder dejar de fumar. ¿Creen que gravar los cigarrillos con cincuenta centavos más me hará dejar de fumar? Multan a la Compañía Tabacalera X con millones de dólares y se dan la vuelta y me lo cobran a mí. Eso es una farsa. Si van a multarlos, entonces múltenlos con su propio dinero, no con el mío. No sé con cuánto multaron a las compañías tabacaleras, pero múltenlos cien veces con esa cantidad y háganles subir el precio de los cigarrillos a veinte dólares el paquete. Eso podría tener efecto.

La mejor manera de hacer que la gente lo deje es que las empresas se queden sin negocio. Si se trata realmente de una enfermedad potencialmente mortal, si no hay duda de que los cigarrillos matan a las personas con las cifras en que lo hacen, entonces simplemente prohíbanlo. Terminen con eso.

¿Cuál era el poder de Andy y cómo eligió usarlo?

Andy volvió su indignación, ira y desesperación por un diagnóstico de cáncer contra el núcleo de la mortífera epidemia del tabaco: la industria del cigarrillo. Reconoció que incluso con un conocimiento cada vez mayor sobre los efectos del tabaquismo, siempre habría personas que cayesen presas de las tácticas de la industria. Para alimentar su rechazo a seguir fumando, utilizó su indignación por ser engañado y utilizado por una industria que mata a un tercio de sus clientes. Vio que le habían robado su voluntad y estaba decidido a defenderse.

No es que yo sea muy listo. Es sólo que le dedico a los problemas más tiempo. **Albert Einstein**

Jenny Bender

Al igual que muchos jóvenes, Jenny estaba convencida de que podía probar el tabaco y no engancharse; lo que pensaba de su fuerza de voluntad en relación con los cigarrillos estaba distorsionado. Sus creencias demostraron estar infundadas cuando experimentó el daño que fumar puede causar a alguien con asma y siguió fumando.

Jenny usaba los cigarrillos para tratar la ansiedad y la depresión, así que cuando finalmente trató de dejarlo, esos síntomas la llevaron de vuelta al tabaquismo. El hecho de que la mayoría de sus amigos fumaran hizo más difícil el pensar en dejar de fumar. Las actividades del fin de semana solían incluir ir a bares para socializar y pasar el rato y, en Manhattan, fumar era omnipresente en la mayoría de los lugares públicos. ¿Qué podía hacer para sustituir la actividad que ocupaba sus manos y controlaba su ansiedad? Jenny decidió dedicarse a tejer y se llevaría sus diversos proyectos con ella; mientras sus amigos fumaban y socializaban, ella tejía y disfrutaba de su compañía.

Jenny comenzó a fumar cuando era adolescente en parte como rebeldía y en parte para encajar con la multitud de desconocidos con los que se identificaba. En algunos aspectos, fumar obstaculizó su desarrollo emocional. En lugar de madurar para aprender a lidiar con los sentimientos negativos, usaba los cigarrillos para calmar su malestar. Cuando dejó de fumar, se la animó a aprender habilidades para ayudar a aliviar la ansiedad y trabajó para contribuir a cambiar un mundo que encontraba tan insatisfactorio.

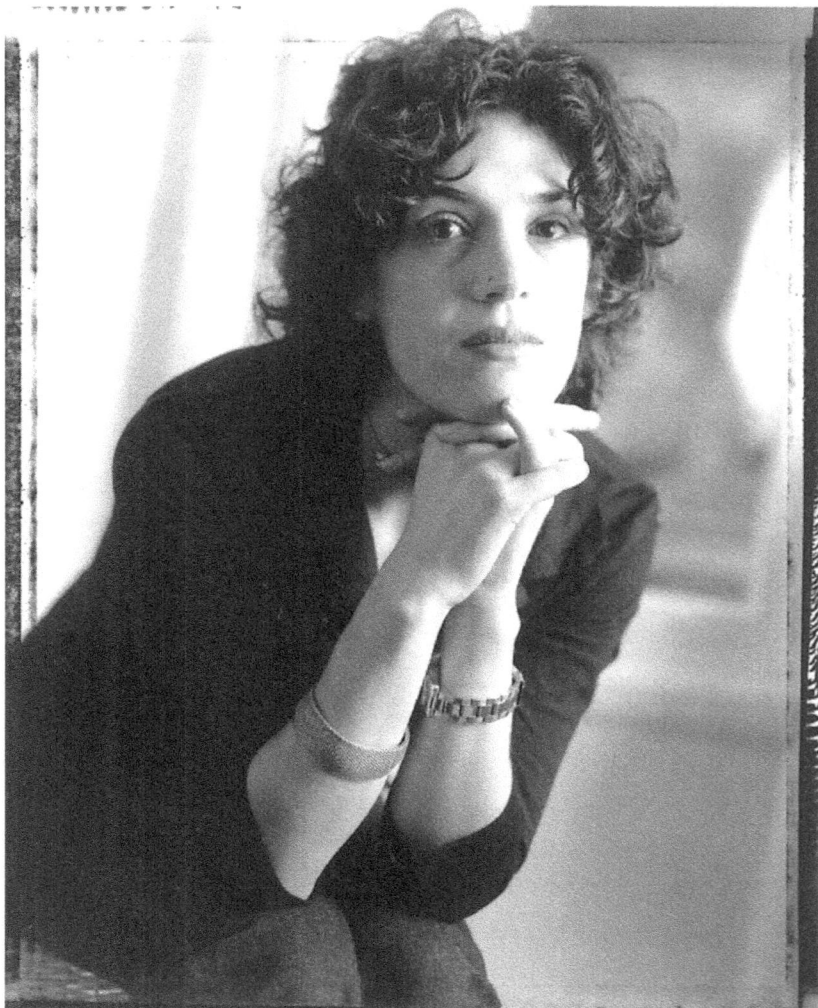

Jenny Bender   Fotografía de John Harding

Jenny Bender, en su propia voz

Nací y crecí en San Francisco. Vivo en Nueva York. Tengo veinticinco años. Mi primer cigarrillo: tenía trece años y estaba en octavo curso. Había tenido un mal día y tomé un paquete de cigarrillos de un amigo. Llegué a casa y traté de fumar por primera vez. Estaba sola.

Estaba deprimida y enojada con cualquiera que estuviera en una posición de poder del que yo considerase que abusaba. Estaba totalmente sobrepasada de rabia por la injusticia. La mayor parte de esa ira se volvió en mi contra. No había otro lugar adonde llevarla y me devoró. Me atormentaba. Estaba sufriendo.

Me rebelaba contra mis padres, mis maestros, contra todas las reglas y el sentimiento de no poder tomar el control de mi vida. Fumar era una cosa emocionante, arriesgada y privada. Llegué a sentirme poderosa, como si tuviera este secreto atrevido y sólo mío. Era como tomar siempre el postre: después de una gran comida fumaba un cigarrillo; veía una buena película, escuchaba una canción genial y fumaba un cigarrillo.

Recuerdo no querer oír lo que mi madre tenía que decir y pensar que no me engancharía porque no me sentía enganchada y porque sabía que eso no era inteligente. No era honesta conmigo misma, a pesar de que pensaba que sí lo era. No sabía qué hacer con tantos sentimientos y pensamientos. Era mucho más fácil estar algo desconectada.

«El tabaco es una forma de tener sensación de control: «Tengo mi propia vida y no sabes nada de ella; estoy tomando mis propias decisiones».

El tabaco es una forma de tener sensación de control: «Tengo mi propia vida y no sabes nada de ella; estoy tomando mis propias decisiones». Cambie esa forma de pensar y cambiará la realidad. Si los adolescentes tuvieran más control sobre su vida, no se sentirían tan atraídos por el tabaco y otras drogas.

Yo me enganché. La sensación de emoción, de intensidad, de tener un mejor amigo y la sensación de que las cosas son el doble de agradables, eso fue la adicción.

Mi madre era muy comprensiva. No me permitía fumar en casa ni en ningún lugar donde el humo llegase cerca de casa, pero ella sabía que yo fumaba. Estaba claro que le importaba, que no quería que fumara, pero no me juzgó. «Cuando te sientas lista para dejarlo, te ayudaré». Nunca fue: «Tienes que dejar de hacer esto; es muy malo para ti», porque obviamente cualquiera que fume lo sabe. Saben que es malo para ti.

Luché contra los cigarrillos durante toda la escuela secundaria y la universidad. Era algo que siempre supe que quería dejar. Era emocionante, pero nunca fue el estilo de vida que quería; nunca fue quien yo quería ser. No quería la adicción, no quería ser controlada por algo externo a mí y no quería perder el control de mi mente y mi cuerpo.

Dije que lo dejaría después de la universidad. Lo dejé un tiempo y luego me mudé a Nueva York. Al principio fumaba solo cuando salía, pero después volví a fumar todo el tiempo otra vez. Fumaba durante dos meses y dejaba de fumar otros dos meses y luego empezaba de nuevo. Tenía que tomar una decisión: o fumar o tratar mi asma. Lo que me empujó a dejarlo de una vez por todas fue cuando empecé a preocuparme por mi salud.

No puedo creer que fumase durante tanto tiempo, teniendo asma. Usaba mi inhalador para poder fumar un cigarrillo. En mi último año en la universidad, mi novio tuvo que llevarme a la enfermería en medio de la noche porque no podía respirar. Pasé la noche allí y me trataron, y a la noche siguiente estaba fumando de nuevo.

Dejé de fumar, empecé a comer mejor y empecé a hacer más ejercicio, todo ese tipo de cosas destinadas a hacerme sentir que tenía el control de mi vida. Los primeros días sin fumar estaba terriblemente malhumorada y al límite. Eso no era lo difícil; lo difícil era lo emocional y el hábito de hacerlo.

Me cuesta mucho luchar contra la ansiedad. Sólo sentarme y hablar era muy difícil para mí, pero si pudiera sentarme, hablar y fumar, entonces canalizaría la energía de la ansiedad hacia el movimiento de la mano y la boca. Tejer me ayudó. Llevaba el punto a todas partes, incluso al bar, porque era la única manera de sentarme con mis amigos y no fumar un cigarrillo. Podía sentarme y tener algo que hacer con las manos y hablar; no era como pintar o escribir, donde uno tenía que concentrarse en lo que estaba haciendo. Era como fumar: podía tejer y hacerlo.

De vez en cuando, anhelo un cigarrillo cuando estoy con amigos que están fumando, pero ahora se me pasa muy rápido. Nunca me entrego a la ansiedad; no juego con: «Tal vez podría fumar sólo uno». Debido al asma, cuando voy a un lugar donde todo el mundo fuma, siempre me despierto a la mañana siguiente y siento dolor en el pecho. Soy muy alérgica al humo; me irrita, estornudo y me pican los ojos. ¡Dios, no puedo creer que solía hacerme esto a mí misma todos los días!

> «Llevaba el tejido a todas partes, incluso al bar, porque era la única manera de sentarme con mis amigos y no fumar un cigarrillo».

Dejar de fumar es sólo una cosa de muchas a lo largo del camino para cambiar mi vida. No dejé de fumar y cambió todo de repente, pero cambié muchas cosas, tratando centrarme más en cuidar de mí misma. Solía ponerme triste y estresada y fumar un cigarrillo; ahora me entristezco o me estreso y hago un proyecto de arte o voy al gimnasio. Siempre trataba de llegar al lugar donde estoy ahora; ser fumadora no encajaría con quien soy. No encaja con tratar de vivir de un modo más consciente. Ahora estoy tratando de cuidarme en lugar de castigarme a mí misma, tratando de ir a la raíz de lo que está sucediendo, tratando de salir en lugar de quedarme en el agujero negro de «la vida es una mierda». Fumar era una forma de decir «¡Al carajo! Es mi vida y es asunto mío y todo es una mierda». Ahora estoy tratando de cambiar eso: «Es mi vida y voy a intentar aprovecharla al máximo».

Ser adicta a los cigarrillos, en cuanto una cruza ese límite, pierde todo el control y después todo el enfoque cambia. Me parece increíble hasta qué punto es eso cierto. Si salgo y quedo con amigos es para pasar el rato con ellos. Al fumar todo gira alrededor de cuándo va a fumar ese cigarrillo y te saca completamente del momento, de tí mismo.

La constatación y el hecho de tener el control de mí misma y de mi vida son increíblemente liberadores. Me siento orgullosa de mí misma cuando salgo y la gente me ofrece cigarrillos y digo: «No fumo». Me encanta poder decir eso. Me siento libre, me siento más saludable, mi asma está mejor; solía sentirme enferma y cansada en todo momento. El dolor de garganta y el asma eran mi estado normal. Cuando empecé a estar más saludable y dejé de tener estas cosas, la primera vez que me sentí mal pensé: «Así me sentía todos los días, todas las noches, todas las mañanas. Así es como me sentía y esa era la forma en que vivía». Soy mucho más consciente, emocional y físicamente, y no tomo decisiones a causa de una adicción.

¿Cuál era el poder de Jenny y cómo eligió usarlo?

Jenny no era diferente a muchos jóvenes que caen presas de una industria que advierte: «Fumar es una decisión que deben tomar los adultos, no los niños». Al querer ejercer lo que confundió como un medio para tener el poder y el control al fumar, primero tuvo que dejar el tabaco para poder realmente aprovechar y desarrollar sus poderes creativos.

¿Qué poder tiene usted y cómo elige usarlo?

Pasos que deben realizar las personas que quieren liberarse del tabaco

La historia de Andy es una de las muchas en las que una persona fuma lo suficiente para contraer una enfermedad grave relacionada con el tabaquismo y luego se siente indignada por la industria que alienta y se beneficia del consumo de tabaco. ¿Qué sabe de la industria que usted apoya con sus dólares para cigarrillos?

Muchos fumadores comienzan a fumar como un acto de rebelión. Esa energía rebelde juvenil es normal y saludable; ¿cómo podría usarla ahora para rebelarse contra una industria y un producto que quiere controlarle y tiene el potencial de arruinar su vida? Si el dinero es poder, ¿dónde, aparte de fumar, elegiría invertir ese poder? Calcule la cantidad de dinero que gasta en fumar al año; ¿de qué otra manera le gustaría gastar esa suma? Después de dejar de fumar, es posible que se sienta conectado a una energía que estaba escondida detrás de los cigarrillos. Muchos fumadores que dejan de fumar descubren una sensación de *«Si puedo hacer esto, puedo hacer cualquier cosa»*. Pasan a dar expresión a ese sentido de poder de maneras creativas y emocionantes.

La historia de Jenny constata un proceso de abordar los sentimientos de impotencia adoptando un comportamiento, fumar, que conlleva una fachada de poder. Desafortunadamente, la promesa de control con los

> Calcule la cantidad de dinero que gasta en fumar al año; ¿de qué otra manera le gustaría gastar esa suma?

> ¿Cuáles son algunas de las formas en que ha utilizado los cigarrillos para manejar los temores, las inseguridades o la impotencia? Tómese unos momentos para escribir sus pensamientos en la página de notas del capítulo.

cigarrillos termina con la realidad de ser controlado. En mi propia experiencia, una de las razones por las que consumía cigarrillos era para crear límites en situaciones sociales. Con un cigarrillo en la mano, podía delimitar ingeniosamente la distancia que necesitaba entre otra persona y yo para sentirme cómoda y segura. Una de las cosas que tuve que aprender como no fumadora era cómo justificar el establecer y mantener límites. Aprender a hacer esto fue un proceso de recuperación del poder personal.

Jenny finalmente comenzó a revertir su sensación de impotencia al convertirse en políticamente activa. Se unió a otros estudiantes de su universidad para luchar por los derechos de las madres con hijos dependientes y, en los años posteriores, canalizó ese antiguo sentido de impotencia para defender a quienes le importan y aquello en lo que cree.

¿Cuáles son algunas de las formas en que ha utilizado los cigarrillos para manejar los temores, las inseguridades o la impotencia? Tómese unos momentos para escribir sus pensamientos aquí. Una vez que tenga una lista, comience a analizar algunas de sus opciones para abordar estos sentimientos vulnerables sin cigarrillos. Algunos de nosotros, que somos tímidos y hemos usado los cigarrillos para aumentar la confianza en nosotros mismos, nos hemos unido a grupos como Toastmasters International para practicar sentirnos más cómodos en público. Otros han encontrado grupos a los que unirse donde las personas comparten intereses, como senderismo u otros deportes.

Hay un ejercicio que enseñamos en el programa para dejar de fumar para ayudar a los participantes a tomar contacto con el valor personal. Se invita a la gente a recordar una experiencia en la que había algo que querían hacer a pesar de las dudas sobre su capacidad para hacerlo. Toman contacto con los recursos internos que luego aprovecharon para lograr su acto valiente. A pesar de sus dudas o temores, hicieron que esos objetivos sucedieran.

¡Dejar de fumar requiere valor! En diferentes momentos de nuestra vida, todos hemos demostrado valor y nos hemos inspirado en el valor de los demás. Puede ser útil recordar estos momentos y usarlos al comenzar el proceso de dejar de fumar. Tómese un tiempo para reflexionar y registrar sus pensamientos.

Coraje = Deseo + Duda + Acción

Se produce una sensación de euforia al enfrentarse de cara a la dura realidad y decir: «No me rendiré. Puede costar mucho tiempo, pero voy a encontrar una manera de triunfar». Jim Collins, de bueno a genial

Hacer algo sobre lo que se tiene poca confianza requiere valor. Mientras fuma, a menudo no es capaz de ampliar los límites o de ponerse a prueba. **¿Cuáles son algunas de las cosas que pensaría hacer si saliera de su zona de confort?** Sin ser consciente de ello, este es otro lugar en el que podría haber estado consumiendo cigarrillos para reprimirse.

Tres puntos clave

1. Fumar puede impedirle experimentar su auténtico poder personal.

2. La industria tabacalera explota la sensación de impotencia y fomenta el tabaquismo como una forma de compensarla.

3. Dejar de fumar le da la posibilidad de sentirse verdaderamente poderoso: «Si puedo dejar de fumar, puedo hacer cualquier cosa».

Mis experiencias de valentía	Cómo puedo usarlas para ayudarme a estar libre de tabaco.

NOTAS

CAPÍTULO OCHO

¿Quién sería usted sin tabaco?

Los fumadores pueden ser personas apasionadas que consumen tabaco para mantener los sentimientos intensos bajo control. Al confiar en los cigarrillos para controlar sus emociones, se vuelven menos fieles a sí mismos y, con el tiempo, se quedan cortos de lo que podrían llegar a ser. La mayoría de los fumadores saben que usan los cigarrillos para someter emociones negativas como la ira o el estrés. Sin embargo, casi cualquier emoción, positiva o negativa, puede ser difícil de controlar y el fumador normalmente depende de los cigarrillos para bajar su intensidad. Cuando era fumadora, si me elogiaban por algo que había hecho bien, los sentimientos de recompensa eran a veces más fuertes de lo que podía gestionar, así que encendía un cigarrillo para llevar los buenos sentimientos a un nivel tolerable. Sentirse «demasiado bien» puede dar miedo y un cigarrillo puede controlar esa amenaza.

Todas las personas de este capítulo son impresionantes por el vívido espectro de sus fuertes personalidades. A medida que todos ellos avanzaban hacia convertirse en no fumadores, surgieron y florecieron cualidades que cambiaron la forma en que experimentan y viven sus vidas.

Tome conciencia de su respiración. Observe cómo esta aleja la atención de sus pensamientos y crea espacio. Eckhart Tolle

Barbara Vos

Barbara Vos tiene una gran habilidad para concentrarse, analizar y crear. Es una pintora de éxito, una excelente cocinera y hace de la amistad un arte. Barbara se unió al programa con dos amigos, uno de los cuales acabaría convirtiéndose en su marido. Era una de las pocas que habitualmente ponía en práctica todas las herramientas que se le ofrecieron durante un período de asesoramiento de ocho semanas y salió con un sistema que usó durante años. Aunque se sentía motivada para liberarse del tabaco por varias razones, fue su asma lo que finalmente la llevó a aprender a dejar de fumar.

Cuando conocí a Barbara, ella asistía a clases de taichí varias veces a la semana. También comenzó a nadar como parte de su preparación para dejar de fumar. A medida que reducía el tabaquismo hasta finalmente dejarlo, descubrió que el ejercicio la ayudaba a mejorar su capacidad respiratoria y a mejorar su estado de ánimo. Por supuesto, ese avance se hizo más fácil por el hecho de que era imposible fumar y nadar al mismo tiempo. La natación también aumentó su conciencia sobre la calidad de su respiración. Cuando era fumadora, participar en actividades que le hacían darse cuenta de cómo el tabaco estaba dañando su capacidad de respirar profundamente le daba ansiedad, por lo que evitaba el ejercicio.

La rica vida emocional de Barbara se había visto coartada

por fumar Cuando lo dejó por primera vez, se sintió abrumada por la confusión. ¿Cómo podría pintar sin un cigarrillo en la mano? ¿Cómo podría pensar y crear sin torbellinos de humo en el aire a su alrededor? Poderosos sentimientos amenazaban con hacerla venirse abajo. Pero en lugar de volver a los cigarrillos para ayudarla a sobrellevarlo, respondió aumentando su ejercicio y obligándose a expresar sus sentimientos en el grupo. A pesar de que se sentía incómoda sin cigarrillos, se negó a ser disuadida de su meta y perseveró firmemente. Fue una alegría ser testigo de cómo su salud física mejoró, y aún más observar la creciente profundidad de su auto-aceptación. Por naturaleza, Barbara se siente atraída por la auto-exploración; sin los efectos alienantes del tabaco, su relación consigo misma sólo se hizo más profunda.

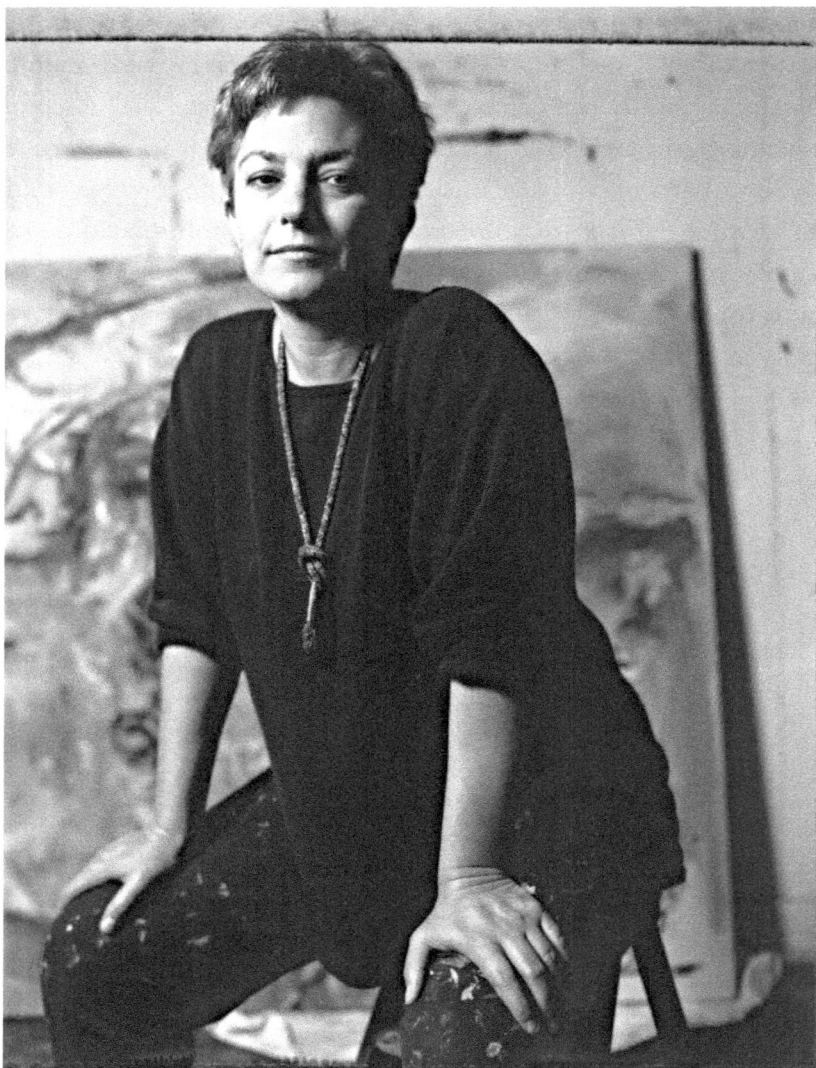

Barbara Vos   Fotografía de John Harding

Barbara Vos, en su propia voz

Nací en Long Island, Nueva York, pero crecí en Brooklyn. He vivido en San Francisco desde 1976, un año después de la muerte de mi madre. Cuando mi madre se enteró que tenía sarcoma de células reticulares, una forma rara de cáncer, regresé a casa para cuidarla. El cáncer la mató en seis meses. Era fumadora y nunca lo dejó. Siempre creí que fumar contribuyó a su muerte. Un paquete y medio, dos paquetes al día, eso era lo que fumaba. Estaba en una nube todo el tiempo. Estuve respirando humo de forma pasiva toda mi vida. Odiaba que mi madre fumase, así que, por supuesto, pensé que yo nunca fumaría.

Cuando estaba en la escuela de arte, empecé a liar cigarrillos para un amigo. Soy muy diestra y me gusta hacer cosas con las manos. Era invierno. Fumé sólo un cigarrillo que estaba liado y me sentí fuerte, una mujerona. Estaba sola, con diecisiete años, en la universidad y tenía miedo. Fumar definitivamente tiene mucho que ver con mantener una pose para evitar el miedo. Uno se va de casa para ir a la universidad y dos meses después está fumando, la primera vez que está lejos de la persona que fuma mucho.

Tengo muchas preocupaciones por mi sistema respiratorio superior y por mis hombros. Cada vez que me fijaba en mi aliento, me entraba ansiedad por todos los años como fumadora y también porque tenía asma. Recuerdo que tuve un ataque de asma con mi madre a mi lado, fumando. Recuerdo haber caminado por el campo en un lugar impoluto y hermoso y la niebla, la bruma la mañana, tan frágil y fragante, y estar envuelta por el olor del humo del cigarrillo. Recuerdo que me sentí deprimida porque ella iba detrás de todos para ocultar que estaba fumando. Mi madre se avergonzaba mucho y fumar aumentó su gran cantidad de vergüenza. Si usted también siente vergüenza, fumar le resulta muy práctico. No es una forma de lidiar realmente con la vergüenza, pero es una manera de dejar que ese dolor se quede ahí y sufrir con él.

Ella siempre quiso dejarlo. Pero nunca fue capaz de hacerlo y, como parte de ese patrón de querer dejarlo y no ser capaz, me sentía como si yo fuera ella. Estaba haciendo lo mismo que ella. La mantenía viva fumando. Lo que hizo tan difícil para mí dejar de fumar fue asumir su pérdida y hacer algo que ella no había hecho. No podía deshacerme de eso.

Lo que cambió para mí fue tener un lugar firme y estable con todo tipo de personas con historias diferentes, un lugar donde la gente estaba tratando de ser veraz y abierta y de conseguir ayuda para hacer algo que necesitaban y querían hacer. Eso fue lo que me hizo dejar de fumar: pasar por todo el curso, hacer todos los ejercicios y permitir que dejar de fumar fuese el objetivo. Uno tiene que concentrarse en no fumar y hacer cosas buenas para sí mismo que le ayuden a no fumar. Cuando se tienen problemas, es difícil hacer cosas buenas para uno mismo en vez de fumar, así que debe empezar desde un lugar positivo. Eso significa cuidar de uno mismo, algo que me resultaba difícil hacer.

Antes, solía decir: «Oh, bueno, voy a hacer ejercicio» y luego me iba a fumar un cigarrillo. No se puede hacer ejercicio justo después de fumar un cigarrillo. Nunca había hecho ejercicio aeróbico hasta hace unos tres meses, no sabía lo que era sudar de verdad. La respiración abdominal profunda es demasiado aterradora si usted es fumador. Ahora tengo la oportunidad de tener otro cuerpo, de tener un cuerpo sano Mi respiración ha cambiado mucho. Puedo relajarme. Mi diafragma solía dolerme todo el tiempo; ahora puedo relajarlo. Siento amplitud en mis pulmones. Esa es sólo una de las mejores cosas de dejar de fumar. Sólo ahora estoy empezando a descubrir lo que se siente de verdad estar relajada. Fumar es la relajación de los tontos.

Hay mucho sufrimiento en fumar. Le recuerda su dolor. Si ocurre algo terrible, una crisis, y empieza a

> «Sólo ahora estoy empezando a descubrir lo que se siente de verdad al estar relajada. Fumar es la relajación de los tontos».

fumar, siempre le va a recordar esa crisis Solía pensar que no era bueno estar de mal humor y que debía fumar un cigarrillo. Ahora todavía me pongo de mal humor y no me gusta, pero también estoy más dispuesta a no ser perfecta. Y, lo que es más importante, no pienso en fumar un cigarrillo debido a mi decepción por no ser perfecta. Me siento mucho más libre de ese ciclo de ansiedad y sufrimiento.

Como no fumador, puede concentrarse en algo durante más tiempo, por lo que lleva sus límites un poco más allá. La ansiedad puede aparecer, pero después disminuye y puede controlarla. También pueden aflorar más sentimientos, como la soledad. En cambio, cosas que solían taparse encendiendo un cigarrillo pueden analizarse y resolverse de alguna manera. Darse cuenta de que uno está enojado con alguien y dejar que esa sensación fluya, no alejarla, y no decir «bien, bueno, estoy enojado» y simplemente fumarse un cigarrillo: eso es una victoria.

Eso es algo increíble: dejar que una emoción siga su curso natural, sin tratar de controlarla con cigarrillos.

¿Quién sería Barbara sin tabaco?

Barbara usó el tabaco para mantener sentimientos intensos bajo control, comenzando en la universidad cuando empezó a fumar para evitar el miedo de estar sola por primera vez. Y, al igual que a su madre, los cigarrillos le proporcionaron a Barbara una salida fácil para cualquier sentimiento vergonzoso. Mientras fuera fumadora, tendría algo de lo que avergonzarse y esa vergüenza era un ancla para otros sentimientos vergonzosos. Incluso usó el tabaquismo para hacer frente a la ansiedad que sentía como resultado de los problemas de salud relacionados con el tabaquismo.

Cuando Barbara dejó de fumar, cambió quién era y cómo vivía: se convirtió en una persona que practica ejercicio. Aprendió a relajarse de verdad. También aprendió a aceptar y expresar sentimientos incómodos en lugar de tratar de encubrirlos.

Encuentre la semilla
en el fondo de su corazón
y recogerá
una flor
Shigenori Kameoka

Clarence Brown

En 1984, cuando comencé a trabajar como enfermera de atención primaria en la Clínica Médica Ambulatoria para Adultos del Hospital General de San Francisco, Clarence Brown fue uno de mis pacientes más difíciles. Afectado ya con múltiples y complejos problemas médicos, Clarence era casi imposible de tratar y él constantemente ponía a prueba mi paciencia y estiraba hasta el máximo los límites de mi compasión. Debido a que varios de sus problemas afectaron a su respiración, era importante que se presentara a citas periódicas de seguimiento para tratar de controlar sus síntomas. Pero invariablemente faltaba a su cita programada y luego se presentaba en la clínica cerca de la hora de cierre, jadeando para respirar y exigiendo tratamiento. Además de ser médicamente difícil, era gruñón, grosero y desdeñaba mis intentos de involucrarlo para mantenerse con vida.

Clarence, un fumador empedernido, ya había estado en soporte vital ocho veces en 1989. En sus propias palabras, era un gato que había agotado ocho de sus nueve vidas. En 1990, se decidió a «bajar del tren que se dirigía a toda velocidad hacia un empinado acantilado y dar un paseo en una tortuga de lento movimiento». Decidió dejar de fumar. Para marzo de 1991, estaba libre de tabaco.

Con el tiempo, Clarence se convirtió en un amado patriarca del programa para dejar de fumar, salvando vidas al contar su historia e inspirando a otros fumadores a dejar de fumar. El testimonio de Clarence demostró que no existe ningún caso perdido cuando se trata de liberarse del tabaco y cambiar la vida. Con su personalidad carismática y su espíritu generoso, le resultaba fácil cumplir con la promesa que se había hecho a sí mismo de que haría sonreír al menos a tres personas todos los días. Clarence, un hombre magnánimo, hacía todo a lo grande.

Más de una década después de dejar de fumar y unos cuatro meses antes de morir, Clarence volvió a estar de mal humor y gruñón. A lo largo de los años, se había vuelto más receptivo a mis esfuerzos para administrar sus cuidados, acudiendo a las citas a tiempo y devolviendo mis llamadas cuando comprobaba cómo estaba. Pero ahora, se acumulaban tres o cuatro mensajes antes de que él me llamase y, cuando aparecía en la clínica, estaba irritable e impaciente. Durante sus años libres de tabaco, su estado de ánimo era generalmente optimista, independientemente de cómo se sintiera físicamente, por lo que los cambios en su comportamiento eran dignos de mención. Me preocupaba que estuviera pasando algo.

Un día, pregunté: ¿ha pensado en fumar o ha fumado? Después de casi once años como no fumador, Clarence admitió que había estado tan molesto por algo que sucedía en su familia que de forma brusca dijo a alguien: «¡Dame un cigarrillo!» y su orden había sido obedecida. Cuando me aseguró que esto no volvería a suceder, yo no estaba convencida. Sentí una preocupación real, al saber lo peligroso que podría ser fumar para su supervivencia.

Durante las semanas siguientes, otras interacciones confirmaron mis sospechas de que el tabaco se estaba afianzando de nuevo en la vida de Clarence. Cuando se lamentaba: «Sé que te he defraudado, y lo siento», me di cuenta de que tenía problemas.

Pasó un tiempo antes de que estuviera dispuesto a unirse al grupo de apoyo semanal. Aquí, Clarence era una leyenda.

Durante muchos años había compartido su historia e inspirado a los fumadores a dejar de suicidarse fumando. Era nuestro sabio anciano, nuestro peñón de Gibraltar. Una noche en el grupo, dirigí mi mirada hacia él en la sala y le dije: «¿Quieres trabajar esta noche?» Sabía lo que le pedía y se detuvo a considerarlo antes de responder: «Bien, lo haré».

«¿Estás fumando, Clarence?» Pregunté.

«Sí».

«¿Con qué frecuencia y cuánto?»

«Durante el fin de semana, fumé un paquete y medio».

Surgió el desconcierto mientras veía una habitación llena de hombres y mujeres con miedo e incredulidad

«¿Qué? ¿Qué ha dicho?»

«Estás bromeando, ¿verdad?»

«¿Cómo *has podido* hacer eso?»

El miedo se convirtió en ira mientras todos luchaban por encontrar seguridad ante el peligro que empezaban a sospechar que había atrapado a nuestro héroe. Clarence, sobresaltado y confundido, reconoció: «Estoy fumando. Es terrible. Cuidado, le puede pasar a cualquiera».

Nuestros ojos se encontraron y se encerraron cuando me oí decir: «Clarence, sabes que no hay nadie por quien tenga más respeto que por ti. Y ahora has hecho algo que yo no hubiera creído posible: Has hecho ese respeto más profundo, lo has hecho mayor. Porque aquí estás, dándonos la última pieza de este trabajo. Nos estás enseñando cómo mirar a la cara a gente para la cual eres un líder y decir: 'Necesito ayuda'. ¿Podría haber alguna mayor fuerza o sabiduría que eso?»

La tensión se relajó y todo el mundo comenzó a hablar a la vez. Aquellos del grupo que todavía fumaban ahora podían tener mayor autoestima al ver su desafío a través de la lucha de Clarence. Como fumadores, podemos menospreciarnos con el auto-juicio de que dejar de fumar no debería ser tan difícil. Ver por lo que Clarence estaba pasando, Clarence, que durante años había sido considerado como fuerte e invencible, dio al grupo una nueva base para el respeto por sí mismos. Si era difícil para él, no era una sorpresa que fuera difícil para otros conseguir liberarse del tabaco. Las personas que habían dejado de fumar hablaban de la necesidad de no dar por sentado el estar libres del tabaco. Comenzamos a examinar juntos lo que había que tener en cuenta para mantenernos alejados de los cigarrillos en tiempos difíciles y acordamos que es de vital importancia aprender a pedir ayuda cuando la necesitamos.

Durante los años sin fumar, Clarence había construido una nueva vida para sí mismo. Al dejar de fumar, se había «vuelto real». Encontró y experimentó quien *realmente* era y podría ser sin cigarrillos. Tenía energía para disfrutar de sus nietos. (En la foto de Clarence en el capítulo ocho, se pueden ver dos pilas de registros médicos, una de antes [grande] y otra de después [pequeña] de que él dejase de fumar). También influyó en muchas vidas, tanto en su trabajo de consejero para dejar de fumar entre sus compañeros como en el trabajo que hizo ayudando a personas mayores con discapacidad.

Poco después de decirle al grupo que estaba fumando, a los pocos meses de su recaída, encontraron a Clarence en una pequeña zona para sentarse fuera de su casa. En algún momento de la noche anterior, había muerto Su gran espíritu todavía sigue presente como un cariñoso e influyente ejemplo para todos los que pueden escuchar su historia.

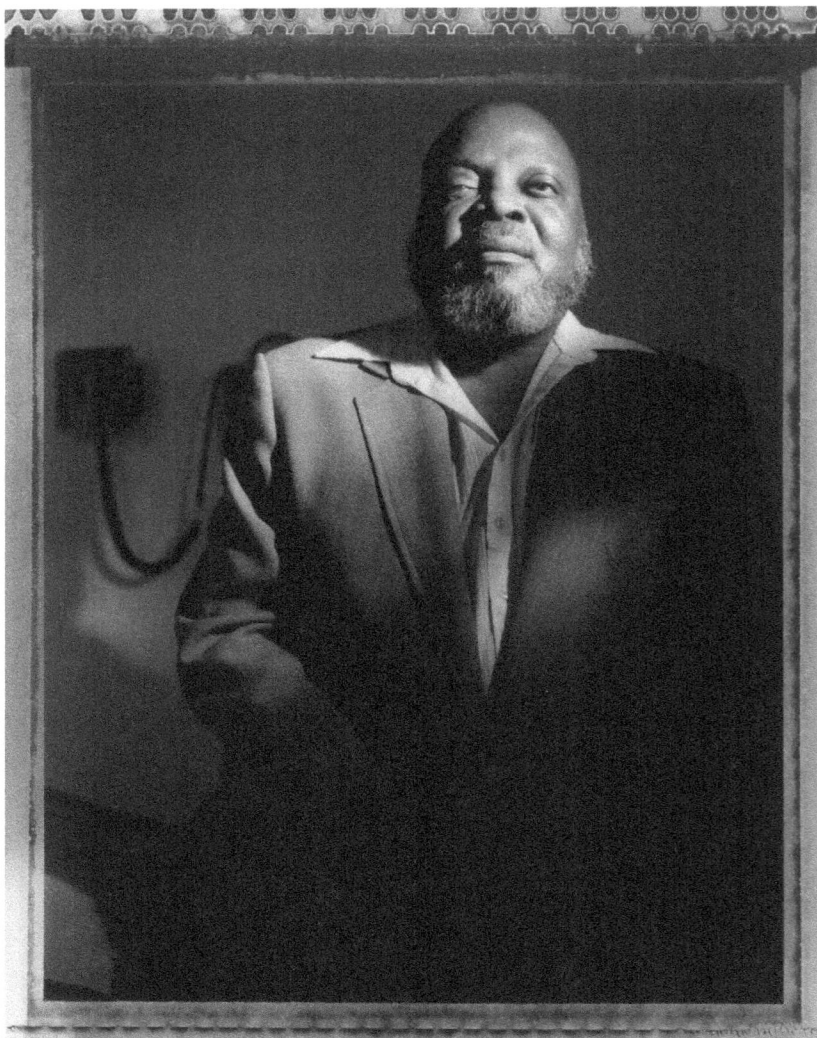

Clarence Brown

Fotografía de John Harding

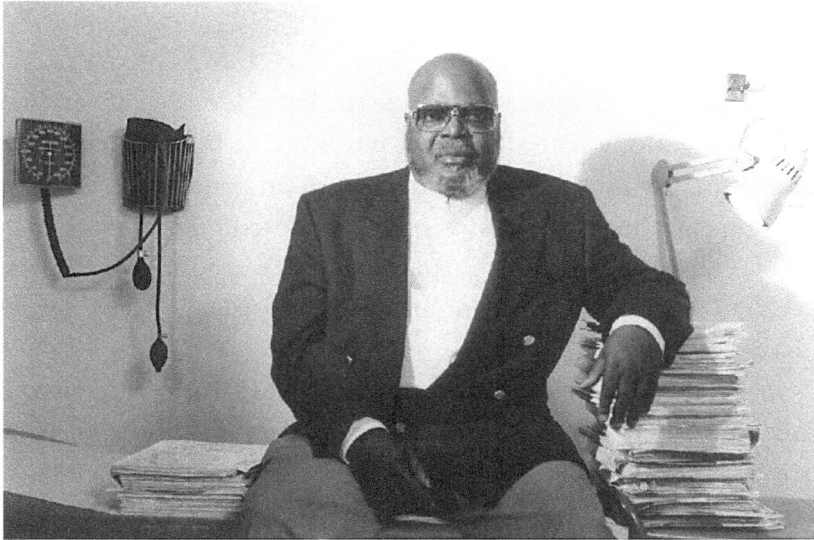

Clarence y sus montones de registros médicos del antes
de *(a la derecha)* y después de *(a la izquierda)* dejar de
fumar.

Fotografía de John Harding

Clarence Brown, en su propia voz

Cuando trabajaba en el astillero, todos los grandes, el supervisor y los mejores dibujantes fumaban puros o cigarrillos. Decían que podían pensar mejor Así que me compré un paquete de Viceroy. Lo siguiente que uno sabe es que, cuando empieza a estresarse, quiere fumar un cigarrillo. Cuando estoy de buen humor y quiero celebrarlo, me apetece fumar un cigarrillo. Así que ahora tengo adicción a la nicotina.

En 1959, me diagnosticaron sarcoidosis (una enfermedad inflamatoria de los órganos). Había empezado a trabajar para compañías discográficas. Estaba en el estudio de grabación con dos cajas de Sherman. Nos sentábamos en el panel de control y, a la hora del almuerzo, ya había vaciado una caja.

Empecé a tener problemas de verdad en 1979. Me diagnosticaron asma. Eso fue terrible, todo el mundo me decía que no fumara. No me importó en absoluto. Después de un tiempo, uno dice: «Sé que me está matando, pero ya lo dejaré algún día». «Sí, lo dejaré el año que viene». «Voy a dejar de fumar en mi vigésimo quinto cumpleaños». «Bueno, no, creo que voy a esperar hasta que tenga cuarenta años». «Sé que es malo para mí, pero voy a morir de algo de todos modos».

Cuando trabajaba para las compañías discográficas, empecé a consumir heroína. Al principio tomaba la heroína antes de ir a dormir por la noche. Y entonces un día uno se encuentra con que por la mañana necesita esnifar un poco para desperezar los huesos y la cocaína, zas, le pone en marcha. Pero me dije, tío, esto es un sinsentido, porque sentía que consumir estas sustancias estaba afectando a mi sistema respiratorio. Cuando dejé la heroína, seguía fumando.

«Cuando dejé la heroína, seguía fumando».

Yo era un tonto quemando un cigarro tras otro, estaba fumando mucho. Fumaba Camel en ese momento, unos tres paquetes al día. Me costaba respirar. Tomaba un poco de la medicación para respirar y acto seguido me daba la vuelta y encendía un cigarrillo.

A pesar de que uno está en modo de autodestrucción, arruinando su vida, tiende a pensar: «Ah, yo controlo esta mierda». Pero una vez que sale de ese estado mental alterado, se da cuenta de que no tenía el control. Cuando uno se libera de la adicción, empieza a pensar de forma saludable. La Biblia dice: «Mantenga su templo limpio». Quiere decir que su cuerpo es el templo y, cuando uno mete todo este veneno en el cuerpo, no puede cuidarlo, porque lo está destruyendo. Y no es una destrucción instantánea, es gradual. Igual que las drogas. Al principio uno dice: «Oh, estoy bien, estoy bien, no estoy enganchado, estoy bien, estoy bien... ¡Oh tío, mierda, sí que estoy enganchado!»

«Una, dos, tres, cuatro, cinco veces me intubaron, y aún así, no dejé de fumar».

Mi salud era malísima. Malísima. De 1981 a 1989 estaba continuamente en el hospital. Durante un año, me ingresaron doce veces. Hubo un mes que me ingresaron tres veces y la última me intubaron. Me metieron un tubo en los pulmones, porque no podía respirar por mí mismo, y tenía que estar en una máquina que me mantenía con vida. Una, dos, tres, cuatro, cinco veces me intubaron, y aún así, no dejé de fumar. Ni siquiera pensé en dejarlo. Pero a la sexta vez, dije: «Tío, piensa un poco: Ya es hora de que empezara a hacer algo». Así que vine a uno de los grupos para dejar de fumar. Luego volví otra vez. Creo que volví tres o cuatro veces antes de dejar por fin de fumar. Dejar los cigarrillos era algo difícil, muy difícil de hacer, mucho más difícil que dejar la heroína o la cocaína debido a su disponibilidad. No es necesario recurrir a ninguna cosa rara para obtener cigarrillos. Estar en el grupo con otros fumadores me ayudó de verdad.

Si realmente, de verdad, tiene el deseo de dejar de fumar, tiene que estar dispuesto a separarse de otros fumadores durante al menos tres meses. Si está cerca de un grupo de personas que están fumando, va a tener un problema porque ve a mucha gente pasándolo bien, con un aspecto estupendo. Entonces el cerebro dice: «Oye, tío. Está bien fumar un cigarrillo». Y ahí va; ya está otra vez enganchado.

Los cigarrillos pueden ponerle de buen humor. Puede usar el tabaquismo como una adicción que altera la mente y que cambia el estado de ánimo. Puede estar enojado por algo y luego decir: «Oye, dame un cigarrillo», para superarlo. Pero si uno se parase a pensar en lo que está haciendo, sabría que puede aliviar la ansiedad y estar más sano simplemente sentándose y respirando profundamente diez veces. La respiración profunda me ayudó enormemente. Ahora la uso mucho y para muchas cosas diferentes.

Cuando uno está dejando los cigarrillos, comienza a tener pensamientos más saludables sobre las cosas. Una mañana me desperté, me miré en el espejo y dije: «Eh, cuánto tiempo». Así que ahora he formado una relación con esa persona hasta el punto de que, cuando me despierto por la mañana, digo: «Buenos días, hermano», y se ha convertido en un ritual. Cuando estaba en el proceso de dejar de fumar, incluso lo llevé un poco más lejos. Iba a ese espejo y decía: «Buenos días», y me quedaba ahí y hablaba conmigo mismo. Me decía: «No vas a fumar hoy, no vas a fumar cigarrillos hoy». Era como algo que programaba en mi mente subconsciente.

Me pareció un fuerte apoyo porque a veces volvía a recordar mi conversación en ese espejo y las promesas que me había hecho a mí mismo. La gente pensará que estoy loco, seguro que lo piensan, y *estoy* un poco loco, pero creo que eso es bueno. Es una forma de empezar a darse cuenta de que: «Oye, puedo hacerlo. Yo».

Primero tiene que cuidar el césped de su jardín. Porque si no se quiere o cuida a sí mismo, no puede querer a nadie más, no puede confiar en nadie más. Eso es lo que digo sobre mi vida. Viví la vida en modo autodestructivo. Al no cuidar *de mí mismo* y no *quererme* lo suficiente para estar

«No quiero volver a sentirme como antes, nunca más».

sano, y no ser la persona que puedo ser, no puedo confiar en *otros*. El mundo era una completa mierda. A la mierda con todo. Y todo se iba a la mierda. Pero en el momento en que empecé a cuidar mi césped, miré hacia afuera y dije: «Oye, no toda la hierba es café. También hay hierba verde por ahí fuera». En la vida, uno siempre va a tener zonas de hierba café alrededor. Pero si las riega bien, pueden volverse verdes.

Tengo todo tipo de ventajas por no fumar. Algunas fueron una sorpresa. Me involucré haciendo voluntariado. Al principio, pensé: «¿Voluntario? Mierda, ¿quién diablos quiere hacer trabajo voluntario?» Antes de darme cuenta, estaba trabajando como voluntario. Con más energía al no fumar, tendrá tendencia a tratar de hacer más cosas. Ahora soy más activo.

Mi familia se alegró de que lo dejase e incluso me dicen que no soy tan gruñón, grosero o desagradable con la gente. Antes no me importaba si moriría mañana o si viviría para ver crecer a mis nietos. Ahora son como mis pequeños cachorrillos abandonados; siempre quieren estar conmigo y siento una gran alegría con ellos.

Mierda, tío, no quiero volver a sentirme como antes, nunca más.

¿Quién sería Clarence Brown sin cigarrillos?

Al dejar de fumar, Clarence se dio la oportunidad de vivir, respirar y sentirse mejor. Sentirse mejor permitió que emergiera su verdadera generosidad y carisma. Se convirtió en un miembro productivo de su comunidad y un poderoso protector de su familia.

222 APRENDER A DEJAR DE FUMAR

La motivación nos impulsa a comenzar. El hábito nos permite continuar. **Jim Ryun**

Bill Johnson

Bill es un ex drogadicto consejero de drogodependencia. Tiene la auto-conciencia de alguien que ha estado practicando la sobriedad durante muchos años. Debido a que entiende el poder de la adicción, abordó la superación del tabaquismo metódicamente y con determinación.

Bill, un hombre pálido, delgado y serio, tiene tatuajes que le cubren los brazos y su cabello blanco le llega hasta la mitad de la espalda. Parco en palabras, es tímido, tranquilo y un buen oyente. Solía aparecer en el grupo con libros bajo el brazo, muchos de los cuales eran relevantes para su estudio de la adicción. Bill aplicó lo que había aprendido en los programas de 12 pasos para dejar de fumar y pronto lo consiguió. Debido a su familiaridad con enmendarse (paso ocho), encontró un uso particularmente significativo para el dinero que ahorró al no comprar cigarrillos. Como leerás en su historia, su decisión de liberarse del tabaco cambió su vida de una manera rica y sorprendente.

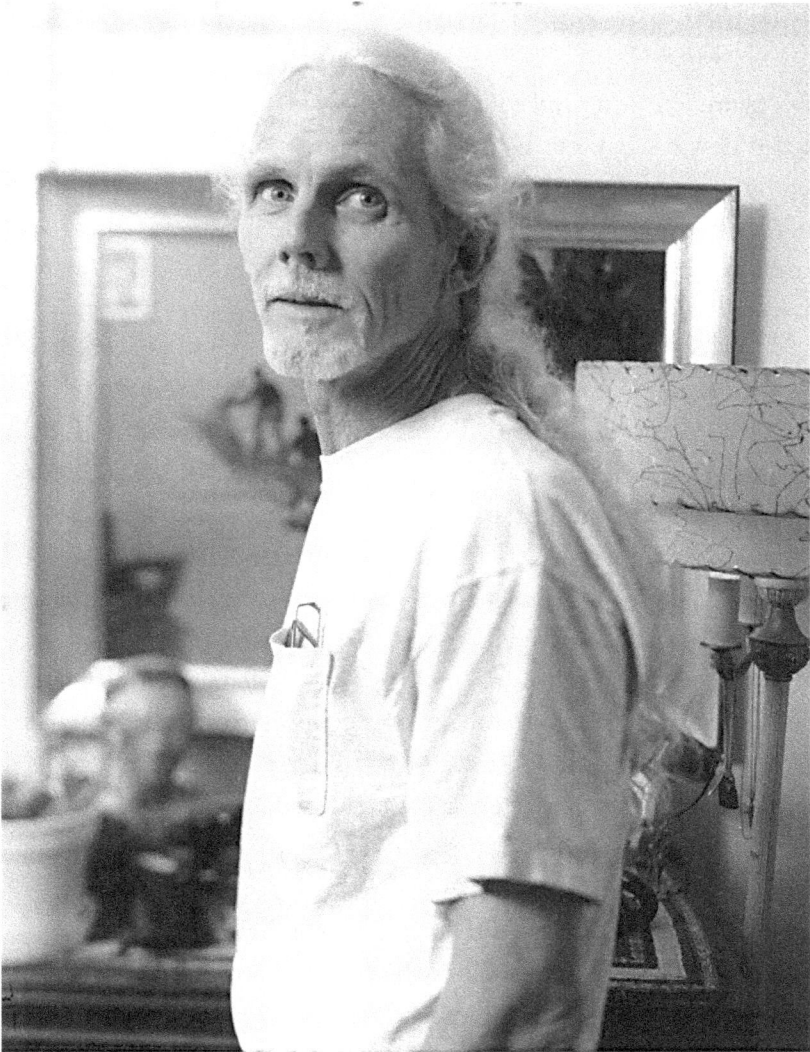

Bill Johnson   Fotografía de John Harding

Bill Johnson, en su propia voz

Mi padre tenía un nivel educativo de noveno grado. Es de los barrios bajos de Chicago; también lo es mi madre. Cuando era joven, mi padre viajó haciendo autostop hacia el oeste porque había muchos chicos pobres que trataban de entrar en el ejército en Chicago. Se unió al ejército en Colorado en 1935 y permaneció en el ejército hasta 1960.

Mi padre murió de cáncer de pulmón cuando tenía 56 años. Era fumador. Fumaba Lucky Strikes, un par de paquetes al día.

Yo empecé a fumar,. Bebía y hacía otras cosas por el estilo cuando tenía trece años. Ya era fumador habitual en noveno grado. En la base militar, un paquete de cigarrillos costaba unos 25 centavos en la máquina. Cualquier niño podría comprar cigarrillos. Nunca fue un problema para mí conseguir cigarrillos y, durante mucho tiempo, no tuve la sensación de que estuviese enganchado.

En octavo grado, me rompí el brazo. Estaba en el hospital militar en un pabellón con un grupo de marines. A los marines les gustan los niños y estos tipos me daban cigarrillos Camel y me cuidaban. Recuerdo haber fumado mucho. También empecé a estar nervioso en esa época de mi vida. Tenía mucho que ver con los cigarrillos y el alcohol.

Para mí, el tabaco fue lo que hoy se llamaría una droga de iniciación. Cuando tenía dieciocho años empecé a consumir otras drogas. Empecé a fumar marihuana, tomé anfetaminas, aspiré pegamento. Después de salir de la escuela, empecé a tomar LSD y speed; luego pasé a meterme speed, barbitúricos y heroína. Fui adicto a la heroína durante 27 años. Fumé durante todo ese período; desde que estaba en noveno grado, era habitual que me fumase un cigarrillo tan pronto como me levantaba de la cama.

Fui un indigente sin dinero durante mucho tiempo. Recogía

colillas de la calle, las deshacía y liaba el tabaco en zigzags. Robaba cigarrillos. Gorroneaba tabaco; hacía cualquier cosa por un cigarrillo. Fumaba y tosía pero no podía dejarlo. El punto de inflexión fue cuando empezó a dolerme la garganta todo el tiempo; tenía miedo de tener cáncer y morir como mi padre. Vi como le quitaron un pulmón y le cortaron la laringe a mi padre y no pudo hablar durante el último año de su vida. Tenía cincuenta años e iba a la universidad, un hombre con un nivel educativo de noveno grado que va a la universidad; y murió en solo un año.

Los cigarrillos fueron la última adicción de la que me limpié. Me llevó mucho tiempo dejar de fumar, incluso cuando quería hacerlo. Fue muy estresante. Cuando dejé de fumar la primera vez, recaí con la heroína, así de estresante era. No sabía hablar ni cuidar de mí mismo cuando empecé a estar sobrio. Me volví muy irritable, agitado e infeliz y tenía un montón de cambios de humor. Perdía los estribos con facilidad; tenía que concentrarme mucho en lo que estaba haciendo. Cuando recaí volví a fumar. Consumía heroína y compraba un cigarrillo para romper el filtro y meter heroína dentro, y luego le daba el cigarrillo a cualquier persona de la calle. Pero, en una ocasión, llevaba el cigarrillo conmigo al lugar al que fui a prepararla; rompí el filtro para usar el algodón y encendí el cigarrillo. Eso fue todo. Volví a fumar un paquete al día.

Cuando estuve preparado para volver a desengancharme, hice un nuevo plan. Me quedé en el grupo más tiempo, hice la asistencia posterior más tiempo e intensifiqué mi trabajo sobre mi consumo de drogas. Recibí apoyo, hice cosas como celebrarlo todos los días, cada logro. Beber mucha agua, correr y la acupuntura

«Ahora mi hijo me llama; él y yo tenemos una relación».

también me ayudaron. A los seis meses sin fumar, mi garganta no me dolía en todo momento.

En el grupo, descubrimos cuánto costaba nuestro hábito. Me divorcié hace años y nunca le había enviado dinero a mi hijo. Me estaba preparando para resarcir a mi ex esposa, a pesar de no haberla visto en años. Me di cuenta de que tendría suficiente dinero para pagar la manutención de mi hijo, a pesar de que mi hijo ya era un hombre adulto. Desde que dejé de fumar hace 31 meses, he estado enviando a mi ex esposa $50 al mes.

Dejar de fumar me ha permitido ser más responsable, sacar algo malo de mi vida y reemplazarlo por algo bueno. Ahora mi hijo me llama; él y yo tenemos una relación. Vino a verme después de años sin verlo. ¿Quién iba a pensar que dejar de fumar me ayudaría a pagar su manutención y a devolverme a mi hijo?

¿Quién sería Bill Johnson sin tabaco?

Durante décadas, Bill utilizó los cigarrillos como medio para mantener el control. Al convertirse en un no fumador, Bill logró un autocontrol real y descubrió cualidades de sí mismo que cambiaron su vida: se volvió más responsable, como lo demuestra su decisión de empezar a pagar la manutención de su hijo. Y se convirtió en un padre más cariñoso y comprometido, lo que finalmente le permitió disfrutar de una relación con su hijo.

¿Qué podemos ganar viajando a la luna si no somos capaces de cruzar el abismo que nos separa de nosotros mismos? Este es el más importante de todos los viajes de descubrimiento.
Thomas Merton

Mary Nordseth

La intensidad tranquila y el temperamento suave de Mary ocultaban un carácter complejo y la historia que poco a poco atrajo el interés del grupo: ¿quién *era* esa mujer? Como salió más tarde a relucir, estaba en un profundo proceso de autodescubrimiento, y formar parte del grupo fue una parte significativa de su creciente compromiso consigo misma. En el grupo la conocíamos a medida que ella se conocía a sí misma.

Cuando Mary se unió por primera vez a nuestro grupo, estaba atenta y tranquila. Mientras escuchaba y observaba, me di cuenta de que estaba tratando de ver si podía confiar en nosotros. No había pasado mucho tiempo cuando ella intervino y comenzó a mostrar una honestidad sin tapujos, lo que nos permitió principalmente escuchar su propio diálogo interno sobre lo que había estado haciendo con su vida y por qué. En el ambiente de autenticidad y honestidad que caracterizaba al grupo, parecía encontrar el valor que necesitaba para empezar a descubrir secretos que se había estado ocultando a sí misma.

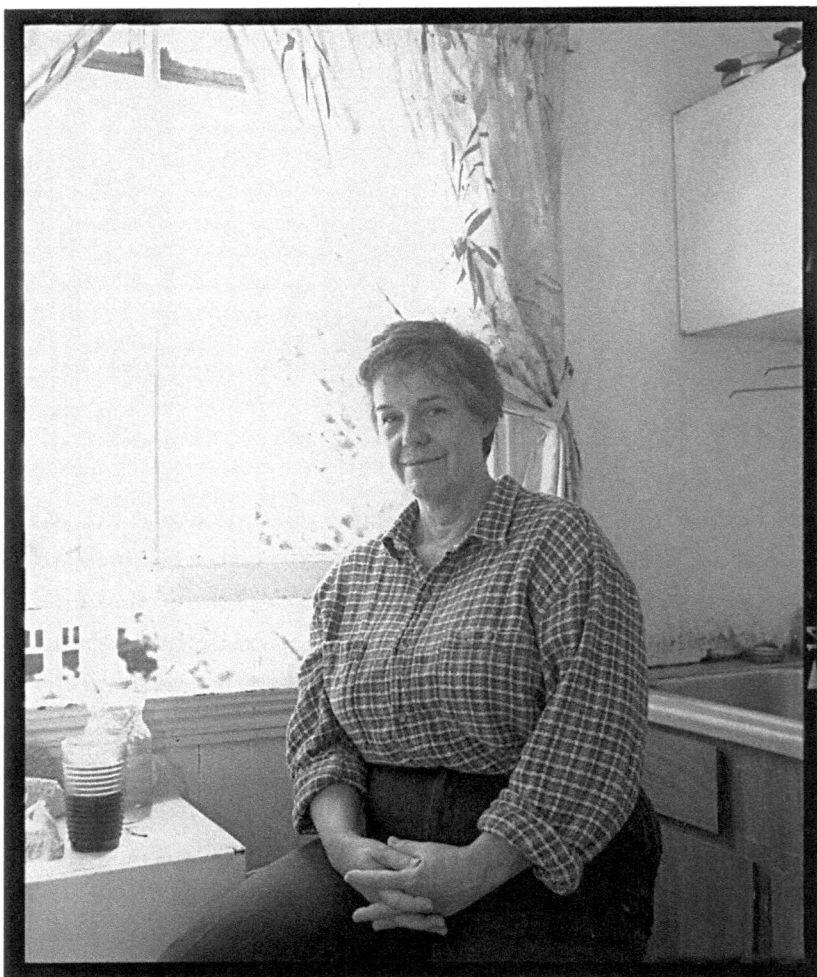

Mary Nordseth

Fotografía de John Harding

Mary Nordseth, en su propia voz

Nací en East Bay. Por aquel entonces estaba en décimo grado y mis padres estaban divorciados. Dejé la escuela secundaria y fui a trabajar para mantener a mi hermano, mi hermana, mi madre y a mí misma. Tenía dieciséis años. Seguí así hasta que mi madre se volvió a casar, y luego me mudé a San Francisco a los veintiún años.

Nunca vi a mi madre sin un cigarrillo, nunca. Cuando se preparaba para salir, yo era su pequeña ayudante y tenía preparado un cigarrillo para ella. No exageraría nada si dijese que lo odiaba. Empecé a fumar a los catorce años.

Las personas que tienen enfisema están intentado literalmente respirar a través de su piel. Ese era el caso de mi madre. Murió hace diez años. Me dijeron que sus pulmones estaban tan negros que no sabían si tenía cáncer de pulmón. Sabía lo que fumar le podía hacer a una persona, pero no me hizo dejarlo. Fumaba dos paquetes al día.

En 1964, salió el primer *Informe de la Dirección General de Salud Pública sobre Tabaquismo y Salud* y tuve un poco de remordimiento de conciencia. Pero nada iba a hacerme dejar de fumar. Era parte de mi imagen, la chica lista, la persona que tenía todo bajo control. No pude tomar la suficiente distancia de mí misma para ver lo que me estaba haciendo hasta que me metí en un grupo de personas que podían llevarme de la mano. Sólo entonces pude ver el daño que hacía no sólo a mi cuerpo, sino también a mi ambición. Estaba eligiendo algo que me estaba matando. Había destruido la calidad de mi vida. Fumar afectó el rumbo de mi vida.

Yo era una niña muy atlética; había recibido clases de tenis gratis porque se me daba bien. En la década de 1960, iba a Big Sur con amigos. Todos menos yo salían del auto. Me sentaba a fumar un

«Nunca vi a mi madre sin un cigarrillo, nunca».

cigarrillo. Pero esa no era yo en realidad. Fumar cambió quién era; cambió el rumbo de mi vida. Cambió la persona real en la que podría haberme convertido.

Me enganché metiéndome metedrina y heroína. Era una fumadora empedernida de marihuana. Si no hubiera empezado a fumar, no habría tomado drogas; los cigarrillos allanaron el camino. Nunca pude afrontar mis problemas directamente porque siempre podía hacerme a un lado y poner estas sustancias químicas en mi cuerpo para distraerme de lo que fuera. Es muy triste lo que los cigarrillos le han hecho a la gente.

El programa para dejar de fumar me dio la oportunidad de mirarme a mí misma, por primera vez, a través de los ojos de otras personas. Yo no tenía la honestidad que ellos tenían; se las pedí prestada. Allí había gente que hablaba de forma sincera y yo desearía poder ser tan honesta, poder estar en contacto conmigo misma y hablar de verdad desde mi corazón. No podía hablar de corazón porque no sabía cuáles eran mis sentimientos. Quería esa honestidad y esa conexión con mis propios sentimientos que vi de tanta gente allí. En una situación desesperada, el grupo me ofreció esperanza.

Me separaron emocionalmente de los cigarrillos. Mis emociones estaban bloqueadas. Una vez que el tabaco y los productos químicos se fueron, fui libre para ser más quien era. Las emociones están conectadas con una persona con la que hacía mucho tiempo que no tenía contacto. Mis emociones salieron a la superficie y, al compartir mis sentimientos, descubrí que sentía algo por todos los de la clase. Tenía que encontrar algo que fuera más fuerte que yo y, al principio, era el grupo. El grupo para dejar de fumar era la parte de mí con la que había perdido contacto, esa parte que se preocupaba de verdad por mí. Fue esa persona a la que había olvidado la que dijo: «Esto es peligroso» o «¿Te has dado cuenta de que tienes que subir tus escalones

«Una vez que el tabaco y los productos químicos se fueron, fui libre para ser más quien era».

poco a poco cuando llevas la compra?»
Todas las veces, todo el mundo me
ofrecía algo; y podía llevarme algo
de eso conmigo para esos momentos
en los que me sentía insegura y tenía
miedo de recaer. La clase fue mi apoyo.

«Debo el 75 por ciento
de mi éxito para dejar
los cigarrillos a hacer
ejercicio».

Tuve un síndrome de abstinencia muy fuerte, una ansiedad
tremenda, como una angustia exagerada, porque no podía tener
lo que quería. La única forma de superarlo era cansándome,
haciendo senderismo. Debo el 75 por ciento de mi éxito para dejar
los cigarrillos a hacer ejercicio. Ayuda a generar endorfinas en el
cuerpo; me ayuda a sudar y esa limpieza es muy importante. Puse
toda mi energía en hacer ejercicio y limpiar mi cuerpo.

Un cigarrillo es una herramienta de control. Cuando una
persona es libre para reconocer sus propias necesidades y deseos,
la vida fluye mejor. Si digo algo estúpido o doy un paso en falso,
no me castigo por ello como lo hacía cuando era fumadora; sólo
sigo adelante. Todo es más fluido. Todo resulta menos pesado.
Esa fluidez viene de estar en contacto con mis sentimientos. La
emoción, como la propia palabra indica, significa *moción,* es decir,
movimiento. Me dejé llevar por mis sentimientos. Estar en contacto
con mis sentimientos es el mejor regalo que he recibido al dejar los
cigarrillos.

No quiero fumar nunca más. No tengo que hacerlo. Qué
simple y, sin embargo, qué largo viaje para llegar hasta aquí.

¿Quién sería Mary Nordseth sin tabaco?

Mary dejó de fumar y se volvió más honesta y veraz, cualidades
que eran profundamente importantes para ella. El proceso de
liberarse del tabaco le dio la oportunidad de conocerse a sí misma.
Vivir sin cigarrillos también le permitió desarrollar su creatividad
poética natural.

Todos los problemas de la humanidad se derivan de la incapacidad del hombre para sentarse tranquilamente solo en una habitación. **Blaise Pascal**

Pete Anastole

El cuerpo de Pete se movía y vibraba sin parar. Durante su primer año en el programa, acudía esporádicamente al grupo, se movía tanto que, al final de la hora, se había sentado en casi todas las sillas vacías de la sala. Cuando paraba y se sentaba, golpeteaba sus dedos incesantemente en la mesa mientras movía furiosamente un pie arriba y abajo. Transportista de muebles de profesión, Pete es un hombre grande, corpulento y atractivo. A veces se presentaba en el grupo con su novia y ambos tenían moretones en los brazos de las peleas entre ellos.

Después de más de un año de entrar y salir del grupo, finalmente decidió comprometerse completamente a dejar de fumar. Para ayudar a controlar sus síntomas de abstinencia, eligió usar un parche de nicotina. Pero terminó usándolo durante no más de unas horas antes de arrancarlo de su cuerpo con disgusto: «no quería depender de ninguna ayuda».

Lo que siguió fue una de las peores abstinencias que he presenciado en un fumador. Confesó haber lanzado objetos pesados por la habitación e incluso por la ventana. Se acurrucó, temblando y sudando, debajo de las sábanas durante días. Cuando apareció en el grupo con moretones en la cara y los brazos, me alarmé al enterarme de que los golpes eran el resultado de la intensificación de las peleas con su novia. Un par de semanas más tarde, cuando contó que habían roto, me sentí aliviada.

Durante las siguientes semanas, observé cómo la agitación de Pete seguía aumentando. Se mostraba impaciente y nervioso en el grupo y normalmente se sentía miserable. Cuando comenzó a aumentar su nivel de ejercicio y a reducir el café y otras bebidas con cafeína, su comportamiento comenzó a cambiar. Pronto, fue capaz de sentarse en una silla durante una hora entera; sus golpeteos en la mesa disminuyeron y terminarían deteniéndose por completo. En pocos meses, pudo escuchar a otros miembros del grupo y compartir las habilidades y la experiencia que había aprendido en su viaje.

Continuó participando en el grupo durante varios años. Se volvió más tranquilo y centrado, a la vez que perdía muchos de los antiguos signos de agitación y malestar que manifestaba en su propia piel, de la tensión que lo había caracterizado como fumador. Cada vez más consciente de sí mismo, decidió aprender a controlar sus sentimientos de enfado y se unió a un programa de superación de la violencia para hombres. Con lo que descubrió al enfrentarse a sus demonios internos, se convirtió en un consejero consumado para sus compañeros, reflexivo y compasivo, orientando y apoyando a otros fumadores hacia una vida libre de tabaco. Continuó haciendo ejercicio y comenzó a cuidar su dieta, reduciendo la gran cantidad de azúcares simples y carbohidratos que habían sido alimentos básicos para él. Dejar de fumar terminó conduciéndolo a la serenidad y la relajación y desarrolló unas fuertes dotes de liderazgo que utilizó para ayudar a otras personas que estaban donde él había estado antes.

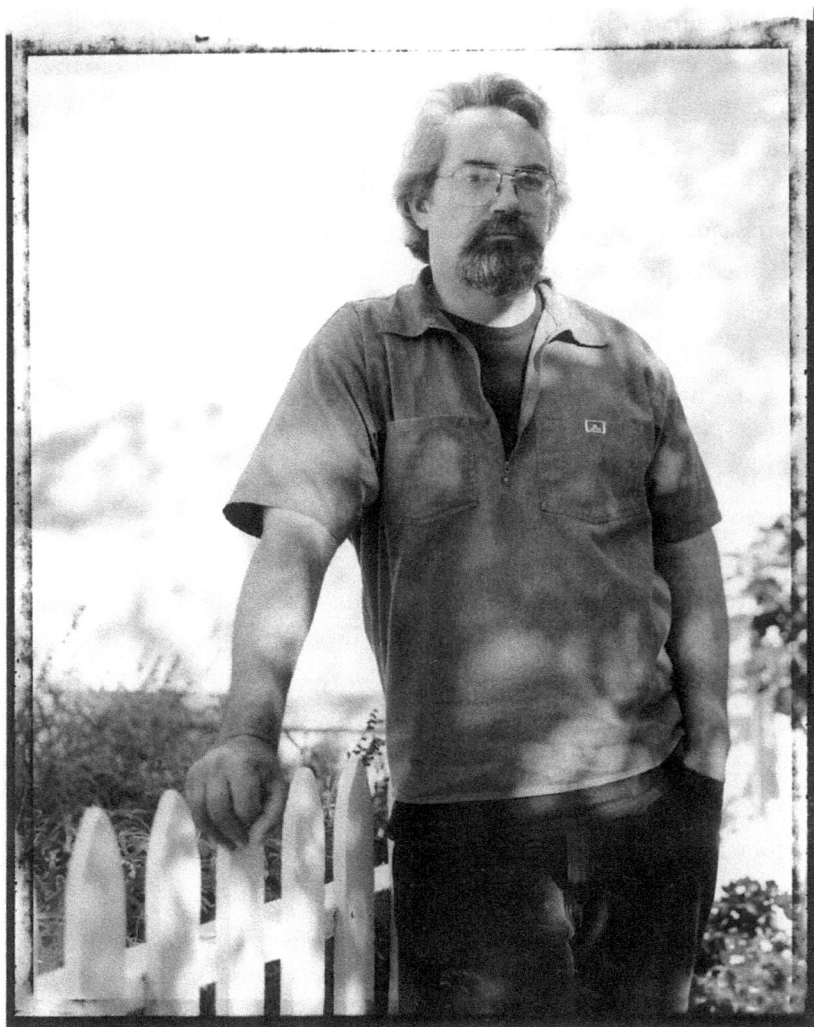

Pete Anastole   Fotografía de Greene and Harding

Pete Anastole, en su propia voz

Todo el mundo fumaba en casa. Todo el mundo. Mi madre fumaba cuatro paquetes al día; mi padre fumaba dos paquetes. Mi tío, que ya no está con nosotros, fumaba cuatro paquetes al día. Así que justo delante de mí, veía fumar diez paquetes de cigarrillos al día en una pequeña casa de un solo dormitorio. Mi nariz moqueaba las veinticuatro horas del día. Siempre estaba resfriado, siempre tosía. Empecé a fumar robando las colillas que mi tío tiraba por la ventana. Tenía diez años.

Sobre el noveno grado, comencé a fumar un paquete al día. Tenía el objetivo de fumar y, en dos semanas, estaba enganchado a los cigarrillos. Me gustaba la sensación de fuerza que me daba fumar. A partir de entonces, todo fue cuesta abajo.

Yo era un tipo grande. El tamaño le da a uno un cierto poder. Personas que antes eran tus enemigos ahora son tus amigos y quieren fumar cigarrillos. Tus compañeros te respetaban más porque eras fumador. A los catorce, quince, dieciséis años, gobiernas el mundo y no piensas en nada. Poco tiempo después, me di cuenta de que no podía caminar largas distancias.

A los treinta y pocos, estaba en el negocio de las mudanzas y me encontraba siempre cansado. Fumaba entre dos y dos paquetes y medio al día. Si tuviera cinco dólares en el bolsillo y me muriera de hambre y tuviera que comprar comida o cigarrillos, compraría cigarrillos. Estaba irritado todo el tiempo, listo para saltar a la mínima. Mi nerviosismo era incontrolable, mis brotes de ira constantes. Había gente con cincuenta años que corría más que yo

«Si tuviera cinco dólares en el bolsillo y me muriera de hambre y tuviera que comprar comida o cigarrillos, compraría cigarrillos».

Percatarme de la muerte, saber que vas a morir si no dejas de fumar, es lo que me hizo despertar. Mi hermano y yo caminamos un kilómetro y medio bajo la lluvia. Yo estaba sin aliento y teníamos que bajar una colina grande. Si hubiera hecho todo el camino hasta el final, no habría podido volver, así que no pude bajar hasta allí y estar con él. Dijo: «¿Qué harás dentro de tres o cuatro años? Ni siquiera podrás salir del auto Estarás conectado a una botella de oxígeno y señalarás con el dedo». Fue ahí cuando me dije: «Será mejor que haga algo respecto a fumar. Todas las personas tienen el poder para cambiar, así que voy a usar ese poder para llevarlo a cabo».

La primera vez que fui al grupo, asistí durante dos semanas. Un año y medio después, volví de nuevo. Esta vez, fui más allá en el grupo y luego dije: «Bueno, no soy capaz de dejar de fumar, esto no funciona», y me fui. La tercera vez, hice del camión un lugar sin tabaco. No dejaba que nadie fumara en el camión. Me detenía, me estacionaba, salía, fumaba, tiraba el cigarrillo y volvía a entrar. En poco tiempo, llegaba de mi casa al trabajo sin parar, así que eliminé uno o dos cigarrillos en el camino al trabajo. Más tarde, pude aumentar el tiempo que pasaba sin un cigarrillo. Al final de la clase, lo dejé.

Sufrí todo ese día. Me quedé en cama temblando como un drogadicto dejando la heroína. Estaba sudando, me ponía las sábanas sobre la cabeza, gritando y chillando. Viví un infierno, los peores siete días de mi vida. Nunca había hecho algo tan difícil. Fue un gran logro personal; había llegado a una importante intersección.

Toda mi vida tuve un problema de ira. No sabía qué hacer con mi enfado. Siempre estaba ahí dentro buscando un lugar por donde salir, así que la liberé contra las personas que amaba. Me enojaba y abusaba de las mujeres. Estaba enfadado todo el tiempo. Nunca tuve control para gestionar la ira; siempre estaba molesto con alguien o por culpa de alguien. Cuando dejé de fumar, tuve que lidiar con mi ira porque no tenía más vicios con los que controlarla. Ahora me enfrento a mi ira y, al enfrentarme a ella, me siento más tranquilo, más a gusto. Lo puse todo en perspectiva. Antes, me preocupaba por pequeñas cosas, como perder un autobús. Rápidamente perdía el control y a continuación caía en una depresión mayor. Ahora me digo a mí mismo: «Bien, has perdido el autobús, así que ve a tomar un café, siéntate y relájate». O salgo a dar un paseo, hago respiración profunda y me calmo

Me permito poco más de treinta minutos para estar enfadado por un problema y luego me digo: «Bien, han pasado 30 minutos; es hora de cambiar a otra cosa». Todos los días pasan cosas con las que podría obsesionarme y, como sabía que ya no podía dejar que me consumieran, intentaba dejarlas a un lado. Ser capaz de hacer esto requiere práctica pero, cuanto más lo haga, más fácil le resultará. Antes, nunca permitía hablar a nadie. Ahora me siento y escucho; me doy cuenta cuando la gente dice cosas que pueden resultarme útiles. Estoy aprendiendo cosas sobre mí que nunca supe que existían. Estoy abierto a nuevas ideas, diferentes formas de abordar las cosas.

Se consume mucho tiempo fumando cincuenta cigarrillos al día: fumar, exhalar, apagarlo, no quemar la ropa, comprar más cigarrillos antes de quedarse sin tabaco. Dos o tres horas del día se pasan de esta manera, así que he ganado dos o tres horas al día. Me gusta la naturaleza, así que empecé a pasear por parques, lugares que nunca antes me habría parado a mirar. Caminar me daba cierta sensación de progreso. La primera semana podía recorrer un par de colinas. Después de un tiempo, podía subir tres, cuatro, cinco colinas sin descansar. Intenté cambiar mi dieta con más frutas y verduras. Bebía mucha agua. El dinero que ahorro del tabaco lo usaré para adquirir mi propio terreno. Son cinco acres en el campo que la compañía tabacalera no puede tener. Son míos. Las tabacaleras se llevaran todo lo que tienes.

«Después de un tiempo, podía subir tres, cuatro, cinco colinas sin descansar».

No esperaba que dejar el tabaco fuese tan duro como fue, no esperaba que la ira y la agitación llegaran al extremo que lo hicieron y no esperaba sentirme tan bien como me siento ahora. He recuperado mi vida, mi dignidad personal. Puedo trabajar. Puedo caminar cinco kilómetros todos los días. Me conozco cada vez mejor. Siento mucho respeto por mí mismo porque pude tomar el control sobre algo que controlaba mi vida y hacerlo a un lado. Estoy aprendiendo a lidiar con mis problemas, que siempre estuvieron ahí y que reprimía con cigarrillos.

Use lo que pueda. Si le gusta leer, lea; si le gusta caminar, camine. El ejercicio y el agua son buenos. Use lo que pueda para sacar la nicotina de su cuerpo. Mantenga su mente ocupada. Tiene que vencer al tabaco o él le vencerá a usted. He estado en muchos funerales de amigos que fumaban.

¿Quién sería Pete Anastole sin tabaco?

Cuando dejó de usar los cigarrillos para reprimir su ira, fue libre de enfrentarse a sus sentimientos y aprender a usar la energía de emocional como una fuerza productiva. Se relajó en su interior, se integró y conectó con las personas que formaban parte de su vida.

¿Quién sería usted sin tabaco?

Pasos que deben realizar las personas que quieren liberarse del tabaco

Durante los años en que trabajó para dejar de fumar, Clarence exploró y experimentó con varias técnicas. La técnica que encontró más útil para dejar de fumar y mantenerse libre de tabaco fue la respiración abdominal profunda. Al principio, Clarence utilizó esta técnica de relajación para eliminar los cigarrillos relacionados con el estrés: en lugar de fumar un cigarrillo, hacía cinco respiraciones lentas y profundas, expandiendo completamente su abdomen. Después de dejar de fumar, continuó confiando en esta práctica cada vez que sentía la necesidad de un cigarrillo.

Intente respirar profundamente con regularidad. Al principio, practique cuando *no esté* bajo estrés o afrontando un fuerte impulso, porque cuando está en medio de una crisis, es demasiado difícil aprender un nuevo comportamiento. Si fuera a correr un maratón (y dejar de fumar se puede comparar con un desafío de este tipo), invertiría tiempo en conseguir fuerza, energía y resistencia. No se presentaría el día del maratón y esperaría hacerlo bien sin ningún entrenamiento. Lo mismo ocurre con la técnica de respiración profunda para controlar el estrés: **la habilidad estará ahí cuando la necesite si practica en momentos en los que no se enfrenta a sentimientos estresantes.** Una vez que haya aprendido la técnica, puede usarla siempre que tenga ganas de fumar. Para empezar, imagine que está soplando velas en un pastel de cumpleaños; haga una respiración antes de expulsar todo el aire que pueda y luego realice una respiración profunda de forma natural. Repita esto cinco veces.

A Clarence le gustaban las habilidades que podía integrar fácilmente en su rutina diaria. Por ejemplo, todas las mañanas se miraba a los ojos en el espejo del baño y se hacía una promesa. Hablando en voz alta, se decía: «Colega, hoy voy a cuidarte; va a ser un día sin tabaco». Luego, durante el día, cuando tenía ganas de fumar, recordaba su promesa y se sentía fuerte en su decisión. Durante todos los años que siguió siendo un no fumador, Clarence no se asustó con pensamientos de «Nunca más podré fumar un cigarrillo». En vez de eso, fue día a día, comprometiéndose solo para ese día. Pensar en que nunca podrá fumar otro cigarrillo en toda su vida puede ser suficiente para hacer que, al menos algunos de nosotros, vayamos desesperadamente por un cigarrillo. En vez de eso, intente centrarse en el presente: «Por ahora, estoy libre de tabaco. Durante la próxima hora o día, voy a respirar aire fresco y limpio». Dividir su viaje en pequeños incrementos hace que sea menos abrumador y más probable que pueda mantenerse a través del largo recorrido.

Todas las personas de este capítulo usaban el tabaquismo para controlar o suprimir sus sentimientos. Irónicamente, a pesar de que el tabaco les ayudaba a mantener un poco de control emocional en sus vidas, en última instancia este los controlaba a ellos. Dejar de fumar les dio la oportunidad de convertir la debilidad en fuerza. El proceso de liberarse del tabaco les exigió que examinasen aspectos de sí mismos que habían estado evitando con los cigarrillos. Pete usaba los cigarrillos para controlar la ira. Para llegar a ser verdaderamente libre, tuvo que mirar a su ira directamente y encontrar formas saludables de controlarla. Mientras exploraba y examinaba conscientemente su ira, aprendió a estar más concentrado y tranquilo. Barbara se puso en contacto con los sentimientos que había evitado, incluido el malestar que sentía por cómo el tabaquismo

«Aunque lo más probable es que tenga una idea de los beneficios para la salud de los que disfrutará al dejar de fumar, no hay forma de predecir qué otros regalos recibirá».

empeoró sus síntomas respiratorios. Al aprender a expresar sus emociones naturales, descubrió que su vida se enriquecía porque podía experimentar sentimientos de forma más completa.

Aunque lo más probable es que tenga una idea de los beneficios para la salud de los que disfrutará al dejar de fumar, no hay forma de predecir qué otros regalos recibirá. Si trata de descubrir lo que más teme acerca de dejar de fumar, es posible que encuentre una pista sobre qué nuevas fortalezas podrían estar disponibles para usted. Por ejemplo, algunas personas tienen miedo de comer más y aumentar de peso. Si ese es su caso, ¿cómo podría enfrentar ese miedo directa y creativamente? Tal vez quiera probar con la cocina baja en calorías o con la elaboración de deliciosos aperitivos bajos en calorías. Usted puede descubrir que dejar los cigarrillos le impulsará a tener una relación más saludable con la comida. ¿Cómo podría ser eso?

También podría estar preocupado por sentirse aburrido, triste o enojado. Si el aburrimiento es un problema para usted, trate de probar cosas nuevas. El aburrimiento es un estado del que nace la creatividad. ¿Qué es ese algo que ha estado posponiendo, pensando que podría hacerlo algún día? ¿Qué tal si aprende a tocar el piano, a tejer o hacer rompecabezas Sudoku? O tal vez siempre ha querido estudiar italiano. Es difícil aburrirse cuando se está haciendo algo interesante.

Si la tristeza es un problema, piense en lo que le da placer y le hace feliz. ¿Estar en la naturaleza le levanta el ánimo? Usted y un amigo pueden disfrutar planeando excursiones de un día a lugares hermosos cerca de donde vive. Si la ira es un problema, hacer más ejercicio puede ayudar mucho. Comenzar un programa de ejercicios no tiene que ser complicado: puede empezar caminando de diez a treinta minutos al día y aumentar a partir de ahí.

> **Tómese unos minutos para anotar algunas ideas sobre lo que ha estado evitando al fumar y lo que podría estar interesado en explorar o practicar como no fumador.**

El ejercicio es una manera eficaz de liberar algunos de los sentimientos incómodos de la abstinencia. También ayuda a contrarrestar el aumento de peso. ¿Cómo puede aumentar la cantidad de ejercicio que realiza? Cosas simples como bajar del autobús unas paradas antes de su destino pueden marcar la diferencia. Hacer un pacto con un amigo para tomar una clase de ejercicio juntos o ir a bailar de forma habitual son otras opciones divertidas que proporcionan apoyo y compañía.

Tómese unos minutos para anotar algunas ideas sobre lo que ha estado evitando al fumar y lo que podría estar interesado en explorar o practicar como no fumador. Piénselo por un instante: ¿Quién sería usted sin tabaco? ¿Qué diferencia podría marcar ese cambio en su vida y en la de las otras personas que le rodean? Prepárese para recibir algunas maravillosas sorpresas una vez que haya pasado por el incómodo y transitorio período de convertirse en no fumador.

Tres puntos clave

1. La dependencia del tabaco puede mantenernos emocionalmente congelados en la etapa de desarrollo en la que estábamos cuando empezamos a fumar.

2. Fumar nos impide desarrollar habilidades eficaces para la vida cotidiana.

3. Convertirnos en personas libres de tabaco nos da la oportunidad de experimentar y expresar un rango emocional más amplio, haciendo la vida más auténtica y satisfactoria en última instancia.

NOTAS

CAPÍTULO NUEVE

Cambiar nuestra forma de pensar y de actuar: Consejos y técnicas para convertirnos en no fumadores

Nota: Es posible que reconozca parte de la información que se muestra aquí de otros capítulos. Creemos que es importante reunirla aquí, en un solo lugar.

Todo lo que creemos tiene que ver con nuestro modo de actuar. En este capítulo se explorarán formas de aprovechar el poder de su mente para facilitar los cambios en los que ha estado trabajando para lograr. En el viaje para convertirse en no fumador, hay una verdad que puede ayudarle a mantenerse firme a través de los altibajos: cada cigarrillo que no fuma cuenta. Decirse a sí mismo «Cada cigarrillo que no fumo cuenta» ayuda a evitar que vuelva a fumar de forma habitual si tiene un desliz. También puede ofrecerle algo a lo que aferrarse cuando surjan impulsos y cuando esté en situaciones difíciles.

«A muchos de nosotros nos resulta reconfortante contar los cigarrillos que no fumamos».

A muchos de nosotros nos resulta reconfortante contar los cigarrillos que no fumamos. ¡Después de sólo un mes, el número de cigarrillos sin fumar para un fumador de un paquete al día sería de 600! Imaginar ese montón refuerza su éxito. Y si ya lleva unos días o semanas y cae en la tentación, contar los cigarrillos que *no* fumó puede mantenerle fuera del pozo que es pensar «Soy un fracasado y además sigo fumando».

Comencemos nuestra exploración examinando la motivación: qué es y cómo funciona.

Motivación

La motivación a menudo surge como respuesta a la percepción de que las cosas no son como nosotros queremos o como creemos que deberían ser. Cuando no nos sentimos cómodos con las cosas tal como están, buscamos la energía para actuar y hacer que las cosas vuelvan a la normalidad. Llega a casa después de un largo día de trabajo y descubre que las tuberías de la cocina han reventado. Está cansado, quiere tumbarse en el sofá y ver la tele. Pero hay que reparar esas tuberías y su energía surge para hacer frente al problema. Se pone en marcha para que las cosas vuelvan a la normalidad. Eso es motivación para actuar.

Cuando trabaje para cambiar su comportamiento, aproveche la energía motivacional siempre que pueda. De lo contrario, la energía se desvanecerá y habrá perdido la oportunidad de usarla para cambiar. Recuerde el ejemplo de remodelar su casa. Las habitaciones están pintadas y lo único que queda por hacer es instalar las cubiertas de los interruptores. Durante días, notará los huecos y esta última tarea le incomodará. Sin embargo, si deja pasar suficiente tiempo, se acostumbrará a esos huecos. Podrían pasar semanas o meses o quedarse así para siempre antes de que finalmente se ocupe de este último detalle.

Si quiere dejar de fumar, fíjese siempre que algo le motive (sentimientos desagradables, deseo de estar libre de tabaco) y busque formas de aprovechar esa energía para cambiar. Puede saltarse los próximos cigarrillos, unirse a un grupo o un foro en línea dedicado a dejar de fumar o hacer un viaje a la tienda y

«No tiene que esperar a que surja la motivación».

comprar un paquete de pegatinas de estrellas de colores para marcar cada día libre de tabaco en un calendario especial. Su respuesta puede ser aún más simple: tome cinco respiraciones profundas mientras se imagina que se va calmando y centrando. Acciones como estas crearán la energía para llevarle hacia su meta liberarse del tabaco. No tiene que esperar a que surja la motivación. Usted puede hacer crecer de forma activa la motivación para cambiar.

Motivación basada en el miedo y motivación basada en el deseo

Existen dos tipos básicos de motivación: basada en el miedo y basada en el deseo. Cuando se trata de dejar de fumar, sentimos muchas motivaciones basadas en el miedo. Es posible que médicos, enfermeras, amigos y familiares describan las consecuencias nefastas de lo que sucederá si seguimos fumando: «Señor Brown, si no deja de fumar inmediatamente, terminará matándose». O: «Papá, no quiero que mueras; por favor, deja de fumar». Tales mensajes pueden desencadenar tanta preocupación que desearemos fumar para controlar nuestra incomodidad. Si bien es normal estar a la defensiva, «No eres mi jefe», «Fumo porque me gusta», «Lo dejaré cuando quiera»; a veces esa defensa podría estar ocultando el miedo de no ser capaz de dejarlo. En respuesta, de forma defensiva hacemos más de lo que nos dicen que no hagamos.

«Tales mensajes pueden desencadenar tanta preocupación que desearemos fumar para controlar nuestra incomodidad».

El temor limita el comportamiento: evitar una cosa y hacer otra cosa que «*tengo* que hacer» ¿Quién quiere hacer lo que *tiene* que hacer, o lo que *debería* hacer? Cuando tenemos miedo, podemos sentirnos débiles, impotentes, desesperanzados, bloqueados e incluso inútiles. Cuando trabajaba en una unidad de cáncer y me enfrentaba con recordatorios diarios de las cosas terribles que podían pasar si seguía fumando, el miedo me llevaba a fumar más para controlar la ansiedad. Y mi tabaquismo mantenía vivo el miedo. Cada calada me molestaba.

Cuando se trata de cambiar comportamientos no saludables, la única función positiva del miedo es que nos puede sacar de la negación. Por ejemplo, si ha desarrollado un dolor persistente en la garganta que hizo necesario realizar pruebas médicas, es posible que se asuste lo suficiente como para dejar de fumar. Pero persistir en castigarse a uno mismo para cambiar contándose historias terribles sobre lo que *podría* suceder le debilita, aumentando un sentimiento de impotencia e inutilidad. Esos sentimientos no ayudan a conseguir un cambio de comportamiento efectivo.

> «La motivación basada en el deseo nos devuelve el control; fomenta la acción y nos pone en marcha para lograrlo».

Por otra parte, la motivación basada en el *deseo* puede ayudarle a ponerse en marcha. A la gente le gusta ir tras lo que quiere. Si alguien le empuja a hacer algo, podría clavar los pies en el suelo y resistirse. Sin embargo, de buen grado irá tras algo que quiera. La motivación basada en el deseo nos devuelve el control; fomenta la acción y nos pone en marcha para lograrlo. Ir tras nuestros deseos genera confianza. Nos sentimos fuertes, empoderados y optimistas. Estar motivado por el deseo fomenta la autoestima y nos da la sensación de tener opciones. Y lo más importante es que ayuda a crear un cambio duradero.

Si aún no lo ha hecho mientras leía el último capítulo, tómese un momento y pruebe este experimento. Ponga este libro boca abajo, cierre sus ojos, y permita que su mente se calme mientras sigue el movimiento de su respiración entrando y saliendo de su cuerpo. Ahora, mentalmente o en voz alta, diga: «*Tengo* que dejar de fumar, *tengo* que dejar de fumar». Repita esta frase varias veces y, al hacerlo, sienta la presión de sus palabras. Fíjese en las sensaciones corporales y en cualquier pensamiento o sentimiento que surja. ¿Qué siente al repetir «*tengo* que dejar de fumar»? Descanse uno o dos minutos y anote unas palabras que describan su experiencia con este ejercicio.

Ahora, cerrando los ojos de nuevo, diga: *Quiero* dejar de fumar». Incluso aunque una parte de usted no crea que sea verdad, repítalo mientras imagina qué es lo que realmente quiere. Repita la frase unas cuantas veces mientras es consciente de cualquier sensación corporal, pensamiento o sentimiento. ¿Qué es lo que nota? Tómese otro momento para anotar sus pensamientos.

Los participantes afirman sentir tensión cuando dicen «tengo que...». A veces hay un sentimiento de pánico o una sensación de desesperanza. Su mente dice «*No*, no lo haré» o «pero no puedo». Por otro lado, al repetir «quiero» puede desencadenar sentimientos de apertura y de elección. Se encuentra relajado y piensa: «Es mi elección y puedo hacerlo».

Lo más importante que hay que recordar, al observar estos dos tipos de motivaciones, es que lo que se dice a usted mismo en su cabeza es más importante que lo que le dicen los demás. Los fumadores intentan obligarse a sí mismos a dejar de fumar diciendo: «¿Por qué soy tan estúpido? *Tengo* que dejar de fumar». De esta forma, tienen una lucha interior entre la parte que dice: «Tengo que hacerlo» y la parte que dice: «No lo haré; no quiero». Esta división hace que sea mucho más difícil avanzar. Es literalmente como tratar de conducir con el freno puesto.

Ejercicio: Sus motivaciones de «quiero» (basadas en el deseo)

En nuestros programas, uno de los pasos más importantes que pedimos a la gente que haga es elaborar un lista de sus motivaciones de «quiero». Les pedimos que piensen sobre ello y anoten por qué quieren dejar de fumar en vez de por qué *deben* dejarlo. A veces es más fácil descubrir lo que queremos decidiendo lo que *no* queremos. Cuando estaba dejando de fumar, sabía que dos de las razones más importantes que tenía para liberarme

del tabaco eran mi lucha contra el miedo y la baja autoestima que tenía como madre y enfermera. Tenía miedo de lo que podría estar haciéndole a mi futuro y a mí misma fumando. También temía el reto de dejar de fumar. Cada cigarrillo que fumaba alimentaba el miedo y, aunque no estuviese fumando en ese momento, persistía la atmósfera de temor. Además, fumar no me ayudaba a ser la mejor madre que podría ser. Me veía a mí misma como un modelo negativo para mis pacientes, llegaba a sus camas apestando a cigarrillos. En resumen, mi tabaquismo me hizo a la vez estar asustada y avergonzada.

Cambié el «no quiero sentirme asustada ni culpable» por lo que *sí quiero* ser «quiero ser una persona valiente y orgullosa de mí misma». Centré toda mi atención en imaginar lo que se sentiría ser valiente y orgullosa. ¿Cómo notaría mi cuerpo al experimentar esos sentimientos? ¿Qué pensamientos cultivaría en mi mente Probé ser intrépida y orgullosa e hice pequeños carteles para poner por toda mi casa y en mi coche que decían, «Estoy libre de tabaco, soy valiente y orgullosa». De este modo, poco a poco me reprogramé a mi misma para sentir lo que *quería* que ocurriese. Esta reprogramación se convirtió en el poderoso apoyo que me guió y me sostuvo a través de síntomas de abstinencia y situaciones desafiantes a medida que reconstruía mi vida como no fumadora.

Dejar de fumar ya es lo suficientemente difícil sin entrar en una batalla con uno mismo. Un paso clave es *estar en su propio equipo*. No se reprenda a sí mismo por no ser lo que cree que debería ser. En vez de eso, anímese con pensamientos positivos. Tómese un momento para experimentar con un poderoso ejercicio. En una hoja de papel, haga una lista de sus razones personales para querer estar libre de tabaco. Siga aumentando su lista en los próximos días y semanas, creando las condiciones para abrazar la nueva vida que está construyendo.

Utilice el lenguaje como ayuda en sus esfuerzos por dejar de fumar.

Las cosas que creemos influyen fuertemente en lo que hacemos. Si creo que necesito cigarrillos para combatir el estrés, cuando me enfrente al él, automáticamente buscaré un cigarrillo. Con esta conexión directa entre la creencia y la acción, vale la pena identificar y cambiar las creencias para apoyar nuevos comportamientos.

El lenguaje nos proporciona el acceso más directo para cambiar creencias. Lo que se dice a sí mismo da forma a lo que hace. Con un lenguaje claro y centrado en el objetivo, puede anular los sentimientos y pensamientos negativos que no corresponden con los resultados que desea. Las siguientes dos formas de pensar en dejar de fumar conducen a resultados muy diferentes:

1. En la primera forma, se dice a sí mismo que le niegan algo que le encanta: *Me han quitado algo que quiero/necesito. ¿Por qué tengo que sufrir? Me siento tan mal…. ¡He perdido a mi mejor amigo! Me encanta fumar…. ¡No debería ser tan difícil! ¿Por qué no puedo fumar de vez en cuando? Esto no me gusta nada.*

   No es de extrañar que esta forma de pensar le haga volver rápidamente a fumar.

2. Por otro lado, decirse a uno mismo que puede hacer algo tiene un resultado mejor: *Esta es una oportunidad increíble para mí de cambiar. Estoy aprendiendo a lidiar con la vida sin hacerme daño a mí mismo. Los síntomas de la abstinencia son la forma en que mi cuerpo se cura de los cigarrillos. Es emocionante ver que soy más fuerte que los cigarrillos. Este es el desafío más importante al que me he enfrentado.*

   Esta segunda forma de pensar, una visión positiva de estar libre de humo, le pone en el camino hacia su objetivo de liberarse del tabaco. Al repetir las creencias que *quiere* que sean una realidad, comienza a reemplazar viejas creencias negativas por sus nuevos efectos positivos.

Experimente con el impacto del lenguaje. Comience a usar un lenguaje positivo y libre de tabaco, incluso si suena extraño, falso o como una mentira. Cuatro de las palabras más poderosas que puede decirse a sí mismo (aunque aún no sean ciertas) son **estoy libre de tabaco.** Tómese un momento en este punto y vuelva a su lista de deseos para estar libre del tabaco. Elija de una a tres cosas que sean especialmente importantes para usted. Haga una afirmación sobre estar libre de tabaco usando lo que ha elegido.

Su afirmación será más efectiva si le da peso con palabras que tengan un significado profundo y personal para usted. En mi caso, quería sentirme *valiente* y *orgullosa*. Veintiún días antes de mi fecha para dejarlo, me repetía una y otra vez: «Estoy libre de tabaco, soy valiente y estoy orgullosa». No sólo escribía esas palabras en notas adhesivas y las pegaba por toda mi casa y en mi coche, sino que también me iba a dormir murmurándolas por la noche. Y, por la mañana, cuando me despertaba, volvía a decirlas. Empezaron a ser cada vez más ciertas para mí hasta que, una vez que realmente dejé mi último cigarrillo, me di cuenta de que me había programado para sentir la verdad que había elegido para mí. Cuando llegaron los impulsos, los recibí con mi mantra personal de estar libre de tabaco y me sentí positivamente aliviada.

Otro momento para examinar su uso del lenguaje es cuando describa sus esfuerzos para cambiar. Mucha gente dice que va a «intentar» dejar de fumar, tal vez «durante el fin de semana». Usar la palabra intentar le deja una salida. La palabra misma implica algunas dudas sobre la eficacia de sus esfuerzos. Al decir que va a intentarlo, permite la posibilidad de fracaso y se da una salida fácil: «Bien, lo he intentado. Sigo siendo una buena persona, un buen paciente, un buen padre; lo he intentado». Y luego vuelve a fumar. Comience a utilizar un lenguaje que exprese una mayor confianza y compromiso: «*Estoy* dejando de fumar». Después de todo, ha pensado y trabajado mucho en esa fecha para dejarlo.

Dependencia del tabaco

Cambiar la forma en que piensa y actúa es clave para dejar de fumar. Muchos fumadores dicen que los cigarrillos han sido sus mejores amigos, que siempre están ahí en los momentos difíciles o cuando hay algo que celebrar. Por lo general, los fumadores entran en programas para dejar de fumar cuando esa amistad o relación amorosa cambia: el fumador se siente atrapado y/o enfermo. Entender lo que le ha mantenido en una relación poco saludable (en este caso, con el tabaco) puede ser útil para encontrar una manera de poner fin a la misma. En nuestro programa, analizamos cuatro factores que mantienen a los fumadores dependientes del tabaco: la droga adictiva, nicotina; las estimulaciones boca-mano del tabaquismo; la respiración profunda y la base psicológica y emocional para fumar.

Al leer acerca de estos cuatro aspectos de la dependencia del tabaco, piense en cuáles son relevantes para usted. Valore cada uno en una escala de cero a diez, siendo el cero nada importante y el diez muy importante. Escriba sus puntuaciones aquí en el libro. Después de calificar estos factores, puede adaptar su programa para dejar de fumar para ajustarlo a las cuestiones que le mantienen fumando.

1. Nicotina

La nicotina es una droga estimulante y relajante que se ofrece en dosis individuales fáciles de usar: cigarrillos. Dependiendo de cómo fume cigarrillos (por ejemplo, largas y profundas caladas o bocanadas rápidas y cortas), se pueden enfatizar los efectos estimulantes o relajantes, haciendo que los efectos de la nicotina se adapten a muchas situaciones. Por ejemplo, la nicotina puede disminuir el estrés o los sentimientos incómodos por una parte y aumentar el estado de alerta y la energía por otra.

La nicotina es casi tan adictiva como la heroína y es legal. La industria tabacalera nos ha bombardeado con imágenes de fumadores satisfechos en todo tipo de situaciones. En los Estados Unidos, las compañías tabacaleras ya no pueden anunciarse como hacían antes. Pero todavía hay fumadores en las

«La nicotina es casi tan adictiva como la heroína y es legal».

películas. Los jóvenes son blanco de la industria del cigarrillo y están constantemente expuestos a imágenes de sus estrellas de cine favoritas que fuman.

Debido a que la gente todavía puede fumar en muchas situaciones, usted se enfrenta constantemente a la oportunidad de fumar. Y debido a que las compañías tabacaleras hacen que parezca una forma aceptable de comportamiento, es más difícil eliminar el hábito. Si fumar es algo que hace con la mayoría de sus amigos, va a ser difícil pasar el rato con esos amigos y no fumar. O si fuma cada mañana en su automóvil de camino al trabajo, simplemente entrar en su coche puede desencadenar el deseo de fumar. En California, los fumadores informan que las limitaciones sobre dónde pueden fumar son útiles porque ahora hay muchos lugares donde no se permite. Incluso con estas restricciones, y a pesar de lo que la gente pueda pensar sobre el tabaquismo, todavía se ve mayormente como una actividad normal. ¿Cómo percibiría ver a un grupo de trabajadores fuera de su oficina tomándose un descanso rápido para fumar? Puede que sienta lástima por ellos o que se alegre por no tener que hacer lo mismo que ellos. ¿Qué pensaría de ese mismo grupo reunido fuera inyectándose drogas en los brazos? ¿Estaría escandalizado y sorprendido? ¿Por qué? Porque si bien no estamos acostumbrados a ver a personas inyectándose narcóticos en público, *hemos* crecido acostumbrados a ver a los fumadores metiéndose humo en los pulmones. Aunque fumar mata a casi la mitad de las personas que consumen tabaco, se nos ha condicionado a verlo como un comportamiento «normal».

¿Qué importancia tiene la nicotina en su relación con los cigarrillos? Si resulta que la nicotina es una parte importante de su dependencia del tabaco, podría considerar usar la terapia de reemplazo de nicotina (TRN) u otros medicamentos orales para ayudarle a dejar de fumar. El capítulo catorce proporciona un análisis completo de cómo la nicotina afecta el cerebro y por qué es tan fuertemente adictiva. En el capítulo quince se hace una revisión de los medicamentos disponibles que pueden reducir los fuertes impulsos y ayudarle a conseguir dejar de fumar. Aquí tiene un test que puede realizar para ayudarle a conocer su nivel de adicción a la nicotina. Marque sus respuestas aquí mismo en el libro.

Prueba de Fagerstrom de adicción a la nicotina (PFAN)

En el primer paso, lea las siguientes preguntas. En cada pregunta, marque la casilla que mejor describa su respuesta.

1. ¿Qué tiempo tarda en fumar el primer cigarrillo tras despertarse?

- Menos de 5 minutos (3 puntos)
- De 6 a 30 minutos (2 puntos)
- De 31 a 60 minutos (1 punto)
- Más de 60 minutos (0 puntos)

2. ¿Le resulta difícil abstenerse de fumar en lugares donde está prohibido, por ejemplo, en la iglesia, en la biblioteca, en los cines?

- Sí (1 punto)
- No (0 puntos)

3. ¿Qué cigarrillo le sería más difícil dejar?

- El primero de la mañana (1 punto)
- Cualquier otro (0 puntos)

4. ¿Cuántos cigarrillos fuma al día?

- 31 o más (3 puntos)
- De 21 a 30 (2 puntos)
- De 11 a 20 (1 punto
- 10 o menos (0 puntos)

5. ¿Fuma con más frecuencia durante las primeras horas después de despertar que durante el resto del día?

- Sí (1 punto)
- No (0 puntos)

6. ¿Fuma cuando está tan enfermo que permanece en la cama la mayor parte del día? (Si nunca se enferma, dé la respuesta más probable.)

- Sí (1 punto)
- No (0 puntos)

> **Puntuación:** Sume los puntos de cada respuesta. Por ejemplo, en la pregunta 1, la respuesta «de 6 a 30 minutos» vale dos puntos.
>
> **5 puntos o más** muestran una dependencia significativa.
>
> **4 puntos o menos** muestran una dependencia de baja a moderada de la nicotina.

Descargue una versión para imprimir en
www.learningtoquit.com/resources.

2. El estímulo mano-boca de fumar

En el momento en el que decide dejar de fumar, la mayoría de la gente ha sido fumadora durante años. Esto quiere decir que han repetido gestos con la mano y boca miles de veces y estas acciones se han convertido en hábitos cuando fuman. Ya sea que utilice un encendedor o fósforos, que golpee el paquete para que salte su próximo cigarro o lo saque de la caja, que sostenga el cigarrillo entre el pulgar y el dedo índice o entre los dedos índice y medio, que fume desde el centro de los labios o desde la comisura de la boca, todos estos comportamientos al fumar se entremezclan con los efectos gratificantes de la nicotina. Estos movimientos y gestos son parte de su firma única de patrones de dependencia al tabaquismo y se han convertido en una parte de la satisfacción personal y la expresión que obtiene al fumar. Dejar de fumar significa la pérdida de toda esta actividad visual, manual y oral.

Durante muchos de mis primeros intentos para dejar de fumar, me encontré comiendo en exceso cada vez que dejaba de fumar, ganando rápidamente kilos no deseados. Me

«Dejar de fumar significa la pérdida de toda esta actividad visual, manual y oral».

dije a mí misma: «Obviamente no puedo seguir comiendo así. Me estoy poniendo como un tonel. Tengo que fumar». Tuve que hacer este ciclo de auto-derrota y recaída varias veces antes de que me comprometiese a escribir un final diferente en mi historia de impotencia. Las estrategias incluían echar una cantidad razonable de comida en mi plato y, al terminar, alejarme de la mesa, salir al exterior, dar la vuelta a la manzana tres o cuatro veces y luego volver a casa para lavar los platos. También dejé temporalmente de comer pasteles, dulces y galletas y descubrí que los antojos de dulces azucarados se pasaron en unos tres días. Siguiendo esta rutina, mi peso dejó de aumentar y mi estado de ánimo se volvió más equilibrado. Al igual que muchas personas que dejan el tabaquismo, comencé a mejorar otros hábitos de salud.

Incluso con estas adaptaciones, todavía necesitaba mantener mis manos ocupadas, así que me volví creativa. Empecé a esculpir con arcilla de porcelana y pasé los siguientes dos años haciendo muñecas de tamaño real. Entonces descubrí un amor por la pintura que me ha dado mucha más satisfacción y libertad que los cigarrillos. Y todavía enciendo velas e incienso para disfrutar de los hermosos patrones hechos por el humo mientras se arremolina en el aire.

3. Respiración profunda

Otra razón por la que las personas fuman es que les exige respirar profundamente, una acción que es satisfactoria en sí misma. Nuestros cuerpos están hechos para garantizar que los niveles de oxígeno no caigan por debajo de lo necesario para un funcionamiento saludable. De todos los órganos del cuerpo, el cerebro es el que tiene la mayor necesidad de oxígeno. Cuando los niveles de oxígeno en el cerebro caen, bostezamos o suspiramos, provocando automáticamente una respiración más

«La respiración abdominal profunda es una herramienta simple y poderosa para disminuir el estrés y la tensión».

profunda. Este impulso natural es secuestrado por la acción de fumar. Cuando tendría que bostezar o suspirar de forma natural, busca un cigarrillo, lo enciende y da una calada profunda.

Cuando entrevisté a Clarence Brown después de que hubiese dejado de fumar, le pregunté qué herramientas le habían sido más útiles para dejarlo con éxito. Sin dudarlo, respondió: «La respiración profunda». La respiración abdominal profunda es una herramienta simple y poderosa para disminuir el estrés y la tensión.

Todas las células y órganos del cuerpo necesitan oxígeno para funcionar. Si hay escasez de oxígeno debido a problemas pulmonares, la digestión puede resentirse; los músculos sufren calambres más fácilmente y puede tener fatiga, depresión y ansiedad. Los pulmones también ayudan a limpiar el cuerpo de toxinas, por lo que una mejor respiración contribuye además a evitar el exceso de toxinas. Cuando un fumador respira profundamente al dar grandes caladas a un cigarrillo, él o ella no obtienen el beneficio completo de inhalar más oxígeno. La respiración profunda, sin fumar, nos da energía y/o relaja eficazmente.

Haga este pequeño experimento: preste mucha atención a su experiencia al fumar. Antes de fumar por la mañana, espere y tómese el pulso. Ponga los dedos (no el pulgar) sobre el interior de la muñeca opuesta, justo por debajo del pulgar. Durante quince segundos, cuente los latidos de su pulso y luego multiplique ese número por cuatro. Anote el número y obtendrá su pulso por minuto.

Ahora, encienda un cigarrillo y dé una calada. Mientras fuma, fíjese cómo se siente cuando inhala. ¿Qué sensaciones tiene en el pecho? ¿Y en la garganta? Haga un inventario honesto de cómo siente su cuerpo cuando inhala y exhala el humo. Después de fumar el cigarrillo, tómese el pulso de nuevo. ¿Cuál es el resultado? Cualquier aumento le da información directa de cómo fumar incrementa la carga de trabajo en su corazón.

Por lo general, los fumadores usan cigarrillos para controlar los síntomas del estrés. Una de las formas más fáciles y poderosas de revertir el estrés es la respiración profunda. Respirar de forma lenta y profunda hacia la parte baja de la barriga o el abdomen crea un puente para pasar del estrés a la relajación. A medida que el corazón se ralentiza y la presión arterial se vuelve normal, el sueño es más profundo y la energía, concentración, capacidad para centrarse, memoria y digestión mejoran.

Para muchas personas, respirar profunda y eficientemente es una habilidad que hay que volver a aprender. Los beneficios (mejor relajación y mejor salud) hacen que valga la pena. Para los fumadores, también puede ser una herramienta eficaz para retrasar y dejar de fumar cigarrillos. Aquí hay algunos ejercicios para explorar.

Ejercicios de respiración

Respiración abdominal profunda

1. Siéntese cómodamente y recto en una silla con los pies totalmente apoyados en el suelo, separados según el ancho de los hombros.

2. Comience tomando el aire de forma normal y luego junte sus labios y exhale como si estuviese soplando una vela. Sigua soplando hasta que ya no pueda exhalar y, a continuación, deje que la respiración vuelva a entrar de forma natural. La inhalación será profunda e irá al abdomen.

3. Practique este ejercicio varias veces al día haciendo de cinco a diez respiraciones profundas cada vez. Pruebe a usar esta técnica para posponer o eliminar cigarrillos.

Respiración limpiadora

1. Siéntese o póngase de pie. Haga una respiración tan profunda como pueda, primero llene la sección inferior de los pulmones, luego la media, y luego la parte superior.

2. Exhale un poco de aire con los labios fruncidos; haga una pausa y aguante la respiración y luego exhale otro poco.

3. Siga soplando y haciendo una pausa hasta que se exhale todo el aire. Repita esto tres o cuatro veces.

4. Suspiro relajante

5. Al mismo tiempo, tome aire y levante los hombros hacia las orejas.

6. Aguante la respiración y los hombros durante unos segundos.

7. Deje que sus hombros caigan mientras exhala con un fuerte suspiro.

8. Repita esto de ocho a diez veces.

Respiración profunda mientras espera haciendo cola

Si resulta que piensa que sencillamente no tiene tiempo para practicar una nueva habilidad, pruebe formas de incorporar estos nuevos hábitos fácilmente en sus actividades diarias. Hacer cola mientras espera el autobús o una cita o estar atrapado en el tráfico es un buen momento para practicar unas cuantas respiraciones profundas. Trate de recibir los retrasos inesperados como una oportunidad para practicar los efectos relajantes de tomarse las cosas con más calma y sentirse agradecido por la capacidad de respirar aire fresco y libre de tabaco.

4. Razones psicológicas y emocionales para fumar.

Las razones psicológicas y emocionales por las que la gente fuma revelan que casi todos los motivos para fumar son «buenos». Simplemente resulta que fumar no es una respuesta saludable a esos motivos. Si fuma para controlar el estrés, tenga en cuenta que gran parte del estrés que está tratando de controlar está causado en realidad por los síntomas de abstinencia que le empujan a buscar otro cigarrillo. Los cigarrillos se pueden utilizar para contener las emociones difíciles o para hacer frente a situaciones desagradables. Descubrir respuestas más saludables a sus necesidades emocionales puede enriquecer su vida, a veces de maneras sorprendentes.

Muchos fumadores comenzaron a fumar cuando eran adolescentes, cuando sentirse interesante o ser parte de un grupo era un impulso natural e importante. La adolescencia es una época de emociones intensas y necesidades confusas. Los cigarrillos se convierten en una forma de controlar las necesidades conflictivas y silenciar los sentimientos fuertes. Fumar también puede ser una iniciación para aparentar ser adulto. La industria tabacalera es muy consciente de este importante impulso adolescente de imitar la madurez. Dicen que fumar es una decisión que deben tomar los adultos, no los niños. Pero, ¿qué mejor manera de convencer a los adolescentes de fumar que decirles que elegir fumar es una decisión que deben tomar sólo los adultos?

Si empezó a fumar temprano, ¿qué le llevó a fumar cuando era adolescente? ¿Cómo puede redirigir ahora esas motivaciones? Como adolescente tímida que tenía miedo de ser vista como poco interesante e impopular, fumaba en entornos sociales para crear la impresión de que no estaba sola; ¡estaba tomándome un descanso para fumar! Como adulta que estaba dejando de fumar, busqué formas de cultivar una sensación de pertenencia y sentirme más cómoda en mi propia compañía. Me uní a un grupo de activistas políticos y disfruté reuniéndome con otras personas que compartían mis valores. Había lugares en mi hermosa ciudad que siempre había querido visitar, así que conscientemente hice citas conmigo misma para convertirme en turista y explorar algo nuevo. Tomar conciencia de nuestras motivaciones para fumar nos da oportunidades para desarrollarnos y fortalecernos y hacer la vida más interesante y gratificante.

El control del estrés y la ira son habilidades importantes que cualquiera debe aprender y esto también se aplica a los fumadores. Nunca he trabajado con un fumador con más estrés acumulado y enojo que Pete Anastole. El comienzo de su viaje para cambiar fue agotador. Y, sin embargo, con determinación, confrontó los sentimientos que había estado suprimiendo con los cigarrillos y transformó su vulnerabilidad en fuerza. Se unió a un grupo con el objetivo compartido de buscar impulsos y comportamientos violentos y aprendió a canalizar la ira para no lastimarse a sí mismo ni a los demás.

Cuando dejé de fumar, fui a una tienda de segunda mano y compré platos baratos y feos y disfruté de la satisfacción de romperlos en pedazos cuando sentía indignación. En lugar de tratar de mantener mis «demasiado intensas» emociones bajo control, me permití exagerarlas. Cuando estaba sola en casa, pataleaba por allí gruñendo y haciendo muecas. Los grupos de meditación o control del estrés, donde también se puede aprender a controlar las emociones difíciles, a menudo están disponibles en centros médicos.

El viaje del cambio

Un sentimiento común entre las personas que han dejado de fumar recientemente y están sintiendo las molestias de adaptarse a no fumar es: «¿Cuánto tiempo va a durar esto?». «Esto» se refiere a cualquiera de los diversos síntomas, como la irritabilidad, la tristeza y el cansancio. Como se puede extraer de estas entrevistas, el malestar más intenso después de dejar de fumar probablemente puede durar de semanas a meses. Para cada uno, el viaje es diferente. Sin embargo, todos los viajes de cambio tienen patrones generales que pueden ayudarle cuando se sienta perdido.

Los patrones de cambio se estudian en entornos médicos donde el aprendizaje de comportamientos saludables es importante para mejorar el bienestar. Los cambios tienden a transcurrir y desarrollarse en etapas predecibles. En nuestro programa, proporcionamos una guía, a la que llamamos El Viaje del Cambio.

El viaje del cambio

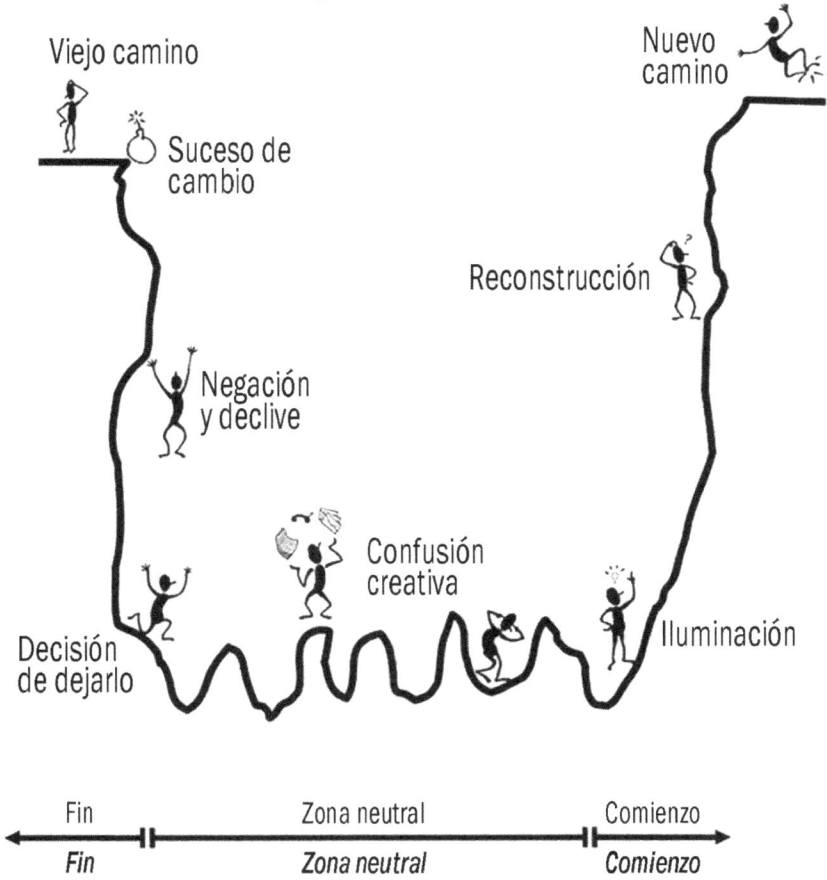

Viejo camino

Nuevo camino

Suceso de cambio

Reconstrucción

Negación y declive

Confusión creativa

Decisión de dejarlo

Iluminación

Fin	Zona neutral	Comienzo
Fin	*Zona neutral*	*Comienzo*

El viaje comienza con el fin de un *viejo camino* y conduce al inicio de un *nuevo camino*. El comienzo puede desencadenarse por varios sucesos, como dejar una casa en la que ha vivido durante años, poner fin a una relación o dejar de fumar. Todos estos son ejemplos de viejos caminos que están terminando. A veces se puede anticipar el final a medida que se acerca. Tal vez usted es consciente de que su relación no está funcionando, o tal vez la empresa para la que trabaja le ha advertido de despidos. Pero incluso sabiendo que el cambio se acerca, cuando finalmente sucede, a veces puede sentir que ha tocado fondo en su vida.

Al tomar la decisión de dejar de fumar puede sentir algo similar. Usted puede sentirse solo, asustado e incluso un poco desesperado a medida que sale y entra en un período de *negación y resistencia*. En ese momento, gran parte de su energía se centra en resistirse al cambio y lamentar la pérdida del *viejo camino*. «¿Por qué yo? ¿Por qué esto duele tanto? Si pudiera averiguar cómo hacerlo bien, podría volver al viejo camino». Es posible que sea muy consciente de su apego al viejo camino (fumar) y que conceda más importancia a lo malo del nuevo camino y piense que el viejo camino era mucho mejor. A medida que se acerca al desafío de dejar de fumar, a menudo se niega a tener que cambiar. Lo que sea que haya estado diciéndose a sí mismo para que fumar no parezca tan malo, de repente puede resonar aún con más fuerza dentro de su cabeza («no fumo *tanto*», o «el abuelo fumó hasta que tenía noventa y tres años y no le hizo daño»). Su resistencia al cambio finalmente se calmará un poco. Tal vez se canse de regatear consigo mismo y lo deje, decidido a avanzar hacia el *nuevo camino* de una vida libre de tabaco.

Una vez que se decide y deja de fumar, la vida puede ser bastante confusa; nada parece estar bien ni ser como antes. Fumar ha dado estructura a su rutina diaria durante años, por lo que, cuando se lo quitan, inevitablemente se siente un poco perdido y confuso. La *confusión creativa* describe al siguiente período. A medida que comienza a practicar el vivir sin cigarrillos, puede sentirse emocionado por su éxito y luego empezar a sentirse decaído por lo difícil que es estar sin fumar. Se siente fabuloso y muy mal, inspirado y desanimado, y experimenta muchos pensamientos y comportamientos nuevos, buscando soluciones creativas para convertirse en no fumador. (¿Cómo puedo hacer mi recorrido diario por la mañana sin fumar? Tal vez chupe dulces de canela y cante a todo pulmón. ¿Cómo controlo el estrés sin un cigarrillo? Tal vez recuerde hacer cinco respiraciones profundas, exhalando el estrés e inhalando relajación). A veces siente que lo está llevando bien y en otras ocasiones siente que algo debe estar muy mal porque no se siente identificado consigo mismo. Algunas personas dicen que se sienten como un fumador que simplemente no está fumando.

Es una parte normal del viaje del cambio, una sensación a la vez confusa y creativa. Se siente confundido y desorientado sin su tabaquismo habitual y afronta de forma creativa los cambios para enfrentarse a la vida sin cigarrillos. Durante la *confusión creativa*, muchas personas se desaniman y sienten que es demasiado difícil, por lo que se dan la vuelta y regresan al *viejo camino*. Todo el terreno que ha avanzado se pierde y al final tiene que comenzar el viaje de nuevo. Pasé años en un ciclo de abandono y recaída, prolongando el mismo sufrimiento que estaba tratando de evitar.

Cuando entra en la etapa de *confusión creativa*, hace cambios en su forma de comportarse y pensar para crear una vida sin cigarrillos. En mi propio viaje, descubrí que el alcohol era un detonante para fumar y reducía mi fortaleza, así que decidí abstenerme de tomar alcohol durante varios meses. Otros descubren la necesidad de ajustar su ingesta de cafeína.

Después de un tiempo y, con persistencia, se pasa a través de la *confusión creativa* y se llega a un lugar de *iluminación*. En este punto hay una sensación de «veo que estoy saliendo de este viejo comportamiento. Todavía tengo caminos que recorrer y un duro trabajo por hacer, pero puedo ver el rumbo que estoy tomando y sigo adelante». Algo se ilumina en su mente y comienza a entender que afrontar las situaciones a medida que vienen le mantendrá orientado hacia su objetivo de conseguir convertirse en no fumador.

Después un tiempo viajando por la *iluminación,* puede comenzar a enfocarse en la *reconstrucción* de su vida y continuar aprendiendo nuevas formas de hacer todas las cosas que solían involucrar al tabaquismo. Los momentos bajos en el viaje ya no son devastadores; la sensación de todo o nada se ha desvanecido casi por completo. Cuando tuve algo de práctica en mantenerme sin cigarrillos y fumar ya no controlaba mi comportamiento como antiguamente, me di cuenta de que podía retomar mi costumbre de tomar mi copa de vino ocasional. Del mismo modo, comencé a reintroducir el café en mi rutina matutina. Estos son algunos ejemplos simples de *reconstrucción*. Otros incluyen cosas como socializar en presencia de fumadores y establecer prácticas saludables como la meditación para hacer frente al estrés.

Después de algunos meses de *reconstrucción,* usted llegará al *nuevo camino.* Lo que más destaca es la sensación de que ser no fumador ahora le parece tan normal como solía parecerle ser fumador. Moverse a través de todas las etapas de un viaje de cambio de este tipo suele llevar aproximadamente un año. Recuerde: este es un año en el que el difícil viaje se vuelve cada vez más fácil.

No hay manera de saltarse los desafíos, giros y cambios que constituyen el viaje del cambio. El mejor rumbo de actuación es seguir encontrando formas de seguir adelante, sabiendo que, con enfoque y persistencia, llegará al *nuevo camino sin tabaco*, que será incluso mucho más confortable y gratificante que el *viejo camino con tabaco.* Con esta guía, cuando encuentre en su camino giros desafiantes, podrá convencerse a sí mismo de que es una parte normal del viaje y podrá seguir avanzando hacia su meta.

En el siguiente capítulo, pondrá los toques finales a su plan para dejar de fumar. Como preparación para el empujón final, ha construido una base sólida que le ayudará a llevar una nueva vida con más libertad y autenticidad.

NOTAS

CAPÍTULO DIEZ

Su momento es ahora:
Reunir los recursos y conseguir dejar de fumar

Ahora que ya está encaminado a liberarse del tabaco, está casi listo para dejar atrás los cigarrillos. Algunos toques finales le permitirán prepararse para conseguirlo. Comience por echar un vistazo a cómo organiza su entorno para seguir fumando. Si fuma con otras personas, ¿en qué situaciones hace eso y quiénes son esos fumadores? Sus esfuerzos para tener suficientes cigarrillos a mano y buscar lugares para fumar pueden ser complejos. ¿Dónde compra sus cigarrillos? ¿Compra paquetes o cartones? ¿Colecciona fósforos o encendedores? Comprender sus patrones para mantener el tabaquismo lo más cómodamente posible le dará la base para reconstruir su vida y mantenerse libre de tabaco. Podría tomar una ruta diferente para ir a trabajar y evitar la tienda donde solía comprar los cigarrillos. Tal vez sea importante revisar su red social y hacer nuevos amigos no fumadores. Y al prepararse para su día para dejar de fumar, podría tirar todos sus cigarrillos y ceniceros. Asegúrese de sacar la basura o cubrir sus cigarrillos a medio fumar o sin acabar con agua para no poder fumarlos cuando tenga un impulso.

Revise sus patrones de tabaquismo. ¿Fuma principalmente en el trabajo

«Si fuma con otras personas, ¿en qué situaciones hace eso y quiénes son esos fumadores?»

«Debe ser consciente de sus patrones para poder planificar unos nuevos».

o en su casa? ¿Está solo o con otras personas? ¿Fuma en su coche o cuando se aburre? Debe estar consciente de sus patrones para poder planificar unos nuevos. Con ese conocimiento, busque la rutina diaria que le ofrezca las mejores opciones de éxito. ¿Es mejor planear dejar de fumar en un día en el que esté ocupado y distraído, o sería mejor dejar de fumar un fin de semana o cuando tenga tiempo libre? ¿Le resultará más fácil pasar los primeros días por su cuenta o con su familia o amigos? ¿Le ayudará seguir una rutina familiar o hacer una nueva?

Cuando haya investigado a fondo su comportamiento, mire su calendario y establezca una fecha para dejarlo. Márquela en el calendario y escriba un contrato personal que afirme que está tomando esta decisión por sí mismo. Hacer un contrato profundiza su compromiso con este cambio para mejorar su vida. Escribirlo significa que se lo tomará más en serio. Aquí hay un contrato de muestra que podría usar o adaptar para su propio uso. Siéntase libre de rellenarlo en la siguiente página. También puede descargar un plan imprimible para dejar de fumar en **www.learningtoquit.com/resources**.

Acuerdo de compromiso para dejar de fumar

El _____ dejaré de consumir tabaco. Estoy de acuerdo con ver esto como un cambio serio e importante en mi vida, que podría conducir a cambios que no puedo predecir en este momento. Con este compromiso, estoy demostrando:

1. Un deseo sincero de dejarlo

2. La motivación para hacer los cambios necesarios

3. La conformidad con experimentar molestias durante la abstinencia

Entiendo que habrá momentos difíciles y estoy de acuerdo en hacer todo lo posible para afrontarlos. Trabajaré para ser amable conmigo mismo durante este proceso y buscar apoyo cuando sea necesario. Al elegir dejarlo, estoy tomando una decisión por mi salud, la salud de los que me rodean, la de las personas que se preocupan por mí y, lo más importante, por mí mismo.

_____   _____
Mi firma   *Fecha de hoy*

Aislamiento y sustitución del hábito de fumar

Tres semanas antes de mi propia fecha para dejarlo, decidí fumar en un solo lugar. Elegí el cuarto escobero porque era el lugar menos cómodo de mi casa y ofrecía el menor número de distracciones. Cada vez que quería un cigarrillo, me retiraba a la parte trasera de la casa y fumaba frente a la pared de la pequeña y fría habitación donde mis únicos compañeros eran una lavadora y una secadora. Esta práctica desentrañó la red de placeres que había tejido alrededor de mi tabaquismo: nunca más leer un libro o terminar una comida con un cigarro; nunca más ver la televisión o visitar a un amigo con cigarrillos. Frente a la pared de esa triste habitación, descubrí que mis cigarrillos comenzaron a perder su encanto y fumar empezó a convertirse en una tarea aburrida. Una cuarta parte de los caminos que me conducían a fumar, me desanimaban a hacerlo y los eliminé. Al aislar mi comportamiento como fumador, destruí las asociaciones acumuladas durante años sobre dónde y cuándo solía fumar. Cuando llegó mi fecha para dejarlo, había dejado de fumar en tantos lugares que mis desencadenantes se redujeron significativamente.

«Frente a la pared de esa triste habitación, descubrí que mis cigarrillos comenzaron a perder su encanto y fumar empezó a convertirse en una tarea aburrida».

También hice un pequeño altar, un espacio sagrado, para honrar la transición que estaba haciendo y la vida que estaba reclamando. Puse una tarjeta en él con mis tres razones más importantes para liberarme del tabaco y una foto de mi hija para recordarme que mis esfuerzos tendrían importantes beneficios más allá de los míos propios. También había un jarrón muy pequeño con unas flores fragantes, así que podía disfrutar de mi sentido del olfato mientras este regresaba tras años suprimido por los cigarrillos. Durante los meses siguientes, me recompensé por no fumar comprando las flores que encontraba más bellas, siempre que quería. Una vela y un poco de incienso me dieron formas saludables de guardar fósforos, humo y llamas en mi vida. Sentada frente a mi espacio sagrado y practicando ejercicios de respiración profunda, me sentí agradecida por el don de la vida. Cuando llegó mi fecha para dejarlo, tenía un espacio donde experimentaba cobijo y placer, un lugar donde podía seguir nutriendo la nueva identidad que estaba creciendo: ¡ser no fumadora!

Si se limitase a un solo lugar para fumar, ¿cuál sería? Si usted ha estado fumando dentro de su casa, es posible que desee tener su lugar en algún sitio al aire libre. De esa manera, una vez que haya llegado a su fecha para dejarlo, ya habrá creado una asociación de estar libre de tabaco en casa. Al dejar de fumar en su casa, tendrá la satisfacción adicional de saber que está protegiendo a sus seres queridos de los peligros del humo de segunda y tercera mano.

Algunos fumadores escriben una carta de despedida a sus cigarrillos. Podría comenzar su carta dando gracias a los cigarrillos por todo lo que le han dado en su vida y luego explicar por qué ha decidido que es hora de decir adiós. Tómese un momento para anotar algunas ideas sobre lo que podría poner en su carta de despedida.

Crear un plan para dejarlo

Conseguir convertirse en no fumador implica más estrategia que fuerza de voluntad. Un plan para dejarlo detallado y bien pensado ofrecerá las mejores probabilidades de éxito. Estar preparado significa que, cuando se enfrente a impulsos en situaciones difíciles, estará listo para lidiar con ellos. En el viaje para dejar de fumar, piense en términos de tres fases: prepararse, programar su fecha real para dejarlo y mantenerse en el buen camino. Escriba su plan, describiendo las acciones que emprenderá, incluido un plan B en caso de que el plan A necesite respaldo. Puede usar la plantilla del plan para dejar de fumar de la página siguiente como guía.

Mi plan para dejar de fumar

Fase	Acciones que emprenderé	Plan B *(si fuera necesario)*
Preparación Ajustar el entorno Sustitución de la nicotina Medicamentos Idioma Sistemas de ayuda Historia de negación Otros		*Importante:! Si no traza un Plan B y comienza a tener problemas, su Plan B será automáticamente un cigarrillo.*
Mi fecha para dejarlo Enfoque general Ceremonia Medicamentos Respuesta rápida Planes especiales Amigos y familia Otros		
Permanecer en el buen camino Respuesta rápida Afrontar la abstinencia Estrategia en la zona de peligro Cumplir con la medicación Idioma Valentía Sistemas de ayuda Prevención de las recaídas Celebración Recompensas Otros		

Cuando esté listo, piense en cómo preparar su entorno. Incluya cosas como eliminar los ceniceros y encendedores, poner notas de ánimo y dejar que sus amigos y familiares sepan que su hogar va a estar libre de tabaco. Tome decisiones sobre cualquier medicamento (NRT, Zyban, Chantix) que desee utilizar y organice la compra o la obtención de recetas de su médico. Piense en el lenguaje que quiere usar para hablar consigo mismo y desarrolle un mantra para mantenerse centrado en su objetivo. Como ya he compartido, el mío era: *Estoy libre de tabaco, soy valiente y estoy orgullosa*. ¿Cómo obtendrá ayuda y quién será el que ayude? ¿Cuál es su historia de negación y cómo puede luchar contra ella para que no tenga el poder de arrastrarle de vuelta a fumar?

¿Cómo afrontará el día para dejarlo? ¿Quiere crear una ceremonia para marcar la transición a su nueva forma de vida? ¿Escribirá una carta de despedida a los cigarrillos, agradeciéndoles todo lo que le han proporcionado y explicando por qué ha elegido despedirse de ellos? ¿Qué habilidades y herramientas usará para afrontar los impulsos? Tal vez use una terapia de tratamiento de reemplazo de la nicotina de acción rápida (NRT) para impulsos fuertes y repentinos. La respiración profunda puede calmar los impulsos. También puede ser útil hacer planes especiales para los primeros días libres de tabaco. ¿Qué tal si pasa un tiempo donde *no pueda* fumar: en el cine; en la biblioteca; o en una mezquita, sinagoga o iglesia? ¿Le resultaría de ayuda pasar tiempo con amigos o familiares, o preferiría estar solo? Para mantenerse en el buen camino, necesitará varias opciones para controlar los impulsos. Una pareja que conozco eligió dejar de fumar juntos un fin de semana. Decidieron minimizar el estrés, dormir hasta tarde y hacer varias actividades entretenidas para mantenerse ocupados y distraídos. También acordaron una zona de protección emocional. De esta forma, si uno de ellos se sentía irritable o de mal humor, reconocería su malestar y pediría un tiempo de descanso.

Consejos para el día que vaya a dejarlo

Debemos incidir en que la preparación es clave para el éxito; la estrategia supera a la fuerza de voluntad. Al llegar su fecha para dejarlo, se habrá preparado a sí mismo, a su entorno y a su red de apoyo. Usted se habrá deshecho de todos sus cigarrillos, asegurándose de revisar los bolsillos, bolsos, los espacios entre los cojines del sofá, y debajo de los asientos del coche. Habrá tirado todos sus ceniceros o transformado alguno que tenga un significado especial en un recipiente para artículos especiales. Se habrá preparado para ese día planificando lo que hará y cómo se recompensará a sí mismo.

Al ir a trabajar, seleccione una ruta diferente. Haga planes para saber cómo tomará descansos que no impliquen fumar. Evalúe las rutinas para ver las formas en que puede cambiar esos descansos para apoyar los comportamientos libres de tabaco. Por la mañana, siéntese en otro lugar que no sea su silla favorita para fumar y puede comenzar el día con té en lugar de café. Manténgase ocupado, especialmente las manos. Asegúrese de incluir ejercicio físico en su rutina diaria. Una caminata enérgica ayudará a aliviar los síntomas de abstinencia y la respiración profunda limpiará los pulmones más rápido. Descanse adecuadamente y si se siente somnoliento o con los síntomas de la abstinencia, tome siestas y váyase antes a la cama.

Las personas tienen diferentes maneras de satisfacer los a veces inclementes impulsos que pueden surgir, particularmente en la primera semana o dos de dejar el tabaco. Algunos van día a día, otros momento a momento o aliento por aliento. Recuerde, sólo tiene que enfrentar un impulso a la vez. Nadie se muere por resistirse a un impulso de fumar, e incluso si no hace nada al respecto, el impulso pasa en pocos minutos. Usted puede ayudarse a sí mismo revisando su lista de «quiero» y celebrando y premiándose por sus esfuerzos. Siga diciendo su mantra e, incluso si piensa «puedo dar solo una calada», recuerde no creerlo. Sólo porque lo ha pensado no significa que tenga que fumar el cigarrillo.

Obtenga una lista de **Consejos para el día que vaya a dejar de fumar** en **www.learningtoquit.com/resources**.

Uso de las cinco erres para controlar los impulsos

Los impulsos de fumar son normales y no significan que algo vaya mal. A lo largo de los años, usted ha entrenado su cerebro para tener ganas de fumar en muchas situaciones y ahora usted está eligiendo poner fin a ese patrón de comportamiento. Inicialmente, su cuerpo va a sentir que lo que está sucediendo no es natural. Pero cada impulso y cada síntoma de abstinencia es en realidad parte del proceso por el que atraviesa su cuerpo a medida que se cura de una adicción poderosa.

Muchos ex fumadores descubrieron que dejarlo no era tan difícil como esperaban y desearían haberlo hecho antes. Para la mayoría de los fumadores, dejarlo no es fácil y es fundamental tener un plan, especialmente para cómo pasar por las primeras etapas. Una buena estrategia es confiar en las cinco erres, que son simples, gratuitas y casi siempre están disponibles:

1. **Refrescarse bebiendo agua.** Beber agua le da a sus manos y boca algo que hacer, ayuda a eliminar las toxinas y es una alternativa saludable a fumar. Linda McNicoll (capítulo cinco) encontró que esta era una buena estrategia para ayudar a controlar los impulsos de comer en exceso. Cada vez que estaba ansiosa o sentía la necesidad de fumar, bebía de la botella de agua que mantenía cerca en todo momento.

2. **Retrasar el deseo** es una *erre* muy versátil. «Si todavía me siento así mañana, me fumaré un cigarrillo». Entonces, cuando llegue el mañana, «Si todavía me siento así mañana...» De esta manera, fumar sigue posponiéndose. Cecilia Brunazzi (página uno) adaptó esta forma de afrontarlo a minutos u horas en lugar de a un día entero. No hay necesidad de asustarse con pensamientos como: «Ay, Dios, nunca podré volver a fumar otro cigarrillo, nunca». Tales pensamientos pueden crear la ansiedad que desencadena el tabaquismo. Todo lo que tiene que hacer es recordarse a sí mismo que en este momento está libre de tabaco. De esta

manera, momento a momento, está construyendo su nueva identidad y realidad como no fumador.

3. **Realizar otra tarea.** Si le entran ganas de fumar, no importa lo que sea que esté haciendo en ese momento, haga un cambio. Si está leyendo en la sala de estar, vaya a la cocina y prepare un té. Si está en la computadora, salga fuera y camine un poco. Cambiar lo que está haciendo puede hacer maravillas al modificar lo que piensa y siente.

4. **Respirar profundamente.** Respirar profundamente hacia el abdomen es una manera poderosa, rápida y fácil de inducir la relajación. ¿Recuerda la afirmación de Clarence Brown de que la respiración abdominal profunda fue lo que le ayudó más que nada a estar y mantenerse libre de tabaco? Realizar una respiración profunda aporta más oxígeno y relajación a su cuerpo. Respirar profundamente le ayuda a superar los impulsos más rápidamente y con menos molestias.

5. **Recurrir a un amigo.** Si tiene un mal momento navegando por su nueva vida libre de tabaco, llame a alguien que le entienda y le apoye. Podría ser una persona ex fumadora y que pueda ayudarle con su experiencia. O tal vez es alguien que está trabajando para hacer cambios en su propia vida, posiblemente con dieta o ejercicio, y solidariamente pueda ayudarle a animarle en su camino. Joyce Lavey (capítulo cinco) tenía una lista de números de teléfono de personas que estaban dispuestas a que las llamasen y, cuando se sentía amenazada por impulsos abrumadores, llamaba a un amigo comprensivo y alentador como refuerzo. ¿Quién sería esta persona para usted?

Descargue un PDF imprimible con las «5 R» en
www.learningtoquit.com/resources.

Recompensas y celebraciones

Una parte importante de cualquier gran cambio de comportamiento es recordar darse crédito por su arduo trabajo. A veces la gente vuelve a fumar subestimando su logro con pensamientos como: «No fue tan difícil dejar de fumar. Puedo fumar sólo uno». Tenga en cuenta que si pudiese fumar sólo uno, entonces el último habría sido el *último*. Para protegerse contra la recaída, practique a recompensar y celebrar su éxito con frecuencia. Especialmente en las etapas iniciales de dejarlo, usted puede sentirse emocionado y entusiasmado por sus logros. En la tercera o cuarta semana, la emoción puede haber disminuido y tal vez su red de apoyo haya perdido de vista la importancia de lo que está haciendo. Celebrar y recompensar sus elecciones libres de tabaco ayuda a reprogramar su mente con nuevos pensamientos y creencias sobre lo que es normal. Use cualquier excusa para recompensarse: si evita una situación en la que sabe que le gustaría fumar, si ve cigarrillos y no coge uno, si visita a sus suegros y no se toma un descanso para fumar, si decide no fumar después de una discusión o si decide no fumar un cigarrillo ofrecido por un compañero de trabajo. En cualquiera de estas situaciones, usted podría recompensarse de muchas formas diferentes: darse un masaje, ir a ver una película, poner una estrella de oro en su calendario, salir a cenar con un amigo o simplemente darse una palmada en la espalda. Podría usar el dinero que habría gastado en cigarrillos para comprarse algo que quiera pero que no habría comprado de otra manera.

Cada vez que da una calada a un cigarrillo, sin importar lo que suceda, la ráfaga rápida de nicotina en el cerebro estimula la liberación de dopamina, el químico que le da las sensaciones de placer y recompensa. En realidad, *cada* experiencia placentera requiere la liberación de dopamina para sentirla. Y una de las razones por las que se ha enganchado a fumar es debido a la dopamina que se liberó. Usted puede estar muy enfermo con un resfriado o la gripe, por ejemplo, y fumar

«Use cualquier excusa para recompensarse».

un cigarrillo, tosiendo y jadeando al respirar. Pero debido a que dar esas caladas libera dopamina, usted experimenta el cigarrillo como algo gratificante. Cuando usted está aprendiendo a convertirse en no fumador, elegir cosas para darse una sensación de recompensa es beneficioso para recuperar la liberación natural de la dopamina.

Algunos fumadores de este libro se recompensaron a sí mismos con algo importante con ahorros a largo plazo. Anastole, que había sido un fumador empedernido, usó el dinero que ahorró para comprarse un camión. Sandy gastaba muy poco o ningún dinero y usó sus ahorros de los cigarrillos para comprar libros que le proporcionaron una vía de escape de pensar en fumar.

A medida que continúa estando libre de tabaco, merece sentirse orgulloso, seguro y fuerte. A algunas personas no les resulta fácil recompensarse e incluso pueden tener dificultades para pensar en lo que podrían sentir como gratificante. Recuerde, cada cigarrillo que fumaba le daba una sensación de recompensa. Así que encontrar formas de reconocer su trabajo duro con recompensas saludables es una parte importante de la curación. ¿Cuáles son algunas de las recompensas que podría tener a corto y a largo plazo? Tómase unos minutos ahora para escribir una lista de recompensas que podría disfrutar. Se las merece.

Prevención de las recaídas

A medida que pasa más tiempo y se convierte en no fumador, es probable que se encuentre con desafíos y contratiempos. Si se sorprende teniendo un desliz o tomando un desvío, vuelva al buen camino lo antes posible. No todos los desvíos son iguales y conocer las diferencias puede ser de ayuda. La recaída tiene tres niveles: un desliz, una recaída y un fracaso.

Con un *desliz*, decide fumar uno o unos cuantos cigarrillos y luego, en muy poco tiempo, vuelve a estar libre de tabaco. Un desliz puede durar desde unos pocos minutos hasta uno o dos días.

«Un desliz puede durar desde unos pocos minutos hasta uno o dos días».

En una verdadera *recaída*, vuelve a la casilla de partida. Usted decide fumar y, en poco tiempo, ha vuelto a fumar la misma cantidad que antes de su fecha para dejar de fumar. Una vez que ha recaído, debe volver a comprometerse y empezar de nuevo.

«Una vez que ha recaído, debe volver a comprometerse y empezar de nuevo».

Se debe evitar el *fracaso* a toda costa. En un fracaso, no sólo decide fumar y volver rápidamente a su nivel de tabaquismo de antes de dejar fumar, sino que también pierde la fe en sí mismo. Usted utiliza el desvío como una prueba de que es posible que nunca pueda estar libre de tabaco. Al pensar: «No puedo hacer esto; estoy condenado a ser fumador por el resto de mi vida», está peor de lo que estaba antes de intentar dejarlo. Este es un estado de ánimo que sólo usted puede decidir evitar.

Una recaída comienza antes de coger el cigarrillo. La mente, en su esfuerzo por volver a los comportamientos familiares, buscará maneras de preparar el escenario para la recaída. El proceso de recaída es una acumulación de energía que le lleva a fumar. Prestar atención a sus pensamientos le ayudará a prevenir una recaída al alertarle para que interrumpa esa acumulación de energía. Usted puede ser consciente de la progresión mental para recaer mediante el seguimiento de sus pensamientos y detener los problemas antes de que tengan la oportunidad de desarrollarse.

Echemos un vistazo a esta progresión de la recaída con más detalle.

1. El primer paso en la camino viene al considerar aunque sólo sea una pequeña posibilidad de que usted volverá a fumar de nuevo en algún momento en el futuro.

2. Una vez que acepta la idea de que existe tal posibilidad, su mente comienza a buscar condiciones que den permiso para fumar. Algunas personas piensan: «Estaré bien mientras no tenga demasiado estrés». Ahora la mente sabe qué condiciones

harían que fuese bueno fumar: el estrés. Ni siquiera tiene que ser un factor de estrés particularmente desafiante, podría ser algo tan simple como que su pareja olvide sacar la basura. «¿Cómo puede *hacer* eso? ¿No sabe que estoy tratando de dejar de fumar? Eso es tan desconsiderado. Lo sabe de sobra como para sacar la basura, así que está siendo desconsiderado e insensible. Voy a tener que fumar».

3. Si no se descarrila de inmediato, una vez que haya aceptado la posibilidad de volver a fumar, su mente comienza a anticiparse, tal vez incluso fantaseando con esta posibilidad de fumar.

4. Si la pasa por alto, la anticipación se convierte en un antojo real, que sigue creciendo hasta que es intolerable. Usted vuelve a pensar en lo pequeña que es realmente esa posibilidad inicial. Las condiciones bajo las cuales fuma se vuelven menos vagas y ahora incluyen situaciones más probables. Ha establecido el escenario para tener un permiso claro para fumar, y es sólo cuestión de tiempo que lo haga.

En resumen, el camino a la recaída comienza con una pequeña posibilidad que le lleva al deseo, que conduce a un permiso claro y por último a fumar. Estar familiarizado con estos patrones mentales puede darle un empujón para interrumpir esta progresión antes de que termine con un cigarrillo.

Mirar la estructura de la recaída revela que fumar tabaco causa cambios en el cerebro. La nicotina del humo del cigarrillo llega rápidamente al cerebro (antes de cinco latidos del corazón), donde se une a los receptores. Los receptores del cerebro son como la cerradura de la puerta principal. Tienen restricciones en cuanto a lo que reconocen y lo que puede unirse a ellos. Una vez que los receptores se acostumbran a un cierto nivel de nicotina, usted experimentará síntomas de abstinencia cuando no reciban su dosis habitual. Cuando usted deja de fumar, con el tiempo el número de estos receptores comienza a volver a la normalidad. Sin

282 APRENDER A DEJAR DE FUMAR

embargo, una vez que los receptores están expuestos y dependen de la nicotina, mantienen un recuerdo de sus requisitos de nicotina como fumador. Es por eso que cuando un ex fumador da aunque solo sea una calada a un cigarrillo, incluso años después de dejar de fumar, los receptores comienzan a querer más nicotina, y el ex fumador tiene que luchar contra impulsos que, si se ignoran, lo llevan de vuelta a su antiguo consumo diario.

Mientras escribo esto, tengo 66 años y no he fumado en más de treinta años. Si *nunca* hubiera fumado y decidiera probarlo a mi edad, el cigarrillo sabría desagradable y áspero y me haría toser, sentir mareo y náuseas. Nada en la experiencia me tentaría a seguir fumando más. Sin embargo, *tengo* antecedentes de dependencia al tabaco. Así que si diera incluso una sola bocanada a un cigarrillo hoy, incluso con los síntomas predecibles de tos y náuseas, mis receptores recordarían inmediatamente las experiencias de recompensa de fumar y comenzarían a querer más nicotina. Al igual que las personas con las que he trabajado que recayeron décadas después de dejar de fumar, podría volver rápidamente a mis niveles anteriores de tabaquismo. Puede usar esta información para convencerse a sí mismo de evitar volver a caer en la dependencia.

Cada vez que se encuentre pensando cosas como: «No me hará daño fumar solo uno», recuerde que eso es una mentira. Todo lo que se necesitaría para despertar el deseo de fumar nicotina es una exposición mínima y entonces usted se enfrentaría a la lucha para dejar los cigarrillos de nuevo.

Ejercicio final

Antes de pasar a la conclusión de este capítulo, aquí hay un último ejercicio para ayudarle a enfocar y dirigir cualquier técnica que sea mejor para usted. Coja un folio limpio, siéntese y escríbase una carta. Puede utilizar las páginas en blanco que hay al final de este capítulo. Feche su carta para dentro de seis meses y comience escribiendo: «He conseguido dejar de fumar». Continúe describiendo en detalle los desafíos a los que se enfrentó y las habilidades que usó para superarlos. Describa sus ideas y logros como si estuvieran en el pasado y se hayan logrado plenamente. Describa los objetivos específicos que ha alcanzado.

Asegúrese de incluir cómo se siente libre de tabaco. ¿Cómo han cambiado los sentimientos sobre usted mismo? ¿Qué siente físicamente? ¿Cuáles son algunas de las cosas que ha descubierto sobre sí mismo en el proceso de convertirse en

> Siéntese y escríbase una carta. Puede utilizar las páginas en blanco que hay al final de este capítulo. Feche su carta para dentro de seis meses. Escriba: «He conseguido dejar de fumar» Continúe describiendo en detalle los desafíos a los que se enfrentó y las habilidades que usó para superarlos.

no fumador? Sea tan descriptivo y tan detallado en su carta como sea posible. Esta es una carta del comienzo de su nueva vida, libre del tabaco. Escribirlo con todo detalle le dará tanto un plan para cómo se verá y se sentirá en esa nueva vida como una hoja de ruta descriptiva para llevarle a su meta.

Ventajas de dejar de fumar

Uno de los beneficios emocionantes de volverse libre de tabaco es una relación completamente nueva con su cuerpo y su salud. Tendrá el placer de saber que se está cuidando a sí mismo y a su futuro. Usando algunas de las técnicas para tomar conciencia de las que se habla aquí, tendrá un mayor acceso a sus sentimientos y a su verdadero yo sin los efectos supresores del tabaquismo.

Lo mejor de volverse libre de tabaco es que realmente marca una diferencia. Nuestro cuerpo tiene una capacidad increíble para la curación. No importa cuándo deje de fumar, su salud puede mejorar. Estos son sólo algunos de los poderosos beneficios que obtendrá a medida que se recupere de la dependencia del tabaco.

Después de 20 minutos desde su último cigarrillo:

- Deja de contaminar el aire con un peligroso humo de segunda mano
- La presión arterial vuelve a la normalidad
- La frecuencia del pulso vuelve a la normalidad
- La temperatura de las manos y los pies aumenta hasta la normalidad

24 horas:

- La probabilidad de ataque cardíaco disminuye

48 horas:

- El nivel de monóxido de carbono en sangre vuelve a la normalidad
- El nivel de oxígeno en la sangre aumenta hasta la normalidad
- Las terminaciones nerviosas se ajustan a la ausencia de nicotina
- Se mejora la capacidad de oler y saborear

72 horas:

- Los tubos bronquiales se relajan, facilitando la respiración
- Aumenta la capacidad pulmonar

De dos semanas a tres meses:

- Mejora la circulación
- Caminar se vuelve más fácil

De uno a nueve meses:

- La tos, la congestión nasal, la fatiga y la dificultad para respirar disminuyen

- Los cilios vuelven a crecer en los pulmones, aumentando la capacidad de limpiar los pulmones y reducir las infecciones
- El nivel de energía general del cuerpo aumenta

Un año:
- La tasa de mortalidad por enfermedades cardíacas vuelve a la mitad de la de un no fumador

Cinco años:
- La mortalidad por enfermedades cardíacas disminuye a la tasa de los no fumadores
- La tasa de mortalidad por cáncer de pulmón disminuye a la mitad de la de los no fumadores

Diez años:

- La tasa de mortalidad por cáncer de pulmón disminuye casi hasta la tasa de los no fumadores
- Las células precancerosas se reemplazan
- La incidencia de otros tipos de cáncer, como el de boca, laringe, esófago, vejiga, riñón y páncreas disminuye
- Quince años:
- El riesgo de cáncer de pulmón se reduce a cerca del observado en los no fumadores.
- El riesgo de enfermedades de las arterias coronarias cae al mismo nivel que alguien que nunca ha fumado.
- Si ha dejado de fumar antes de los cincuenta años, ha reducido a la mitad el riesgo de morir en los próximos quince años en comparación con los fumadores que siguen fumando.

Este calendario de recuperación muestra muchos de los tremendos beneficios de dejar de fumar. Me recuerda a una noche en la que mi nieto de tres años, que es una autoridad en dinosaurios, compartió su comprensión de su supervivencia y transformación. Explicó que los dinosaurios habían «sobrevivolucionado» en algunas de las aves que vemos hoy en día. Me encantó esa palabra desde la primera vez que se la oí decir y creo que captura maravillosamente el proceso de liberarse del tabaco. Sobrevivirá a los desafíos del proceso de dejar de fumar y, al hacerlo, evolucionará hacia una mayor salud y libertad. Puede «sobrevivolucionar» en un no fumador sano y feliz.

NOTAS

NOTAS

NOTAS

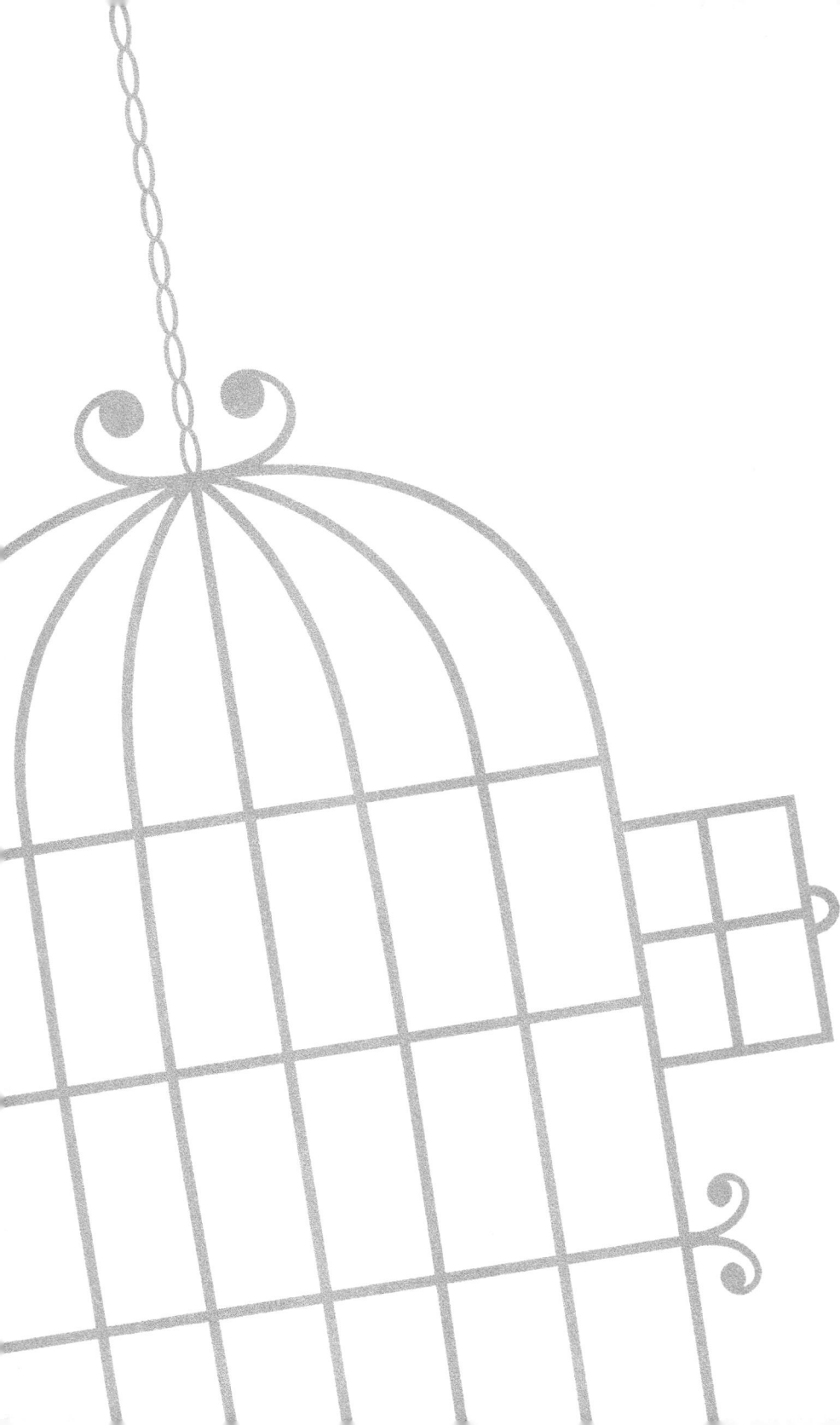

SEGUNDA PARTE

Información que puede ayudarle en su plan para dejar de fumar

CAPÍTULO ONCE

Tabaco y enfermedades pulmonares

Adaptar lo que es útil, rechazar lo que es inútil y agregar lo que es específicamente suyo. **Bruce Lee**

Alquitrán: está en todos los cigarrillos que fuma y es la causa directa de muchas de las enfermedades que quiere evitar. Las gotas de alquitrán del humo se inhalan a su boca, garganta y pulmones y la nicotina viaja con el alquitrán. El alquitrán no solo contiene carcinógenos, que son sustancias químicas que provocan cáncer, sino también miles de otros productos químicos. El alquitrán es el principal vehículo de conducción de la nicotina a los pulmones, donde la nicotina se absorbe rápidamente en segundos y llega al cerebro tras unos cuantos latidos del corazón.

Sus pulmones no están diseñados para la exposición constante al humo. Responden trabajando continuamente para reparar el daño que el humo produce. En este capítulo se describe cómo fumar cigarrillos puede causar enfermedades pulmonares, pero hay muchas otras enfermedades que el tabaquismo empeora o aumenta el riesgo de su desarrollo. Entre estas se incluyen la enfermedad de Alzheimer, la artritis reumatoide, la disfunción eréctil, las cataratas, la degeneración macular relacionada con la edad y varias más.

La enfermedad pulmonar es uno de los problemas más comunes causados por fumar cigarrillos. En el capítulo once se expondrá una parte de la información básica que necesita saber sobre el enfisema y la bronquitis crónica (que, en conjunto, forman la Enfermedad Pulmonar Obstructiva Crónica (EPOC). Además, trata del efecto del monóxido de carbono y síntomas como la dificultad para respirar y la tos. Sobre el cáncer de pulmón se habla en el capítulo trece.

Función pulmonar normal

Sus pulmones tienen aproximadamente la superficie de una cancha de tenis, empacada en su cavidad torácica (Figura 1). Este increíble diseño es posible gracias a millones de pequeños sacos de aire unidos a tubos que se hacen más y más pequeños cuanto más se alejan de la tubería principal (la tráquea).

- Los pulmones se asemejan a un árbol al revés, con la tráquea actuando como tronco.

- Del mismo modo que un árbol desarrolla una gran superficie mediante el crecimiento de miles de hojas, los seres humanos hemos desarrollado una enorme superficie en nuestros pulmones, con millones de sacos de aire.

- Nuestras grandes vías respiratorias son ramas huecas que se hacen más pequeñas hasta que finalmente terminan en sacos de aire microscópicos llamados alvéolos.

- Estos sacos de aire están rodeados de capilares, los vasos sanguíneos más pequeños del cuerpo.

A medida que se introduce aire en los pulmones, se inflan los alvéolos, lo que permite el paso del oxígeno del aire hacia los vasos sanguíneos que rodean a estos sacos de aire. Al mismo tiempo que esto sucede, las células de nuestro cuerpo producen dióxido de carbono como producto de desecho. Este se transporta por el torrente sanguíneo hacia los pulmones y se libera en los sacos de aire y se expulsa cuando se exhala. Los pulmones permiten este intercambio constante de oxígeno y dióxido de carbono con cada respiración que toma.

Mientras lee esto, respire hondo y aguante la respiración. Ahora deje que salga el aire. Sale fácilmente porque el tejido pulmonar está firme como una esponja y los tubos de aire están abiertos. El oxígeno en el aire es crucial para la función de todas las células de su cuerpo. Sin él, moriría en minutos.

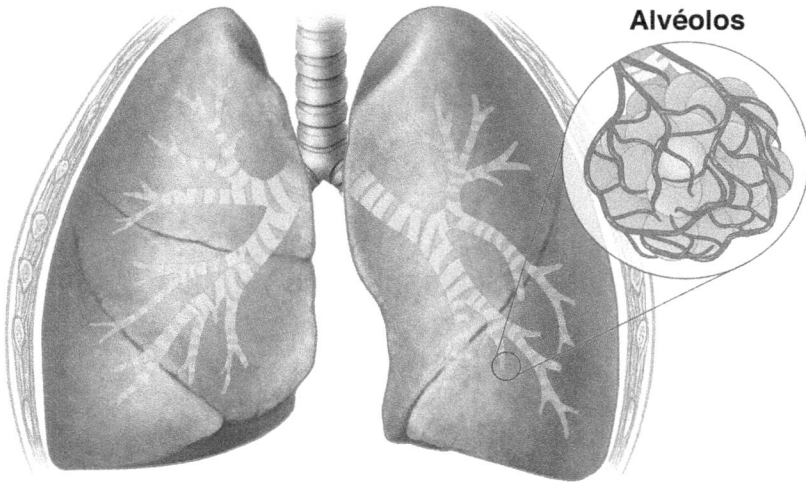

Figura 1: Tráquea, pulmones y vías respiratorias principales.

¿Qué sucede cuando fuma?

El transporte de oxígeno desde el aire hacia su cuerpo ocurre cada segundo todos los días. Esto cambia si usted es fumador, porque encender un cigarrillo genera humo y monóxido de carbono que se inhala profundamente en sus pulmones.

- Cualquier cosa que arda crea monóxido de carbono, un gas inodoro, insípido e incoloro.
- Con la presencia del monóxido de carbono, la hemoglobina (que transporta oxígeno) a los glóbulos rojos no puede unirse al oxígeno correctamente para transportarlo y liberarlo en los tejidos.

• La cantidad de oxígeno disponible para el fumador se ve reducida. Es posible que sienta dificultad para respirar al hacer ejercicio con un nivel elevado de monóxido de carbono.

Los fumadores suelen tener niveles más altos de monóxido de carbono que los no fumadores. El monóxido de carbono elevado puede detectarse mediante un monitor de monóxido de carbono (que puede estar disponible en su centro médico local si desea realizar una sencilla prueba de respiración). La intoxicación por monóxido de carbono puede darse cuando las personas están en un espacio cerrado, expuestas a niveles muy altos de monóxido de carbono (como sucede cuando duermen en una casa con una caldera defectuosa).

Los efectos del tabaquismo en la función pulmonar

Enfermedad pulmonar obstructiva crónica, enfisema y bronquitis crónica

Más allá del papel del transporte de oxígeno y dióxido de carbono, nuestros pulmones interactúan constantemente con el medio ambiente procesando polvo, bacterias y virus que respiramos día y noche. Si se inhala un material extraño, las células inmunológicas de la sangre lo buscarán y atacarán.

En la Figura 2, hay un alvéolo (saco de aire) que tiene células inmunitarias llenas de alquitrán. Estas células carroñeras se encuentran en los pulmones de los fumadores habituales y hacen la función de limpiar el alquitrán depositado en las vías respiratorias y los sacos de aire de los pulmones todos los días. Esta es la respuesta de su sistema inmunológico a un material extraño en un ambiente de otro modo estéril, y una vez que la célula inmune rodea el alquitrán, lo descompone en un esfuerzo por destruirlo. Esta inflamación puede causar un daño generalizado a las vías respiratorias en forma de bronquitis crónica y daño a los espacios aéreos en forma de enfisema.

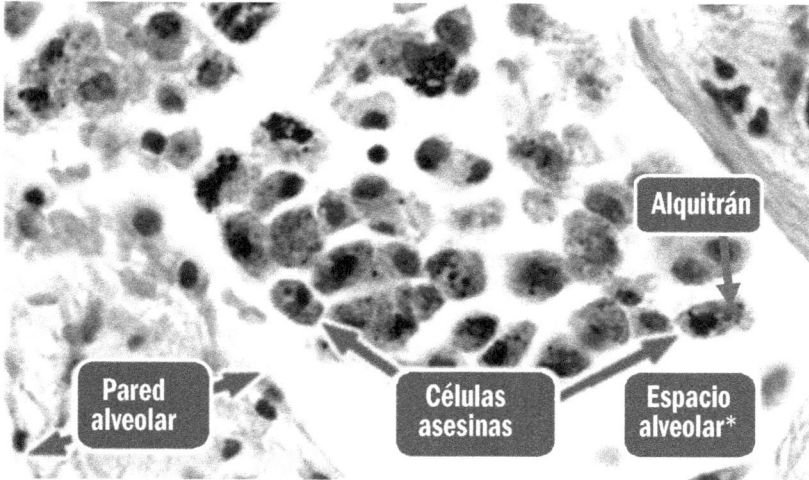

Figura 2: Células asesinas (macrófagos) llenas de alquitrán en los sacos de aire.
Fuente: www.medicine.com

Fumar cigarrillos es la causa principal de enfermedad pulmonar obstructiva crónica (EPOC). Los síntomas comunes de la EPOC son: tos, sibilancias y una capacidad reducida para exhalar el aire de los pulmones. Las dos formas principales de manifestarse de la EPOC son la **bronquitis crónica** y el **enfisema**.

La bronquitis es una inflamación en los conductos de aire medianos de los pulmones.

- La bronquitis aguda causa tos y dificultad para respirar y a menudo se asocia con infecciones por bacterias o virus.

- La bronquitis crónica se debe en gran parte al tabaquismo y se caracteriza por una tos diaria que produce moco todo el día durante al menos tres meses seguidos en un periodo de dos años.

En ambos casos, los bronquios se inflaman y se estrechan, y la mucosidad aumenta enormemente a partir de las células inflamadas de las vías respiratorias. El estrechamiento de las vías respiratorias puede provocar la sensación de opresión en el pecho, dificultad para respirar, tos o sibilancias. La Figura 3 muestra una vía respiratoria normal y una vía respiratoria con bronquitis crónica.

Bronquios normales   **Bronquitis**

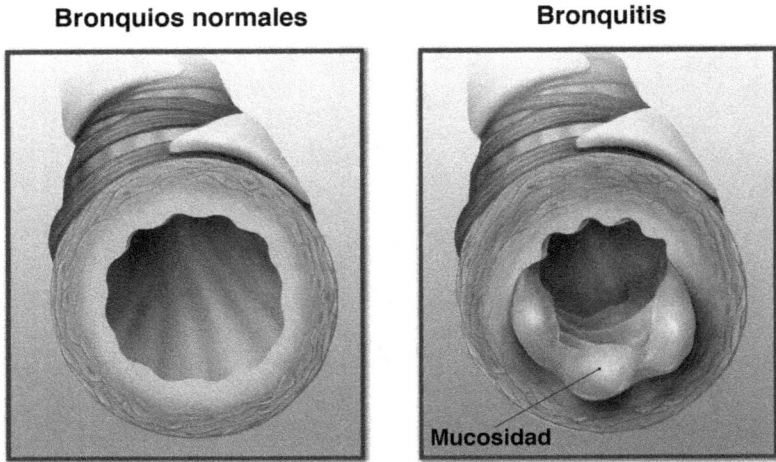

Figura 3: Bronquios normales sin inflamación y bronquios con bronquitis crónica.

El enfisema es diferente de la bronquitis crónica y los fumadores tienen un riesgo significativo de desarrollar enfisema, como le ocurrió a Bill Andrews, tal como se describe en el capítulo tres. El enfisema está causado por la destrucción constante del tejido pulmonar normal y es una de las principales causas de enfermedades crónicas en los fumadores.

A medida que el tejido pulmonar se destruye, los sacos de aire y las vías respiratorias pequeñas toman una apariencia apolillada. El tejido pulmonar, normalmente fuerte y esponjoso, se vuelve más fino (Figura 4). Las delicadas paredes que hay entre los sacos de aire se destruyen. La superficie pulmonar total se reduce de forma gradual y permanente. Imagine un árbol sano despojado poco a poco de sus hojas: la misma pérdida de superficie ocurre cuando se destruyen los alvéolos. No tenemos la capacidad de revertir significativamente este proceso. Algunas personas desarrollan grandes bolsas de aire en los pulmones y estas bolsas de aire pueden desplazar el tejido pulmonar normal, lo que empeora aún más esta situación.

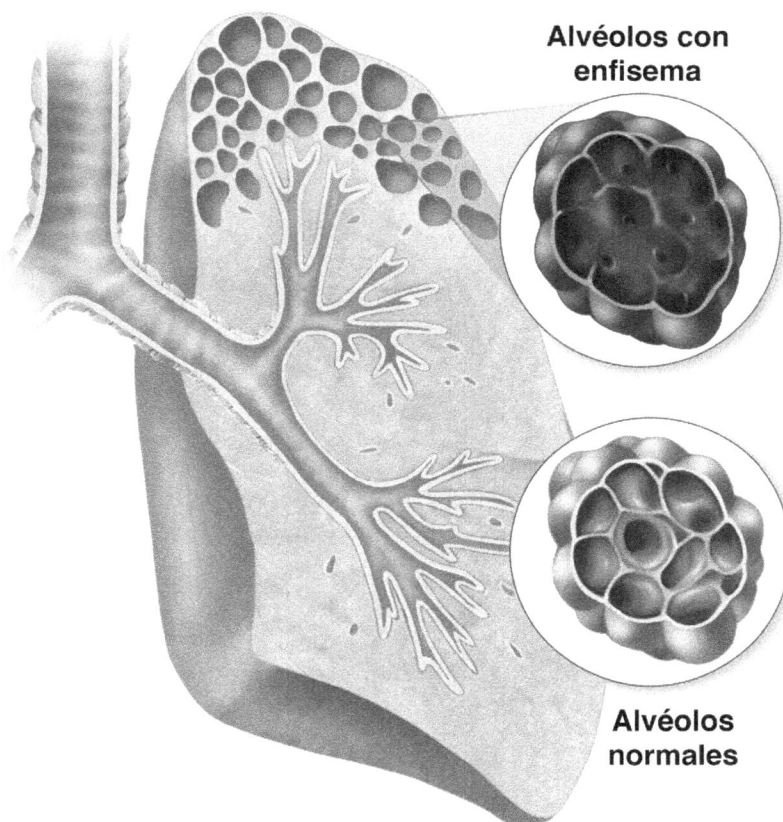

Alvéolos con enfisema

Alvéolos normales

Figura 4: Sacos de aire normales (alvéolos) y alvéolos con enfisema.

Más del 80 por ciento de los casos de enfisema están causados por el tabaco, siendo estos completamente prevenibles. Si los pacientes desarrollan una enfermedad grave, pueden ser hospitalizados incluso con infecciones pulmonares menores y necesitan esteroides como la prednisona para reducir la inflamación, antibióticos para tratar la infección y oxígeno; incluso podrían tener que colocarles respiración asistida en la unidad de cuidados intensivos (como le pasó a Clarence Brown, tal como se describe en el capítulo ocho).

Todo el mundo pierde en mayor o menor grado la función pulmonar a medida que envejece, pero la pérdida es relativamente leve y generalmente imperceptible. La Figura 5 muestra un gráfico con la pérdida normal y previsible de la capacidad de exhalar enérgicamente en un segundo en función de la edad. Las personas que nunca han fumado muestran un deterioro leve previsible, pero los fumadores pueden mostrar un declive mucho más rápido, que puede empeorar con la edad y conducir a una discapacidad grave a menos que se detenga la exposición al humo. Este rápido declive puede ralentizarse mucho si un fumador con EPOC consigue dejar de fumar.

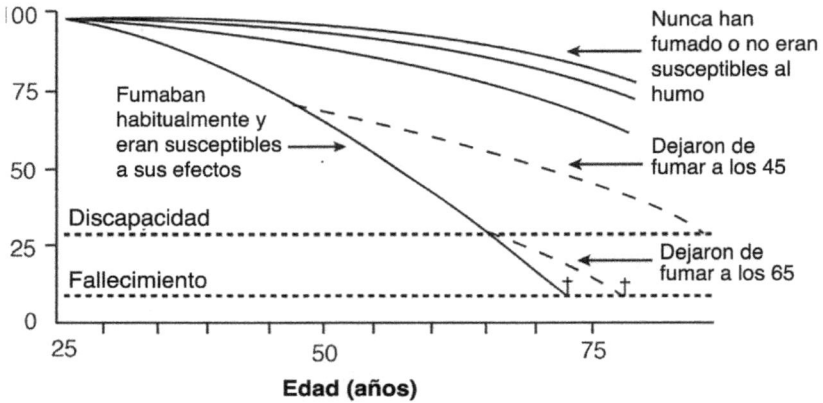

Figura 5: Disminución normal de la función pulmonar con la edad y declive rápido con el tabaquismo.

Datos de Fletcher y Peto, 1977.

Los cambios en la función pulmonar se pueden medir fácilmente mediante pruebas de función pulmonar. Un técnico ingresa su información básica, como la edad, el peso y la altura, y luego le hace respirar dentro y fuera a través de un tubo que usted coloca en su boca y sella con los labios. Las pruebas de la función pulmonar son simples e indoloras y se pueden hacer en una visita de rutina al consultorio.

Damos por sentada nuestra función pulmonar hasta que tenemos un problema significativo y entonces es posible que tratemos de compensarla siendo menos activos para reducir los síntomas. Este tipo de cambio de comportamiento puede iniciar un ciclo lento de empeoramiento y declive en su salud y aumenta el riesgo de todo tipo de complicaciones como insuficiencia cardíaca, neumonía y otras afecciones. Una vez avanzada la destrucción pulmonar, los medicamentos inhalados que mantienen las vías respiratorias abiertas se vuelven menos eficaces con el tiempo, como fue el caso de Bill Andrews, tal como se describe en el capítulo tres.

El significado de la dificultad para respirar

Durante sus actividades normales, el cuerpo puede transportar de manera eficiente el oxígeno de los pulmones a los tejidos y usted no tiene la sensación de que necesita más aire. Si este proceso es ineficiente o anormal, los sensores del cerebro y los pulmones generarán señales de que debe respirar más y experimentará la sensación de disnea. Si está sano y en buena forma física y se le pide que suba dos tramos de escaleras rápidamente, después de quince a veinte pasos comenzará a notar que está respirando con más fuerza y sintiendo que le falta un poco de aire. Es posible que note un cansancio leve y de corta duración en las piernas, pero éste y la dificultad para respirar pasarán en segundos una vez que se detenga. Esto sucede porque los músculos gastan oxígeno más rápido de lo que se les puede suministrar. Su cerebro envía la señal para respirar más rápido y más profundo, y lo hace hasta que se genera un suministro de oxígeno que alcance la demanda y la dificultad para respirar desaparece.

Si tiene dificultad para respirar en reposo o incluso con ejercicio leve, como caminar por una habitación, es anormal y hay que evaluarlo. Existen varias explicaciones potenciales para esta dificultad para respirar, como un problema pulmonar primario (enfisema) o un potencial problema cardíaco. Tal vez, como fumador, su nivel de monóxido de carbono sea elevado e incluso una pequeña cantidad de ejercicio desencadene la dificultad para respirar. Este es un síntoma potencialmente grave que necesita atención médica.

Si usted tiene cualquiera de estos síntomas, debe hacerse pruebas pulmonares con un sencillo test de respiración que le puede prescribir su médico habitual.

La importancia de la tos

La tos se desencadena por la inflamación de los conductos respiratorios. Está destinada a expulsar cuerpos extraños o moco durante una infección. En general, los pulmones son relativamente insensibles a los cambios menores. Por esta razón, las alteraciones menores en las vías respiratorias pueden pasar desapercibidas. Los receptores de tos de los puntos de las vías respiratorias principales son más sensibles que el resto del tejido pulmonar. Dado que los pulmones normalmente no son muy sensibles, podría desarrollarse completamente un tumor de crecimiento lento sin mostrar síntomas hasta que se vuelva lo suficientemente grande como para irritar una zona sensible de las vías respiratorias, el revestimiento que rodea los pulmones o la pared torácica.

La tos persistente (toser continuamente durante el día o la noche), es anormal. La bronquitis crónica puede causar tos crónica. El asma, las infecciones o los tumores también pueden causar esa tos. Si tiene tos con frecuencia, y sobre todo si está tosiendo sangre o tiene molestias en el pecho, consúltelo con un médico de inmediato.

Ventajas de dejar de fumar

Cuando deja de fumar, es posible que su salud pulmonar vuelva a una tasa casi normal de deterioro lento previsible con la edad (Figura 5). Mientras que el 20 y el 25 por ciento de los fumadores son susceptibles a la EPOC, es posible padecer una enfermedad leve a los treinta y no sentir ningún síntoma. Dejar de fumar puede detener el deterioro rápido de la función pulmonar observada en algunos fumadores, evitando así una vida futura de actividad mínima y con el probable uso del tanque de oxígeno.

Una vez que deja de fumar, el monóxido de carbono se elimina de los pulmones y el cuerpo en unos días. Esta diferencia por sí sola puede reducir significativamente cualquier dificultad para respirar que experimente. Trate de medir hasta qué punto puede caminar normalmente antes de notar una ligera dificultad para respirar.

¿Tarda cien o doscientos metros? Establezca una línea de referencia para usted y, a continuación, observe su evolución a medida que deja de fumar. Si notaba dificultad para respirar antes de dejar de fumar, es posible que note una mejoría en los primeros días.

En cuanto a la tos, se sabe que fumar interfiere con la limpieza normal de la mucosidad de las vías respiratorias. Cuando algunos fumadores dejan de fumar, notan un aumento de la tos durante varios días. Esto en realidad es una buena señal. Su cuerpo está trabajando para eliminar el alquitrán y la mucosidad. Beber mucha agua debería ayudar. Imagine un engrosamiento de las vías respiratorias que generan menos moco y vuelven a la normalidad con el tiempo. Imagine que esas células inmunológicas asesinas finalmente son capaces de completar su tarea de limpiar el alquitrán de las vías respiratorias. Una tos asociada a una bronquitis crónica mejora significativamente con el abandono del tabaquismo y disminuye la probabilidad de tener ataques de bronquitis aguda después de dejar de fumar.

Lo que necesita saber

• La salud pulmonar está directamente relacionada
  con la calidad de vida. Nuestra buena capacidad para
  respirar afecta la forma en que vivimos, dormimos y
  funcionamos y tiene un impacto importante en nuestro
  estado de ánimo.

• Fumar acelera el envejecimiento de los pulmones y
  puede causar bronquitis crónica y enfisema.

• Si se manifiestan síntomas de dificultad para respirar
  o tos crónica, se debe realizar una consulta. Pídale al
  médico una prueba de respiración para controlar la
  función pulmonar.

• Los síntomas de la dificultad para respirar, la fatiga
  muscular y la tos pueden mejorar después de dejar de
  fumar.

• Dejar de fumar conduce a una mejoría de la función
  pulmonar y a una ralentización del proceso de
  envejecimiento.

• Con independencia de cómo hayamos dañado nuestra
  salud al fumar, dejar de hacerlo puede marcar la
  diferencia.

CAPÍTULO DOCE

Fumar y la salud cardiovascular

Lo más difícil es tomar la decisión de actuar; el resto es simplemente tenacidad. **Amelia Earhart**

La mayoría de las personas son conscientes de la relación que existe entre fumar y el riesgo de un ataque cardíaco o accidente cerebrovascular, pero el conocimiento a menudo termina ahí. ¿Cómo aumenta el tabaquismo estos riesgos? Es posible que no sepa cómo fumar aumenta el riesgo de ataque cardíaco o accidente cerebrovascular o de una enfermedad vascular periférica. O cómo este riesgo difiere de una persona a otra. Uno de los hechos más importantes es que un ataque al corazón o un accidente cerebrovascular pueden ocurrir rápidamente y sin previo aviso. Las historias del Dr. Ernie Ring en el capítulo dos y R. E. C. en el capítulo tres son ejemplos clásicos de las consecuencias del cambio repentino del flujo sanguíneo al corazón.

Según los centros para el control de enfermedades, cada año en

«Los factores de riesgo más comunes para un ataque cardíaco son el tabaquismo, la diabetes, la presión arterial alta, los antecedentes familiares de un ataque cardíaco y el colesterol alto».

los Estados Unidos, aproximadamente 735 000 personas tienen ataques cardíacos y 800 000 personas sufren accidentes cerebrovasculares. Fumar puede contribuir al riesgo de muerte súbita, que suele deberse a un ataque cardíaco, un ritmo cardíaco anormal o un coágulo sanguíneo grande en la circulación pulmonar. Los factores de riesgo más comunes para un ataque cardíaco son el tabaquismo, la

«Si el flujo sanguíneo hacia el corazón o el cerebro se detiene debido a un ataque cardíaco o accidente cerebrovascular, podría desmayarse en unos segundos y morirse en cuestión de minutos».

diabetes, la presión arterial alta, los antecedentes familiares de un ataque cardíaco y el colesterol alto. Los riesgos de estos episodios son mucho mayores en los fumadores, lo que convierte al tabaquismo en la causa más significativa de enfermedades cardíacas prevenibles.

Todas las células y tejidos del cuerpo necesitan dos elementos básicos para sobrevivir: oxígeno y una molécula de azúcar llamada glucosa. El oxígeno se obtiene del aire que respiramos y la glucosa de la descomposición de los alimentos en el sistema digestivo. El corazón bombea la sangre con el oxígeno y la glucosa a través de las arterias.

Si el flujo sanguíneo hacia el corazón o el cerebro se detiene debido a un ataque cardíaco o accidente cerebrovascular, podría desmayarse en unos segundos y morir en cuestión de minutos, en parte debido a que el corazón y el cerebro tienen las necesidades de oxígeno y glucosa más altas del cuerpo.

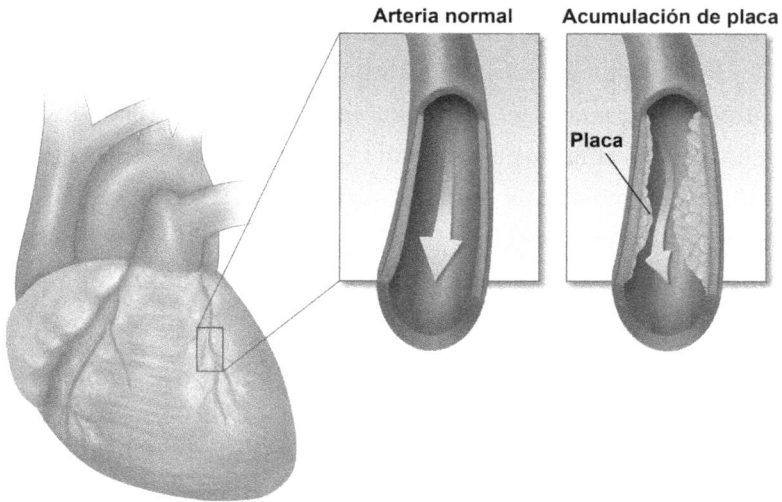

Figura 6. El corazón, una arteria coronaria y la acumulación de placa.

¿Recuerda el primer cigarrillo que fumó? La nicotina fue absorbida en el torrente sanguíneo y rápidamente transportada al cerebro. El alquitrán y miles de productos químicos se absorbieron y se distribuyeron por todo el cuerpo. El monóxido de carbono del humo del cigarrillo se absorbió en el torrente sanguíneo y redujo la entrega de oxígeno a los tejidos (puede consultar más información sobre esto en el capítulo doce). La nicotina, en las altas concentraciones que alcanza cuando fuma un cigarrillo, hace que su cuerpo libere adrenalina y esto aumenta la frecuencia cardíaca y la presión arterial, incrementando en la práctica el trabajo del corazón.

Someter los vasos sanguíneos a esta agresión varias veces al día, todos los días, causa un impacto importante en el corazón y la salud circulatoria. Los humanos no están diseñados para manejar este estrés constante sin terminar sufriendo las consecuencias. Cuando somos jóvenes, podemos recuperarnos de este daño mucho mejor que cuando somos mayores y muchos de los efectos de gran alcance del tabaquismo son acumulativos. De hecho, estudios recientes señalan que si logra dejar de fumar a la edad de treinta años, su esperanza de vida podría estar cerca de lo normal. Dejar de fumar a cualquier edad tiene beneficios inmediatos.

Fumar puede causar un cambio en el procesamiento normal de lípidos o grasas en el cuerpo, incluidos los triglicéridos. Los triglicéridos son la principal forma de grasa de las células grasas y de la sangre que circula por su cuerpo. Los niveles de triglicéridos aumentan al fumar y el HDL (colesterol bueno) disminuye. **Estos cambios aumentan la probabilidad de que se forme una placa grasa en las arterias.**

- A medida que esta placa se acumula, puede comenzar a bloquear el flujo sanguíneo normal y esta obstrucción se agrava cuando el vaso sanguíneo se constriñe alrededor de la placa.

- La placa que se encuentra en los fumadores es además inestable en comparación con lo que sucede en los no fumadores y es propensa a romperse, causando coágulos que pueden liberarse y ser transportados con el flujo sanguíneo y obstruir su llegada a órganos vitales como el corazón o el cerebro.

- El proceso de coagulación es anormal en los fumadores porque las plaquetas pegajosas que flotan en el torrente sanguíneo pueden formar coágulos después de que se rompa una placa local.

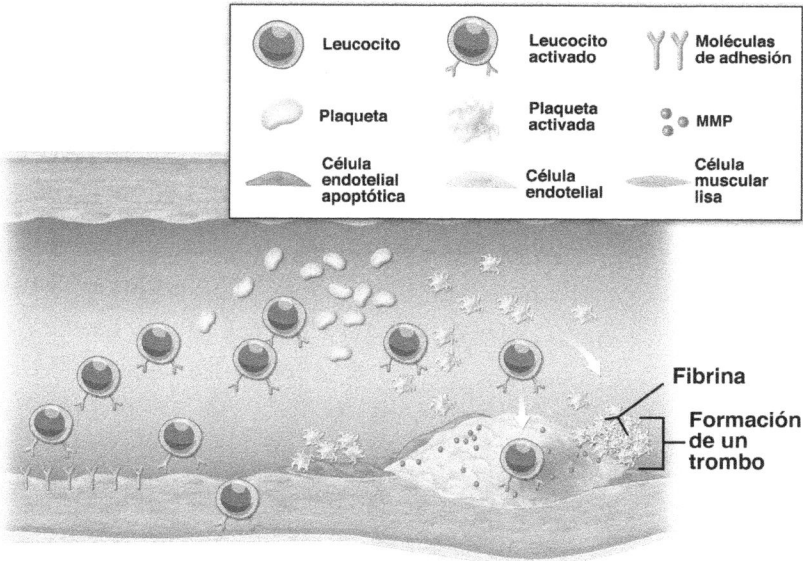

Figura 7: Efectos inflamatorios del tabaquismo en la formación de placa.

Como se ve en la Figura 6 y 7, imagine el estrechamiento de una arteria que se aprieta aún más con el tabaquismo. A medida que se rompe una placa, un coágulo de sangre puede bloquear las arterias del corazón o del cerebro y causar un ataque cardíaco repentino o un accidente cerebrovascular en la zona que normalmente irriga la arteria obstruida. Este mayor potencial para la formación de placas, ruptura y coagulación es la razón por la que a los pacientes con ataques cardíacos o accidentes cerebrovasculares se les suministran rutinariamente anticoagulantes como la aspirina y otros medicamentos.

El silencioso proceso de acumulación de placa ocurre a lo largo de muchos años y pasa desapercibido. Es un proceso gradual que se vuelve más peligroso a medida que se acerca a los cuarenta o cincuenta años. Otros factores

«Si tiene antecedentes familiares de enfermedades cardíacas, definitivamente necesita que revisen su perfil lipídico en una clínica local».

como la diabetes, la hipertensión o el colesterol alto aceleran este proceso. Los antecedentes familiares de ataques cardíacos, accidentes cerebrovasculares o muerte súbita pueden identificarle sin duda como una persona con un riesgo mayor de enfermedades de las arterias coronarias. Esto puede apuntar a una mutación hereditaria en los genes que controlan la producción y el equilibrio de lípidos y colesterol. Si tiene antecedentes familiares de enfermedades cardíacas, definitivamente tiene que revisar su perfil lipídico en una clínica local.

«Fumar es un factor de riesgo para el desarrollo de un ataque cardíaco o accidente cerebrovascular, incluso si no tiene otros riesgos».

Los síntomas de dolor, malestar o presión de una arteria cardíaca obstruida se denominan angina de pecho. Piense en ello como un calambre en su corazón: el corazón no recibe suficiente suministro de sangre y le envía una señal de advertencia. El dolor torácico a menudo se describe como algo pesado, como una sensación de presión o compresión que puede llegar al hombro, cuello, brazo u otros lugares. Las personas pueden tener síntomas sutiles como dificultad para respirar, náuseas, vómitos, sudoración y mareos, entre otros. Las mujeres pueden experimentar menos dolor que los hombres y, en el caso de ellas, la enfermedad de las arterias coronarias podría ser más difícil de diagnosticar si se centran solo en el síntoma del dolor o la presión torácicos. No hay síntomas de diagnóstico perfectos, por lo que el mejor enfoque es hablar con un médico y determinar si, a través de pruebas simples, se puede ayudar a evaluar si usted tiene una enfermedad cardiovascular relacionada con el tabaco.

Hay ocasiones en que los ataques cardíacos o los accidentes cerebrovasculares pueden ocurrir en fumadores a una edad más temprana. Las mujeres que fuman y usan píldoras anticonceptivas o anillos anticonceptivos tienen un riesgo significativamente mayor de sufrir un ataque cardíaco o coágulos en las piernas. Las personas con enfermedades autoinmunes, como la artritis reumatoide, el lupus y la vasculitis, son más propensas a padecer estos episodios. Recuerde que fumar es un factor de riesgo para el desarrollo de un ataque cardíaco o accidente cerebrovascular, incluso si no tiene otros riesgos

La buena noticia es que *su corazón y salud circulatoria mejoran rápidamente cuando deja de fumar*. El monóxido de carbono de su torrente sanguíneo comienza a disminuir. La gente suele decir que es más fácil respirar a los pocos días de dejar de fumar. En el transcurso de los meses, el equilibrio normal del metabolismo de las grasas, la adherencia plaquetaria y la contracción de los vasos sanguíneos pueden normalizarse. Centrarse en una dieta saludable y aumentar gradualmente su ejercicio, simplemente caminando, reforzará los principales beneficios de dejar de fumar.

Muchos fumadores temen ganar peso después de dejar de fumar. Podría ganar de 4 a 5 kilos en promedio, a menos que tenga un plan. Es mucho menos arriesgado aumentar de peso si lo comparamos con seguir fumando. En el mejor de los casos, dejará de fumar y, en el proceso, aumentará su ejercicio como parte de su plan, dos beneficios extraordinarios para la salud del corazón a medida que aprende a dejar de fumar.

Lo que necesita saber

- Fumar altera el procesamiento de lípidos (grasa) en el cuerpo. Esto puede aumentar la formación de placa en las arterias, incluidas las arterias del corazón.
- Fumar aumenta la coagulación de la sangre alrededor de una placa.
- Si desarrolla placa en las arterias, fumar puede aumentar la probabilidad de que esta se rompa.
- La nicotina aumenta la constricción de los vasos sanguíneos.
- Fumar causa aumento de la frecuencia cardíaca y la presión arterial. Esto aumenta el trabajo de su corazón.
- El monóxido de carbono del tabaquismo reduce el suministro de oxígeno a todos los órganos, incluido el corazón.
- Muchos de estos efectos negativos del tabaquismo se revierten en el primer año después de dejar de fumar.

CAPÍTULO TRECE

Fumar y el riesgo de padecer cáncer

Quien salva una vida, es como si hubiera salvado el mundo. **Talmud**

Fumar cigarrillos tiene muchos efectos en el cuerpo y uno de los más temidos es aumentar el riesgo de padecer cáncer. En este capítulo se revisará cierta información básica sobre las células para ayudarle a entender los efectos que el tabaquismo tiene en las células de todo el cuerpo y cómo fumar cigarrillos puede conducir a diferentes formas de cáncer.

Cada célula del cuerpo tiene una membrana externa que mantiene su contenido en su lugar. El líquido que está dentro de la célula, llamado citoplasma, contiene diferentes estructuras que realizan las diversas funciones de la célula. El núcleo de la célula contiene el ADN (ácido desoxirribonucleico) de su cuerpo organizado en cuarenta y seis cromosomas y contiene alrededor de 20 000 genes (Figura 8). Estos genes son secuencias de ADN que codifican los rasgos específicos que son exclusivos de usted, como el color del cabello y los ojos, el color de la piel y su riesgo particular para ciertas enfermedades. El riesgo genético de estas enfermedades también se puede observar en sus antecedentes familiares, como el tener un pariente con diabetes, enfermedades cardíacas, cáncer o enfermedades psiquiátricas (incluida la adicción).

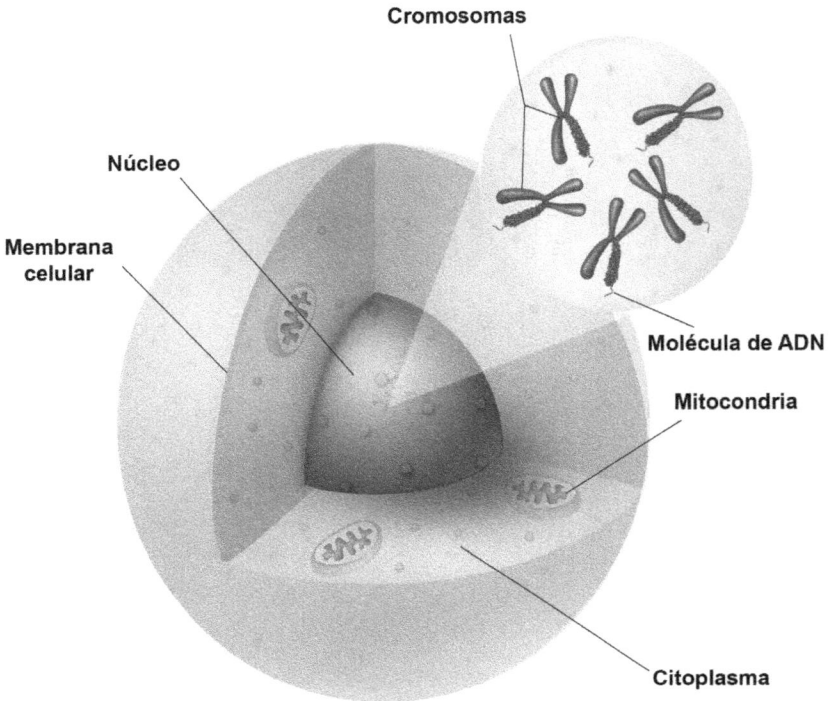

Figura 8: La célula, el núcleo y los cromosomas.

Cuando una célula se divide, hace una copia de su ADN y luego divide la membrana celular para generar una copia exacta de la célula original. Todos los días se generan millones de células nuevas y mueren millones de células. Pero no todas las células son iguales. Por ejemplo, a diario se producen millones de células sanguíneas a un ritmo increíblemente rápido. Por el contrario, las células nerviosas se replican a un ritmo muy lento. Toda esta división está programada por su ADN, que tiene el plan maestro para toda la actividad celular.

Con todo este nacimiento, muerte y replicación de las células, los errores y roturas del ADN ocurrirán de forma natural. Hay un sofisticado sistema de reparación y vigilancia del ADN que trabaja constantemente para identificar errores de ADN y corregirlos a partir de las hebras de ADN de cada uno de los cromosomas. Si se produce un error genético y no se repara, se produce una mutación que podría alterar la función de la célula. Una mutación es una secuencia anormal de ADN que puede ser heredada de sus progenitores, espontánea, *o adquirida a partir de una exposición ambiental.*

Las células están programadas para vivir solo durante un período limitado de tiempo antes de morir y ser reemplazadas. Si una mutación modifica las secuencias genéticas que controlan la vida útil normal de esa

> «Una mutación es una secuencia anormal de ADN que puede ser de herencia paterna o espontánea, o puede ser adquirida a partir de una exposición ambiental».

célula, la célula podría no morir y continuar dividiéndose muchas veces y formar un cáncer. Otras mutaciones podrían hacer que la célula muriese más rápido de lo normal o que la célula produjera una proteína anormal que afectase de forma crítica a la función de la célula. En otras situaciones, puede producirse un error aleatorio en un segmento de ADN que aparentemente no codifica ningún proceso conocido. En otras palabras, algunas mutaciones pueden llevar al cáncer y otras no. El sistema de vigilancia que está corrigiendo constantemente estas mutaciones genéticas funciona peor cuando envejecemos.

Fumar cigarrillos y el riesgo de padecer cáncer

Cuando fuma cigarrillos, el alquitrán se deposita en la boca, la garganta y los pulmones y recubre las células en esos lugares. El alquitrán es el verdadero culpable del riesgo de cáncer asociado al cigarrillo; es un subproducto espeso, similar a la melaza, que está presente en el humo del tabaco y que contiene unos setenta carcinógenos conocidos. **Un carcinógeno es un producto químico que puede provocar cáncer.** El alquitrán es como un avión de carga que distribuye estos carcinógenos en múltiples tejidos del cuerpo y la concentración es más alta en las superficies sobre las que aterriza, como la boca, la garganta y los pulmones, cuando inhala el humo del cigarrillo. También se traga parte de este alquitrán, exponiendo al esófago y al estómago. Los productos químicos del alquitrán también entran en el torrente sanguíneo y se distribuyen por todo el cuerpo. La nicotina y el alquitrán son los dos componentes principales de los cigarrillos, y la nicotina (descrita en el capítulo catorce) es una sustancia fuertemente adictiva, que por sí misma no se considera que provoque cáncer. Se ha demostrado que al menos veinte de los carcinógenos del alquitrán, enumerados en la Tabla 1, causan tumores pulmonares de forma directa e individual en al menos una especie de animal de laboratorio.

Clases de carcinógenos	Nombre químico de los carcinógenos
Hidrocarburos aromáticos policíclicos	Benzo[*a*]pireno
	Benzo[*b*]fluoranteno
	Benzo[*j*]fluoranteno
	Benzo[*k*]fluoranteno
	Dibenzo[*a*, *i*]pireno
	Indeno[1, 2, 3-*cd*]pireno
	Dibenzo[*a*, *h*]antraceno
	5-Metilcriseno
Asz-arenes	Dibenzo[*a*, *h*]acridina
	7H-Dibenzo[*c*, *g*]carbazole
N-Nitrosaminas	*N*-Nitrosodietilamina
	4-(metilnitrosamino)-1-(3-piridil)-1-butanona (NNK)
Compuestos orgánicos diversos	1, 3-Butadieno
	Carbamato de etilo
Compuestos inorgánicos	Níquel
	Cromo
	Cadmio
	Polonio-210
	Arsénico
	Hidracina

Tabla 1: Carcinógenos en el humo de cigarrillo.

Adaptado del Grupo de Trabajo de la Agencia Internacional para la Investigación sobre el Cáncer (IARC) sobre la Evaluación de Los Riesgos Carcinógenos para los Seres Humanos: 2004.

Imagine estas docenas de carcinógenos interactuando con su boca, su garganta y sus células pulmonares todos los días. Es inevitable que se produzcan cambios y mutaciones. Vamos a centrarnos en el dibenzopireno de esta lista como ejemplo de cómo afecta a la reparación del ADN. Este químico se encuentra en el alquitrán. Sus subproductos pueden unirse directamente a la molécula de ADN para formar un aducto de ADN: un segmento de ADN unido a un producto químico cancerígeno. Este cambio en la estructura del ADN puede causar directamente una mutación en el área donde se une el carcinógeno del alquitrán. No se puede reparar adecuadamente el ADN en esta región y volver a su secuencia original debido al aducto, lo que provoca una mutación. Esta nueva mutación se transmite a la próxima generación de células. Si esta mutación se da en un gen que codifica el crecimiento celular normal, el resultado podría ser un crecimiento anormal y posiblemente cáncer. Si se produce una mutación en un gen que **suprime** el crecimiento del cáncer, el resultado de eliminar este freno al crecimiento también podría desembocar en cáncer.

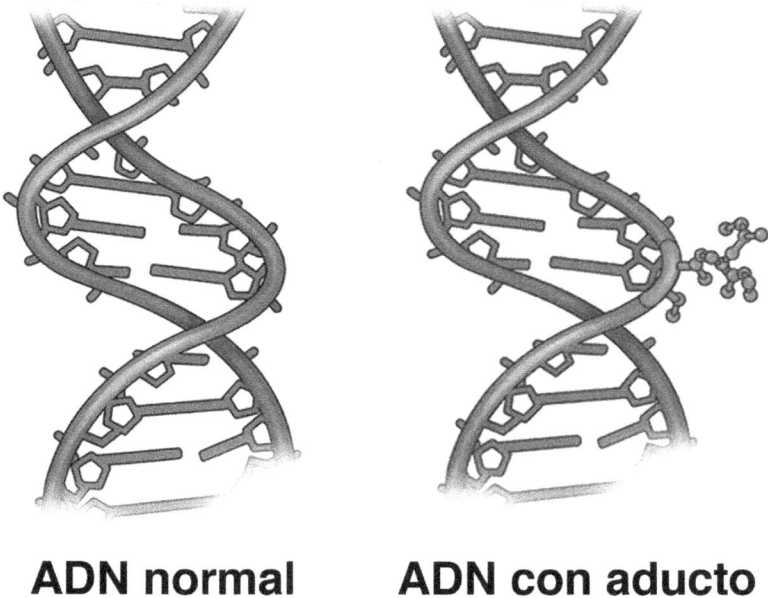

ADN normal   ADN con aducto

Figura 9: Aductos de ADN.

«El riesgo relativo (RR) es la probabilidad de que ocurra un evento en un grupo expuesto frente a un grupo no expuesto».

Debido a la existencia de muchos carcinógenos, hay muchas formas diferentes en las que los carcinógenos del alquitrán pueden provocar cáncer. El acetaldehído es otro carcinógeno que se encuentra en el alquitrán del cigarrillo y puede unirse directamente a la molécula de ADN, formando también un aducto de ADN. El alcohol se descompone en el acetaldehído carcinógeno y esta es una de las razones por las que el consumo de alcohol se asocia con el cáncer.

Si se imagina cuántos carcinógenos se unen constantemente de forma aleatoria al ADN de sus células que además tienen un efecto acumulativo en el tiempo, entenderá cuánto **caos genético** causa esto. Todas estas mutaciones ciertamente aumentan el riesgo de padecer cáncer, pero no garantizan que una persona contraiga cáncer. Tal vez se produzcan mutaciones, pero la mayoría consiguen repararse exitosamente. O tal vez ocurra una mutación en una región de ADN que no incide en el riesgo de padecer cáncer. Es casi totalmente aleatorio y solo por el hecho de que su madre o su padre no contrajeran cáncer por fumar no significa que usted esté a salvo en un futuro.

Datos recientes de la investigación sobre el cáncer de pulmón han demostrado lo habituales que son las mutaciones entre los fumadores. Esta investigación también constató que *regiones enteras de cromosomas* pueden eliminarse *totalmente* en las etapas tempranas de muchos cánceres de pulmón asociados con el tabaquismo. Esa es una evidencia extraordinaria del efecto dañino del tabaco en su ADN.

El ADN es como una enorme cremallera de moléculas, desenrollándose y enrollándose constantemente para abrirse y cerrarse y replicándose de forma perfecta millones de veces al día. Cuando la cremallera funciona perfectamente, la operación va como la seda. ¿Qué pasa cuando algo se engancha en una cremallera y no funciona correctamente? Este gran número de mutaciones explica por qué los cánceres se desarrollan a partir de estos errores aleatorios y prevenibles causados por los carcinógenos asociados con el tabaquismo.

En la Tabla 2 se enumeran los cánceres relacionados con el tabaquismo y el riesgo relativo de

«Se estima que el cáncer de pulmón es ahora la causa más común de muerte por cáncer en el mundo».

contraer estos tipos de cáncer con una exposición prolongada al tabaquismo habitual en comparación con los no fumadores. El riesgo relativo (RR) es la probabilidad de que ocurra un evento en un grupo expuesto frente a un grupo no expuesto. Si el RR es 1, el riesgo es el mismo entre los dos grupos. Si el RR es 2, el riesgo de contraer ese cáncer en un fumador es el doble (o un 100 % mayor) en comparación con un no fumador. Si el RR es 10, el riesgo de contraer ese cáncer es diez veces mayor (o un 1000 % mayor).

El cáncer de pulmón tiene el mayor riesgo, y esta clara asociación entre el tabaquismo y el cáncer de pulmón fue la base del *Informe de la Dirección General de Salud Pública de los EE. UU.* en 1964, encargado por el presidente Kennedy. Este informe vinculó claramente el tabaquismo con el cáncer de pulmón. Las primeras y tímidas advertencias sanitarias comenzaron a aparecer en los envases de cigarrillos en 1965. En los cincuenta años transcurridos desde el Informe de la Dirección General de Salud Pública, más datos y cientos de estudios han relacionado la exposición al humo del cigarrillo al cáncer de garganta, de esófago, de páncreas y de vejiga, entre otros.

Web del cáncer	Riesgo relativo medio
Pulmón	15.0–30.0
Laringe	10.0*
Cavidad oral	4.0–5.0
Orofaringe e hipofaringe	4.0–5.0*
Esófago	1.5–5.0*
Páncreas	2.0–4.0
Tracto urinario	3.0
Vejiga	2.6–5.7
Cavidad nasal, senos paranasales, nasofaringe	1.5–2.5
Estómago	1.5–2.0
Hígado	1.5–2.5
Riñón	1.5–2.0
Cérvix uterino	1.5–2.5
Leucemia mieloide	1.5–2.0

Tabla 2: Fumar cigarrillos y el riesgo de padecer cáncer.

*La interacción en combinación con el alcohol aumenta el riesgo; datos de Vineis, P. et al., 2004.

El riesgo de algunos de estos tipos de cáncer, como el de esófago, empeora por la exposición tanto a los cigarrillos como al alcohol. Se sabe que el cáncer de vejiga está asociado con el tabaquismo porque el cáncer crea sustancias químicas que se concentran en la orina y estas se acumulan en la vejiga, provocando cambios en sus células a pesar de no estar estas directamente expuestas al humo de los cigarrillos.

De los cánceres de la Tabla 2, el cáncer de pulmón sigue siendo uno de los más mortíferos, como se puede ver en la historia de Roger Sako en el capítulo dos. Anthony Ficaro, capítulo siete, desarrolló cáncer de pulmón no microcítico. Debido a la enorme epidemia global del tabaquismo en el siglo veinte, el cáncer de pulmón es ahora la causa más común de muerte por cáncer en el mundo. Cada año mueren más pacientes por cáncer de pulmón en los Estados Unidos (148 869 en 2018) que por cáncer de mama, colon y próstata *juntos*.

El cáncer de pulmón se divide en dos categorías principales:

- **Cáncer de pulmón microcítico**, que representa alrededor del 20% de todos los casos. Como se describe en la historia de Roger, se trata de un cáncer que viaja rápidamente al cerebro y al hueso, y rara vez es curable mediante cirugía. Mientras que el cáncer de pulmón microcítico podría responder inicialmente a la quimioterapia, con mejoría en los síntomas y la calidad de vida, la mayoría de los pacientes tienen una supervivencia que se puede medir en meses y sufren de dificultad para respirar, tos, dolor, debilidad y falta de apetito

- **Cáncer de pulmón no microcítico**, que tiene varios subtipos y es más propenso a crecer localmente antes de comenzar a propagarse fuera del pulmón.

El cáncer de pulmón, especialmente el cáncer de pulmón microcítico, es muy propenso a extenderse por todo el cuerpo. Este proceso se denomina **metástasis**. Es la capacidad de las células cancerosas para salir de su tejido primario e invadir o viajar a otros tejidos.

Dentro del total de cáncer de pulmón, solo el 18 por ciento de las personas sobreviven cinco años después del diagnóstico. Por esta razón, es crucial prevenir el desarrollo de cáncer de pulmón mediante la prevención de la iniciación al tabaquismo en la adolescencia y ayudando a los fumadores a lograr dejar de fumar tan pronto como sea posible.

Hay algunos destellos de esperanza en la relativamente corta historia del cáncer de pulmón, una enfermedad que en realidad era rara antes de la epidemia de tabaquismo en el siglo XX, como se ve en la Figura 10. A finales de 1800, antes de que se fabricasen cigarrillos y fuesen fácilmente accesibles en grandes cantidades, el cáncer de pulmón era raro. Encontrar cáncer de pulmón durante una autopsia en ese entonces era poco frecuente. Las tasas de tabaquismo aumentaron drásticamente en la década de 1920 y solo comenzaron a disminuir lentamente en los Estados Unidos años después de que se publicase en 1964 el primer informe de la Dirección General de Salud Pública sobre el tabaquismo.

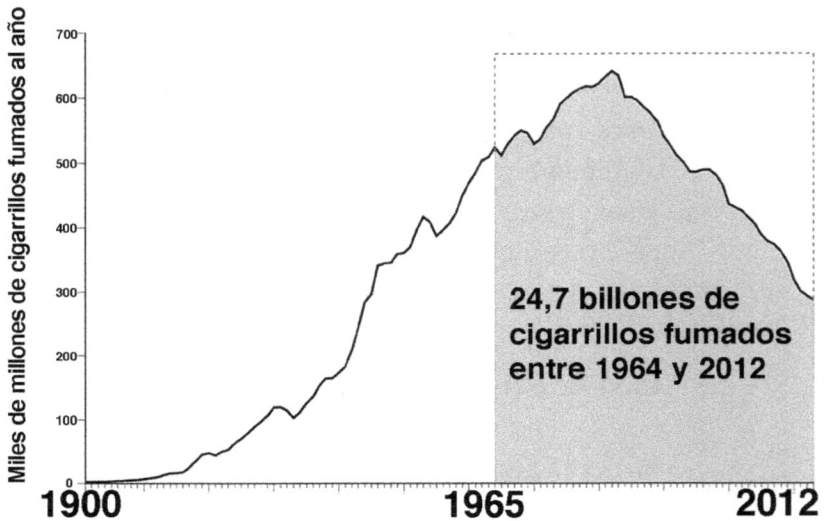

24,7 billones de cigarrillos fumados entre 1964 y 2012

Consecuencias para la salud del tabaquismo:
Evolución a lo largo de 50 años. Informe de la Dirección General de Salud Pública.

Figura 10: Consumo total de cigarrillos: Estados Unidos 1900–2012

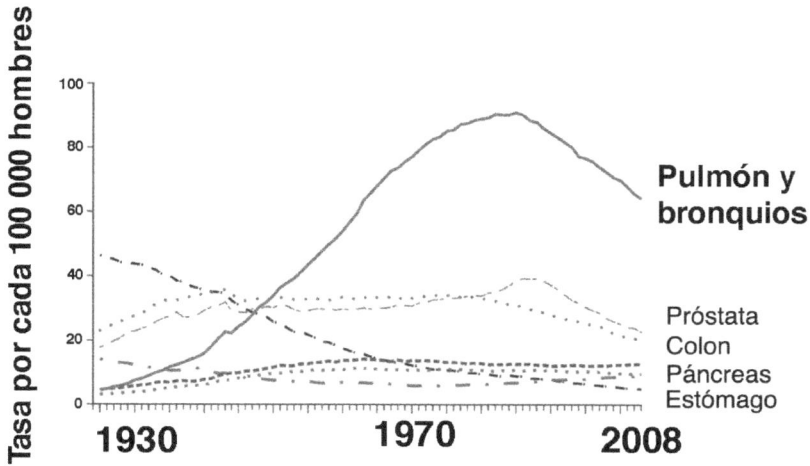

Figura 11: Tasas de mortalidad de los cánceres seleccionados en hombres en los Estados Unidos, 1930-2008

Departamento de Salud y Servicios Sociales de los Estados Unidos, 2014, con autorización.

La epidemia de muertes por cáncer de pulmón en mujeres mostrada en la **Figura 12** también era muy clara a finales del siglo XX, aunque las tasas máximas en las mujeres eran más bajas que en los hombres debido a la más baja incidencia del tabaquismo entre estas.

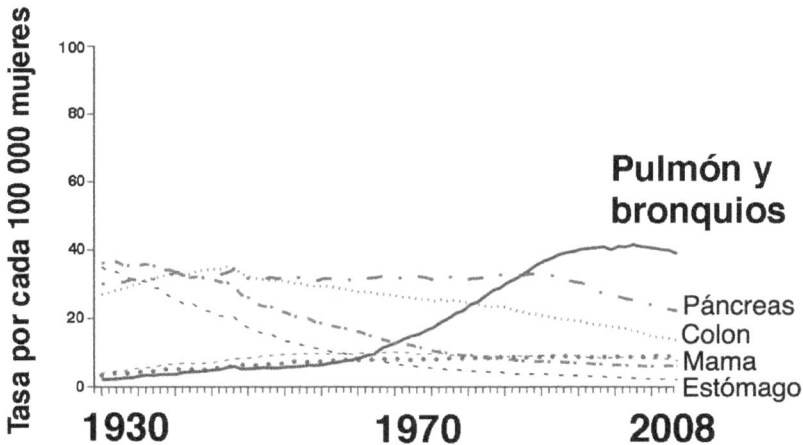

Figura 12: Tasas de mortalidad de los cánceres seleccionados en mujeres en los Estados Unidos, 1930-2008

Departamento de Salud y Servicios Sociales de los Estados Unidos, 2014, con autorización.

La **Figura 13** muestra la distribución de las muertes de cáncer de pulmón por estado en 2014. Los colores más oscuros tienen las tasas de mortalidad más altas. Se puede ver que las tasas más altas de muerte por cáncer de pulmón estaban en el sureste y otros núcleos en los Estados Unidos.

Muertes de cáncer de pulmón por estado
Cáncer de pulmón y bronquios tasas de muerte* por estado, 2014

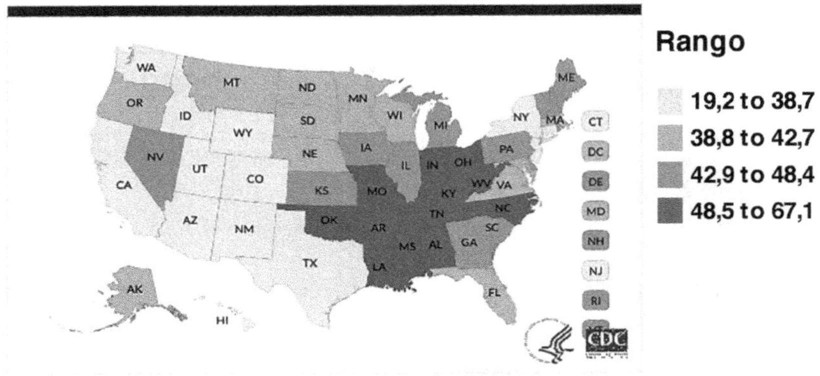

Figura 13. Muertes de cáncer de pulmón por estado en los Estados Unidos.

Obtenido de los Centros para el Control y la Prevención de Enfermedades, 2018, con autorización.

Hoy en día, aproximadamente el 90 por ciento de todos los cánceres de pulmón se deben al tabaquismo, lo que lo convierte en el cáncer más prevenible. Este es un hecho verdaderamente notable que hay que considerar: el cáncer de pulmón antes era poco frecuente y ahora es la principal causa de muerte por cáncer en los Estados Unidos. Sin embargo, el cáncer de pulmón no tiene por qué ser su destino potencial, ya que el riesgo de padecer este tipo de cáncer puede reducirse significativamente al dejar de fumar.

Pruebas de detección del cáncer de pulmón

En el pasado, los médicos no hacían exámenes rutinarios de cáncer de pulmón de la misma forma en que lo hacen para otros tipos de cáncer, como el cáncer de cuello uterino (con la **prueba** de **Papanicolaou**), el cáncer de mama (con la **mamografía**) o el cáncer de próstata (con la prueba de **PSA**). El Instituto Nacional para el Cáncer estudió la detección de cáncer de pulmón con radiografías de tórax y pruebas de esputo en fumadores masculinos en la década de 1980 y no encontró ningún beneficio para reducir las muertes por cáncer de pulmón detectadas con estas pruebas. Sin pruebas de detección, la mayoría de los fumadores que desarrollan cáncer de pulmón consultan a un médico solo cuando el tumor es lo suficientemente grande como para causar dolor, pérdida de peso, aumento de la tos, sangre en el esputo u otros síntomas. Los cánceres tempranos de pulmón no microcíticos se mantienen con un tamaño reducido durante años sin causar síntomas hasta que, con el tiempo, se vuelven lo suficientemente grandes (frecuentemente del tamaño de un limón o más grandes) como para causar molestias. A excepción de las vías respiratorias, el tejido pulmonar en sí es relativamente insensible y los tumores de crecimiento lento pueden no causar síntomas durante mucho tiempo.

Sin detección, menos del 20 por ciento de las personas que contraen cáncer de pulmón lo detectan en una etapa temprana: el resto tiene una enfermedad localmente avanzada o metastásica que ha viajado más allá del área pequeña que un cirujano puede extirpar en un intento de curar al paciente.

En 2011, se completó el Ensayo Nacional de Detección de Pulmón (NLST, por sus siglas en inglés) y se informó de que las pruebas de tomografía computarizada del tórax para fumadores habituales de cincuenta y cinco o más años de edad pueden **detectar el cáncer de pulmón en sus primeras etapas y mejorar la supervivencia global**. Una tomografía computarizada es una prueba rápida e indolora que se realiza en todos los hospitales locales y es mejor para detectar pequeños cambios en el tejido pulmonar que una radiografía. Esta nueva herramienta de detección la recomienda ahora la Sociedad Americana del Cáncer y se contempla cada vez más en los planes de seguros. Para que una herramienta de detección (como la mamografía para el cáncer de mama) se utilice ampliamente, debe ser rentable, y se ha demostrado que así es en el caso de la prueba para la detección por tomografía computarizada del cáncer de pulmón. No podemos predecir totalmente qué fumadores contraerán cáncer de pulmón, por lo que se cree que la prevención del tabaquismo y el abandono del tabaquismo temprano combinado con la detección temprana tienen el mayor impacto en la reducción del riesgo de muerte por cáncer de pulmón para el fumador promedio de cigarrillos. **Hable con su médico sobre la detección del cáncer de pulmón.**

Cómo dejar de fumar reduce el riesgo de padecer cáncer

La buena noticia es que dejar de fumar reducirá drásticamente el riesgo de contraer cáncer de pulmón y otros tipos de cáncer durante su vida. Cuanto antes lo deje, más tiempo le dará a su cuerpo para sanar y comenzar a revertir el daño y las mutaciones que se han formado. Muchas de las mutaciones que se encuentran en las vías respiratorias de la mayoría de los fumadores son reversibles. Así que cuanto antes deje de fumar, más ventajas obtendrá. Experimentará un menor riesgo de cáncer con el abandono del tabaquismo, no piense que es demasiado tarde. No solo recibirá este beneficio al dejar de fumar, sino que también reducirá el riesgo de padecer enfermedades pulmonares y cardíacas a medida que tome el control sobre su salud.

En resumen, las células se dividen constantemente y hay un sofisticado sistema de reparación del ADN en el cuerpo para corregir cualquier mutación que ocurra. Al igual que la exposición al sol puede aumentar el riesgo de padecer cáncer de piel, fumar cigarrillos es una exposición ambiental que puede causar mutaciones en el ADN y aumentar el riesgo de padecer cáncer de pulmón y otros tipos de cáncer. Hay múltiples

«Así que cuanto antes deje de fumar, más ventajas obtendrá. Experimentará un menor riesgo de cáncer con el abandono del tabaquismo».

cánceres asociados con el tabaquismo, pero el que tiene el mayor riesgo es el cáncer de pulmón, que es la principal causa de muerte por cáncer en los Estados Unidos. Investigaciones recientes han demostrado que las pruebas de cáncer de pulmón con tomografías computarizadas son capaces de detectar el cáncer de pulmón antes y aumentar las posibilidades de supervivencia. Cientos de ensayos clínicos evalúan diversas terapias nuevas para el cáncer de pulmón y otros tipos de cáncer relacionados con el tabaco. Una vez que deja de fumar, el riesgo de cáncer disminuye con el tiempo. Debido a que esta reducción del riesgo tarda años en ofrecer sus mayores beneficios, es importante que deje de fumar lo antes posible.

Lo que necesita saber

- Aproximadamente un tercio de todos los cánceres están causados por el tabaquismo. Fumar es la principal causa de cáncer prevenible.
- El alquitrán de los cigarrillos tiene alrededor de 70 carcinógenos químicos diferentes que se distribuyen por todo el cuerpo cuando fuma.
- Los carcinógenos que usted inhala provocan cambios en el ADN de las células. Estas mutaciones pueden convertir las células normales en células cancerosas.
- El cáncer de pulmón es el cáncer más común relacionado con el tabaco. Es la principal causa de muerte por cáncer en el mundo y en 2018 tenía solo una tasa de supervivencia del 18 por ciento cinco años después del diagnóstico.
- Dejar de fumar reducirá el riesgo de padecer cáncer. Cuanto antes deje de fumar, mayores serán las ventajas.

CAPÍTULO CATORCE

La nicotina y su cerebro

La vida es una suma de todas sus elecciones. ¿Entonces qué va a hacer hoy? **Albert Camus**

S i piensa en dejar de fumar y las opciones que hay disponibles para ayudarle, tiene sentido dar un paso atrás y entender cómo funciona la nicotina y por qué es tan adictiva. Usted puede entrar en muchas farmacias o establecimientos comerciales y comprar parches o chicles de nicotina y empezar a usarlos de inmediato sin pensarlo o prepararlo demasiado. Hay nuevos estudios que indican que si usa parches o chicles sin ningún tipo de ayuda adicional, la probabilidad de lograr dejar de fumar es menor que en las personas que recibieron estos medicamentos en un ensayo clínico. Esto se debe probablemente a una combinación de falta de apoyo, uso incorrecto de la terapia de reemplazo de nicotina y el lastre de un plan poco definido; esas son las causas de que sus planes se vengan abajo al afrontar el desafío. Usar medicamentos sin un buen plan puede ser desalentador y hacerle pensar que no es capaz de dejar de fumar. Nada podría estar más lejos de la realidad, y este capítulo le explicará por qué. Todos los fumadores de este libro tienen una relación única con la nicotina, al igual que usted.

Si planea escalar una montaña, su éxito implica preparación, conocimiento del terreno, reunir las herramientas y disponer de un plan y suministros. El proceso de preparación puede proporcionar confianza (ver los problemas antes de que ocurran), ha hecho los deberes, establecido un rumbo y ha empaquetado las maletas con la sensación de que está listo. El éxito requiere **conocimiento**, **confianza** y **motivación**. Estas tres cosas juntas crean la combinación más fuerte para obtener resultados a largo plazo.

> «Dejar de fumar es lo más importante que hará por su salud».

Todas las personas de este libro han conseguido escalar esa cumbre, no se dé por vencido diciéndose que no es posible hacerlo. Todos los científicos, inventores y exploradores exitosos saben que el fracaso es esencial para el éxito: comenzaron con una visión de su destino y se comprometieron con él, incluso a través de fracasos y contratiempos. La clave es *aprender activamente de los contratiempos* y hacer modificaciones antes de continuar el viaje. Dejar de fumar es lo más importante que puede hacer por su salud.

Uno de los mayores obstáculos en su camino es la adicción a la nicotina; este capítulo tratará sobre la nicotina y por qué es tan adictiva.

¿Qué es la nicotina?

La nicotina es un producto químico altamente soluble en agua que se absorbe rápidamente y llega directamente al cerebro antes de cinco latidos del corazón cuando fuma. Sus pulmones tienen aproximadamente la superficie de una cancha de tenis. Al fumar un cigarrillo distribuye nicotina sobre esa gran superficie, donde se absorbe rápidamente en el torrente sanguíneo y llega en segundos directamente al cerebro. La nicotina es una molécula similar en estructura a otra con una importancia crucial que hay en el cerebro llamada **acetilcolina**, un neurotransmisor clave que permite que las células cerebrales se comuniquen. Las células cerebrales están altamente interconectadas y se comunican mediante el envío de mensajes químicos entre ellas. La nicotina que llega desde fuera de su cuerpo comienza a anular este sistema y su cerebro se vuelve dependiente de ella.

La nicotina se une a los receptores de las células cerebrales, causando una oleada de reacciones químicas y respuestas, como la liberación de **dopamina**, la molécula del placer. Esto significa que, con cada calada de un cigarrillo, su cerebro recibe un mensaje de placer y recompensa, dejándole con ganas de más. Esto ayuda a explicar por qué algunos cigarrillos realmente mejoran las señales de recompensa que obtenemos de eventos placenteros como una buena comida o el sexo. La nicotina puede mejorar su estado de ánimo, concentración, y rendimiento. En otras situaciones, la sensación de recompensa que obtiene es alivio del estrés o la ansiedad de la abstinencia a la nicotina si su nivel de nicotina es bajo. La nicotina ayuda a aliviar los síntomas del síndrome de abstinencia de la nicotina.

Su cigarrillo es el vehículo de entrega de nicotina y la nicotina estimula su centro de recompensas, es así de simple.

¿Recuerda el primer cigarrillo que fumó? Es probable que le haya mareado repentinamente, tal vez con náuseas leves. Podría haberse acumulado saliva en su boca. Cualquiera que fuese su reacción a la primera vez que fumó, fue *rápida* e intensa y tardó un tiempo en volver a la normalidad. Años más tarde, cuando ya es un fumador habitual, su reacción a un cigarrillo nunca es tan intensa. La razón es que la estructura cerebral cambia con el tabaquismo habitual al aumentar el número de receptores de nicotina. En la **Figura 14**, se ven coloreados los escasos receptores de nicotina en el cerebro de un no fumador (imagen A). En la imagen B se puede ver que la concentración de receptores de nicotina es mucho mayor. **Esto es una evidencia directa de que los receptores de nicotina y la estructura cerebral cambian al fumar cigarrillos.** Es probable que el mismo mecanismo suceda si vapea nicotina. Una vez que esto ocurre, es posible que necesite meses para que la química del cerebro vuelva a un estado más normal.

Corteza temporal

A. No fumador

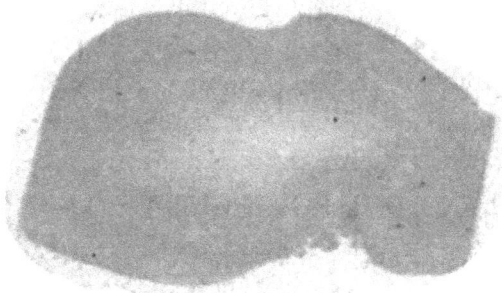

Capa cortical
I-III IV V VI

B. Fumador

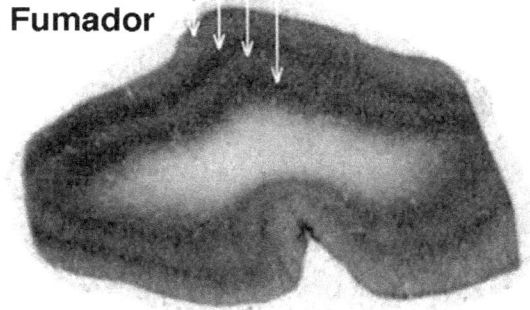

Figura 14: Incremento de los receptores de nicotina en el cerebro de los fumadores

Obtenido de Perry et al., 1999, con autorización.

El potencial de adicción de la nicotina es similar al de la cocaína y la heroína. Estas tres drogas comparten las mismas propiedades adictivas estimulando la liberación de dopamina desde el centro de placer de su cerebro. La **Figura 15** muestra que hay una parte concentrada del cerebro que se activa con la exposición a la nicotina. Esta causa la liberación de dopamina en el centro de recompensa. Al fumar cigarrillos, ha intervenido en uno de los centros más importantes y primitivos de su cerebro y ha apretado el interruptor de anulación. Muchos fumadores comenzaron a experimentar con cigarrillos cuando eran adolescentes, malentendiendo o desconociendo lo adictivo que es. Cuanto más rápido se absorbe la nicotina, más adictiva se vuelve, y la administración de nicotina a los pulmones al fumar o vapear es extraordinariamente rápida y eficaz para llegar al cerebro. Fumar cocaína en crack es más adictivo que la cocaína inhalada por la nariz porque se absorbe de manera más rápida y eficiente en los pulmones, que tienen una superficie más grande que los senos paranasales y causan una absorción más rápida.

En comparación, la nicotina suministrada por un parche cutáneo, chicle o pastilla se absorbe a un ritmo más lento, generando un nivel de nicotina inferior al del tabaquismo. Esto explica por qué los parches de nicotina, los chicles y las pastillas tienen un potencial de adicción muy bajo o inexistente.

Su cerebro con nicotina

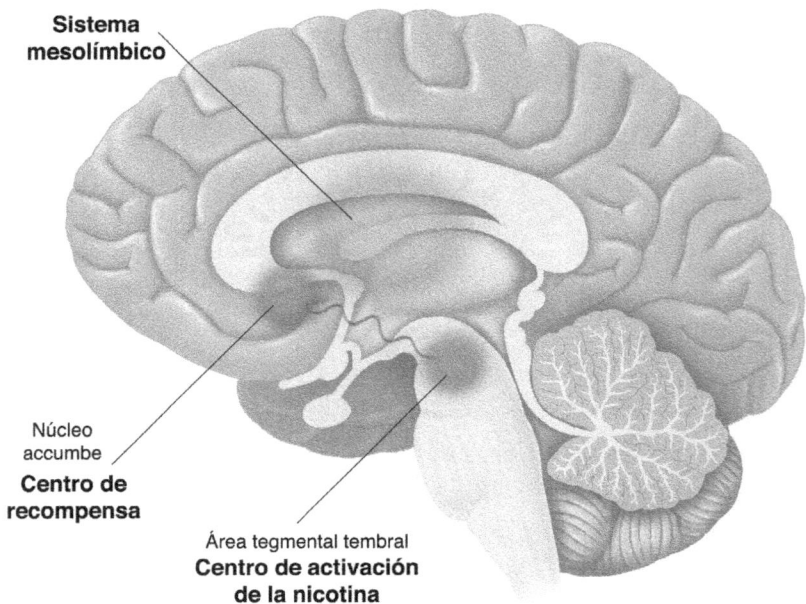

Figura 15: Centro de recompensa liberando dopamina en el cerebro cuando es activado por la nicotina.

La nicotina tiene una vida media de dos horas, lo que significa que la mitad de ella ha desaparecido de su torrente sanguíneo en dos horas (**Figura 16**). ¡Eso es rapidísimo! Las personas que metabolizan más rápido que otras necesitan dosis más altas para permanecer en la zona de placer y excitación y por consiguiente fumarán más cigarrillos. Cuando se despierta por la mañana, su nivel de nicotina ha bajado mucho o incluso es cero. Muchas personas fuman un par de cigarrillos rápidamente para recuperar sus niveles en sangre para sentirse mejor o tratar los antojos intensos de la mañana. ¿Le sucede esto a usted? Este aumento de la nicotina ocurre varias veces durante el día con el tabaquismo habitual, con más placer o satisfacción o excitación después de un cigarrillo y luego una caída en los niveles de nicotina que conduce a más malestar y un impulso cuando el nivel de nicotina se vuelve demasiado bajo.

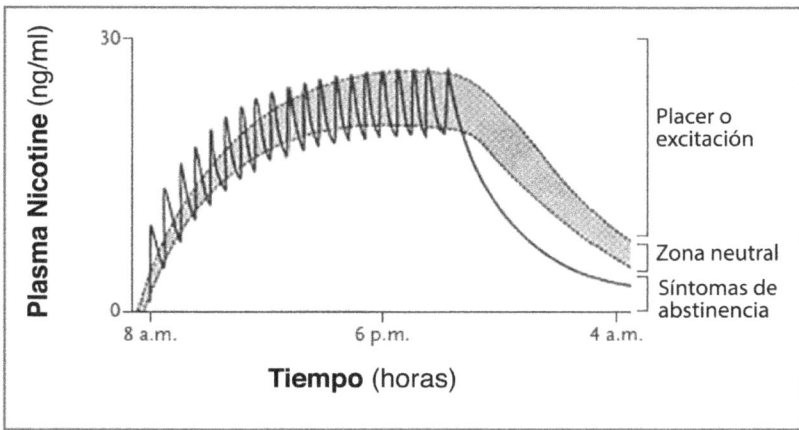

Figura 16: Niveles de nicotina en un fumador que consume un paquete de 20 cigarrillos.

Niveles de nicotina en un fumador que consume un paquete de 20 cigarrillos; obtenido de Benowitz, 2010, con autorización.

La abstinencia de nicotina

Los síntomas de *abstinencia* de la nicotina pueden incluir irritabilidad, estado de ánimo deprimido, inquietud o ansiedad. Piense en esto durante un minuto, una vez que un fumador se ha vuelto adicto a la nicotina, con frecuencia fuma para evitar estos síntomas negativos, que pueden ser muy desagradables e intensos. Estos síntomas e impulsos de abstinencia son especialmente potentes porque el cerebro ha desarrollado una dependencia química con

«Piense en esto durante un minuto, una vez que un fumador se ha vuelto adicto a la nicotina, con frecuencia fuma para evitar estos síntomas negativos, que pueden ser muy desagradables e intensos».

el tiempo y llevará algún tiempo (meses) revertir el cerebro de nuevo a su equilibrio original. En otras palabras, la abstinencia repentina de la nicotina de un cerebro adicto a ella puede semejarse una enfermedad psiquiátrica aguda. La nicotina en forma de cigarrillos o cigarrillos electrónicos está fácilmente disponible en casi todas las tiendas a la vuelta de la esquina, supermercados y gasolineras. Esta fácil disponibilidad hace que sea mucho más difícil para usted escapar de la nicotina. Debe tener en cuenta que esta sustancia es extraordinariamente potente y ser muy consciente de su efecto sobre usted. No es culpa suya tener antojos intensos cuando está sin fumar, es la respuesta que su cerebro envía cuando no obtiene nicotina.

Depresión

La depresión es un tema especialmente importante que hay que entender en los fumadores. La depresión es un sentimiento de tristeza o desesperanza, o la incapacidad de disfrutar de las cosas que otros disfrutan. Aproximadamente el 10 por ciento de todos los adultos en los Estados Unidos han sido diagnosticados con un trastorno depresivo mayor en un período de doce meses. Estas tasas son más altas en los adultos jóvenes y más elevadas en las mujeres que en los hombres. La depresión está causada por un desequilibrio en los neurotransmisores del cerebro, especialmente la dopamina y la serotonina y ambos elementos químicos se alteran al fumar cigarrillos. Las investigaciones han revelado que el alquitrán del los cigarrillos tiene un químico que actúa como un antidepresivo. Este efecto es independiente de la forma en que la nicotina cambia el equilibrio de sus neurotransmisores. En otras palabras, tanto el alquitrán como la nicotina pueden tener efectos antidepresivos. Es comprensible que los fumadores con depresión tengan dificultades para dejar de fumar. *Si usted tiene depresión, puede lograr dejar de fumar.* Los estudios han demostrado que los fumadores con depresión mejoran de su depresión después de dejar de fumar.

Si empezó a fumar cuando era adolescente, notará el impacto que la nicotina puede tener en su comportamiento. ¿Qué pasaría si fuera propenso a la depresión y empezara a experimentar con cigarrillos o cigarrillos electrónicos? ¿Y si descubriera que parecen fomentar su depresión? Se vuelve adicto a ellos y se da cuenta de que cada vez tiene que fumar más cigarrillos para obtener el mismo efecto. Esto se llama **tolerancia: cuando se necesitan dosis más altas de una droga para sentir el mismo efecto** porque su estructura cerebral ha cambiado. La tolerancia también se observa en otras adicciones, como el abuso de opioides o alcoholismo.

Si deja de fumar de repente, se sentirá fatal. ¿Tendrá depresión o simplemente experimentará la abstinencia de la nicotina? La respuesta es que podría tener ambas. Esta es una situación en la que es especialmente importante hablar con un especialista médico porque los síntomas de la depresión son tratables. La depresión puede influir en la elección de los medicamentos para dejar de fumar que funcionen mejor para usted. Los síntomas de la depresión se pueden medir con el tiempo para ver si tiene una depresión subyacente o no y la depresión es muy tratable.

Lo que necesita saber

- La nicotina es un producto químico muy potente que se encuentra en el tabaco y que altera la mente.

- La nicotina es poderosa porque imita a la acetilcolina, una de las sustancias químicas más comunes del cerebro. La exposición a la nicotina cambia la química del cerebro.

- Tras la exposición continuada, el cerebro se acostumbra a dosis regulares de nicotina y causa síntomas intensos de abstinencia si los niveles de nicotina bajan demasiado.

- La nicotina se metaboliza rápidamente en el cuerpo. Las personas que metabolizan más rápido que otras necesitan dosis más altas para permanecer en la zona de placer y excitación y por consiguiente fumarán más cigarrillos.

- Cuanto más entienda sobre la nicotina, mayor será la probabilidad de que pueda superar su adicción a ella.

CAPÍTULO QUINCE

Medicamentos y cómo se usan para dejar de fumar

Nunca pierdo. O gano o aprendo. **Nelson Mandela**

Muchas personas logran dejar de fumar usando medicamentos, ya sean con o sin receta médica o ambos. Aun así, hay muchos fumadores que optan por dejar de golpe, es decir, sin ningún medicamento ni consejo profesional. Es importante examinar qué métodos le parecen más atractivos, porque cualquier decisión será más efectiva si es una decisión consciente que ha tomado por sí mismo. Para tomar una decisión informada, es importante saber cómo se usan los medicamentos.

Otra clave del éxito es la voluntad de ser adaptable y flexible. En otras palabras, tome sus decisiones con un espíritu de **investigación**. Trace un plan, póngalo en marcha y luego evalúe su funcionamiento. Si lo que pone en marcha no funciona como le gustaría, esté dispuesto a hacer cambios en su plan. Por ejemplo, si decide usar el parche de nicotina y descubre que ciertas situaciones e impulsos intensos hacen difícil no fumar un cigarrillo, podría considerar agregar un reemplazo de nicotina de acción corta a su programa de parches de nicotina para impulsos urgentes. Usted debe evaluar qué situaciones son especialmente difíciles y por qué. El desarrollo de un plan se contempla en los capítulos nueve y diez. Trate de mantener su compromiso con el plan y ser capaz de cambiarlo en lugar de abandonarlo.

Una de las primeras preguntas que podría tener acerca de un plan para dejar de fumar es si quiere usar algún medicamento o ninguno. Si es importante para usted tratar de

«Solo alrededor de un tercio de los fumadores que hacen un intento parax dejar de fumar usa las opciones de medicamentos muy importantes y eficaces que hay disponibles».

dejarlo de golpe, este podría ser su primer plan. Esté preparado para reevaluar el uso de medicamentos si resulta que hacerlo de golpe no funciona en su caso. El método de dejarlo de golpe no es muy eficaz, así que si falla, no empiece a creer que no puede dejar de fumar. Investigaciones altamente cualificadas han demostrado que los medicamentos para dejar de fumar son eficaces. Los recomendamos para aumentar la probabilidad de éxito. A pesar de los beneficios observados, ya sea con el consejo profesional o la medicación, solo alrededor de un tercio de los fumadores que intentan dejarlo usan alguna de estas eficaces opciones Esto es una pena porque significa que las personas están menos dispuestas a obtener el enorme beneficio que produce dejar de fumar.

Las personas a menudo se interesan por los medicamentos para dejar de fumar con diferentes ideas y preferencias. Considere estos problemas cuidadosamente antes de su fecha para dejar de fumar para comprometerse completamente con un plan. Todos los medicamentos aprobados para su uso por las agencias reguladoras, como la Administración de Alimentos y Medicamentos (FDA) se han establecido como seguros y eficaces. Cada medicamento tiene un método de administración diferente (por ejemplo, parche transdérmico o pastillas). Estos medicamentos disminuyen los síntomas de abstinencia de la nicotina, por lo que puede hacer cambios de comportamiento que le mantendrán alejado de los cigarrillos.

Ahora que entiende cómo se administra la nicotina en los cigarrillos y cómo afecta a su cerebro (capítulo catorce), podría comprender mejor por qué proporcionar una **Terapia de reemplazo de la nicotina (TRN)**, que se reduce gradualmente con los meses, es una buena manera de ayudar a los fumadores a dejar de fumar. Las terapias de reemplazo proporcionan niveles más bajos de nicotina sin el alquitrán dañino. Han ayudado a millones de personas en todo el mundo a dejar de fumar y seguir sin tabaco.

Elegir la opción que más se adecue a usted sobre un medicamento para dejar de fumar es una decisión personal. Tómese su tiempo para leer este capítulo y sea consciente de los beneficios y riesgos antes de comenzar. Hable con su especialista médico o con un farmacéutico si aún tiene preguntas. Muchos medicamentos están disponibles sin receta médica y el coste es aproximadamente el mismo que pagar por un paquete de cigarrillos cada día. Muchos planes de seguros cubrirán incluso los medicamentos de venta libre si usted tiene una receta. Los medicamentos para dejar de fumar están diseñados para usarse durante unos meses o posiblemente más según sea necesario. Incluso si el coste inicial es similar o un poco más alto que fumar, una vez que consiga dejarlo, los ahorros financieros comenzarán a sumarse. Los beneficios para la salud comienzan de inmediato.

Hay una diferencia importante entre la nicotina «limpia» y la «sucia», como se suele decir.

- **La nicotina limpia** la sintetizan fabricantes farmacéuticos con licencia y regulados y se añade a un chicle o un parche sin ninguno de los carcinógenos del alquitrán que se encuentran en los cigarrillos.

- **La nicotina sucia** está en los cigarrillos y puros y en cualquier producto derivado del tabaco. Los cigarrillos electrónicos contienen nicotina sucia porque se convierte en vapor junto con otros productos químicos y metales en el calentador. Respirar estos metales junto con altos niveles de nicotina es potencialmente dañino.

Si le preocupa tener nicotina en su organismo después de la fecha para dejarlo, tal vez esta diferencia le ayude a avanzar hacia la nicotina limpia que se encuentra en los TRN, como los chicles, el parche, las pastillas, los inhaladores y el aerosol nasal. Si desea dejar completamente atrás toda la nicotina, hay otras opciones disponibles para usted, como medicamentos orales.

Ningún medicamento eliminará por completo todos los impulsos de fumar. Usted necesita tener estrategias para controlar los impulsos después de su fecha para dejar de fumar. Pídale a su médico o enfermero que le aconsejen sobre qué usar; los farmacéuticos también pueden ser de gran ayuda. Lo ideal sería que buscase a un **especialista en dejar de fumar** o a un **especialista certificado en tratamiento del tabaco (CTTS)**. En ese caso habrá encontrado a alguien que esté completamente informado sobre todas las opciones actuales de tratamiento.

Vale la pena subrayar la importancia de la flexibilidad. Podría empezar un plan para dejar de fumar y luego descubrir que no funciona como esperaba. Esto es parte del aprendizaje para dejar de fumar, no es un fracaso. Es posible que añada dos o más medicamentos o que realice otros ajustes en su plan para hacerlo más eficaz. Este es un momento en el que tener una buena relación con un especialista médico puede ser útil a medida que navega hacia el éxito. Si cree no estar satisfecho con su enfermero, médico o farmacéutico, tómese un tiempo *ahora* para encontrar uno que lo haga y no se rinda hasta estarlo.

Terapias de reemplazo de la nicotina

Los tratamientos de reemplazo de la nicotina son maneras efectivas y seguras de ayudarle a dejar de fumar. Pueden reducir los impulsos de fumar que usted experimenta después de su fecha para dejar de fumar. Estas terapias se enumeran en la tabla 4 y tienen dos aspectos comunes:

1. Se absorben en el torrente sanguíneo a un ritmo más lento que un cigarrillo.

2. Su nivel máximo de nicotina es por lo general más bajo que el nivel que se obtiene al fumar un cigarrillo.

¿Por qué es esto importante? Comprender estos dos aspectos le ayudará a anticipar que su uso *reducirá* el número y la intensidad de los impulsos que experimentaría con el tabaquismo, pero no los *eliminará*. Las TRN por lo general no le ofrecerán la misma exposición a la nicotina que tenía como fumador y, por lo tanto, seguirá teniendo impulsos. Con el tiempo, en cuestión de semanas, el número y la intensidad de estos antojos disminuirá.

Terapias de reemplazo de la nicotina (TRN)

Terapia de reemplazo	Forma de Administración	Disponibilidad	Efectos secundarios
Parches de nicotina	Piel: administración transdérmica	Con o sin prescripción médica	Reacción cutánea en el lugar de uso, insomnio o sueños inusuales
Chicles de nicotina	Oral: masticado y posicionado entre la mejilla y las encías	Con o sin prescripción médica	Dolor de mandíbula, aflojamiento de empastes, ardor de estómago, náuseas, hipo
Pastillas de nicotina	Oral	Con o sin prescripción médica	Ardor de estómago, náuseas, hipo
Inhalador de nicotina	Oral: exposición a la boca con caladas rápidas	Solo con receta médica	Irritación de garganta
Espray nasal de nicotina	Espray nasal	Solo con receta médica	Dolor de cabeza, secreción nasal y ojos llorosos

Tabla 4: Terapias de reemplazo de la nicotina (TRN)

Medicamentos sin receta médica

Al pensar en estas opciones, ¿cuál le atrae? ¿Cuál le resulta más familiar? ¿Usted o un conocido han usado alguna de ellas antes? ¿Cómo le han ido? Debido a que la eficacia observada con estas TRN es aproximadamente la misma, aquella que le parezca mejor a *usted* es una buena forma para empezar porque es más probable que la use habitual y correctamente. Si ha utilizado una TRN en el pasado correctamente y durante un período de tiempo prolongado, podría ser el mejor método para volver a usar. Ya le resulta familiar y ha demostrado funcionar con usted y puede usarla con confianza.

Si la TRN u otro medicamento funcionaron bien, concéntrese en por qué recayó y desarrolle un plan para evitarlo. Por ejemplo, una mujer que conozco recibió consejos recientemente para dejar de fumar, eligió un medicamento y tuvo éxito durante unos meses. Fue más fácil de lo que pensaba, pero la idea de conducir sin fumar le parecía extremadamente difícil y finalmente recayó. En este caso, está claro que el medicamento tuvo el efecto deseado, pero ella se beneficiaría si tuviese ideas específicas para ayudarle a conducir sin fumar.

Las tasas de éxito a los doce meses son aproximadamente del 20 al 30 por ciento con TRN. Este porcentaje es notablemente más alto que al dejarlo de golpe (entre un 2 y un 4 por ciento de éxito a los doce meses). No permita que estas estadísticas le asusten. Está preparado para lograrlo con toda la información y consejos de este libro. Esto le sitúa a la cabeza del pelotón. En los ensayos clínicos, la TRN fue más eficaz que el placebo, lo que demuestra que el método es eficaz. La clave para lograr dejar de fumar es el conocimiento de que es difícil y requiere que se centre y se comprometa *a largo plazo*. Si fuese fácil, las tasas de éxito serían mucho más elevadas.

Estas tasas de abandono nos dicen que el éxito es alcanzable, pero no se debe solo a la medicación. Diferentes personas necesitan estrategias diferentes. Considere a una mujer embarazada motivada que fuma medio paquete por día en comparación con la lucha a la que se enfrenta un hombre de mediana edad que fuma dos paquetes al día con depresión y alcoholismo. No

«Diferentes personas necesitan estrategias diferentes».

existe una estrategia única para todos y las tasas de abandono (que cuentan como fracaso) en los estudios clínicos de los medicamentos para dejar de fumar a menudo son altas.

El sitio web de la Clínica Mayo tiene información fiable sobre las TRN y otras terapias; es un buen lugar para visitar si está buscando recursos adicionales (https://www.mayoclinic. org; buscar «productos para dejar de fumar»). Si tiene dispone de atención médica, debería hablar con su especialista o enfermero acerca de los pros y los contras de las TRN y revisar los prospectos de los medicamentos, que contemplan el uso y las precauciones de estos. Existen precauciones específicas sobre el uso de TRN en personas que hayan tenido un ataque cardíaco reciente o tienen ritmos cardíacos o angina de pecho anormales (dolor cardíaco). Los prospectos de los medicamentos se hallan disponibles en internet y tienen toda la información de prescripción que necesita (o también puede pedir al personal de su médico que se los imprima).

En nuestra experiencia, *un problema importante con las TRN es que a menudo se usan incorrectamente*. Siempre debe comprar su suministro de TRN antes de su fecha para dejar de fumar y lo ideal es que los lleve a su médico o farmacéutico para repasar cuidadosamente su uso adecuado.

Parches de nicotina

Los parches de nicotina deben ponerse por la mañana nada más levantarse. Si su rutina matutina habitual incluye cigarrillos, cambie esta rutina poniéndose el parche primero. Puede usarlos en la ducha o el baño siempre y cuando esté bien colocado (presionado firmemente durante treinta segundos sobre la piel afeitada, seca y no cubierta de loción). Hay diferentes dosis de parches de nicotina. La dosis puede variar en función de su nivel de adicción a la nicotina y la cantidad que fuma. Asegúrese de leer atentamente las instrucciones para usarlos correctamente. Si usted tiene síntomas de insomnio o sueños malos, el parche debe retirarse por la noche. Los parches deben aplicarse en una ubicación diferente de su cuerpo cada veinticuatro horas. Nunca corte un parche por la mitad, el corte los hace ineficaces porque la nicotina en el gel del parche se evapora.

Los parches están diseñados para mantener un nivel constante de nicotina durante el día y la dosis se va reduciendo con los meses. La intención es prevenir los impulsos fuertes. Deben utilizarse todos los días durante el tiempo de uso. Si habitualmente fuma algunos unos cuantos cigarrillos por la mañana cuando se levanta, este patrón de fumar indica que una TRN de acción corta, como una pastilla, un chicle o un inhalador, *con o sin el parche,* podría aliviarlo durante el tiempo que tarda el parche en elevar el nivel de nicotina en el torrente sanguíneo.

A veces, las personas a las que les funciona bien el parche se vuelven demasiado confiadas tras varias semanas sin fumar. Dejan de usar el parche demasiado pronto, suponiendo que ya no es necesario. De hecho, no han dado a sus cerebros suficiente tiempo para adaptarse gradualmente a este estado de baja exposición a la nicotina y, sin el parche, tienen impulsos intensos y corren el riesgo de volver a fumar. Puede llevarle varios meses estar listo para dejar de usar una TRN y los ensayos clínicos han demostrado que estos medicamentos son eficaces cuando se usan varios meses.

TRN de acción rápida: Chicles de nicotina y pastillas sin receta médica

Los chicles o las **pastillas** deben usarse habitualmente durante el día *cada una o dos horas si son los únicos medicamentos que usa para dejar de fumar*. El reemplazo de nicotina de acción corta está diseñado para *prevenir* y tratar los impulsos. La intención de estas TRN de acción rápida es lograr una concentración constante de nicotina durante el día, tal como ocurría cuando fumaba (véase la figura 16 en el capítulo catorce). **Esto hace importante mantener una dosificación regular, incluso cuando usted no siente la necesidad de fumar.**

No mastique el **chicle de nicotina** como un chicle normal. La nicotina debe ser absorbida a través del revestimiento de la boca, y desde allí pasar al torrente sanguíneo donde puede llegar al cerebro y prevenir o proporcionar alivio de los antojos. Si mastica el chicle continuamente, la nicotina se liberará demasiado rápido en la saliva y la tragará, donde será neutralizada por los ácidos del estómago y no obtendrá ningún beneficio de esta. La nicotina en el estómago puede provocar náuseas e hipo.

La forma correcta de usar el chicle es masticarlo hasta que sienta una sensación de hormigueo o note su sabor. Esto es una señal de que la nicotina se está liberando y de que *es el momento de colocar el chicle entre la mejilla y la encía hasta que esa sensación disminuya*. Durante los siguientes 30 minutos, alterne entre masticarlo y colocarlo entre la encía y la mejilla.

TRN con receta: Espray nasal e inhalador oral

Estas formas de TRN están disponibles solo con receta médica. El **espray nasal** se usa una o dos veces por hora y no se recomienda si tiene problemas de senos nasales. El aerosol nasal se rocía en la fosa nasal sin aspirarlo a los senos paranasales. Puede causar síntomas como ojos llorosos o irritación de la garganta. El **inhalador oral** puede ser especialmente útil si usted tiene una fijación oral muy intensa con los cigarrillos y desea tener algo en la boca. Se toman bocanadas cortas y rápidas del vapor de nicotina en la boca, donde la nicotina se absorbe por las mejillas o por la parte posterior de la garganta. El inhalador oral no se utiliza como los inhaladores que se inhalan profundamente en los pulmones. Al igual que otras TRN de acción corta, debe utilizarse regularmente durante el día y la dosis recomendada es de seis a dieciséis cartuchos al día de seis a doce semanas. Puede causar irritación de la boca o la garganta.

Deles tiempo

Generalmente, las personas no usan las TRN durante el tiempo suficiente. Se recomienda un mínimo de tres meses de uso y a menudo es útil continuar su uso durante períodos de tiempo más largos si fuera necesario. Este es otro momento en que será importante evaluar lo preparado que se encuentra para bajar la dosis o dejar de usar un medicamento. Si usted disminuye su dosis y se da cuenta de que sus antojos son demasiado difíciles de controlar, es recomendable aumentar la dosis. Piense en la TRN como un medicamento que está utilizando para controlar sus antojos y dosifíquelo de acuerdo a ellos. No es ninguna vergüenza aumentar un medicamento que le impide fumar tabaco. Si experimenta nuevos efectos secundarios, hable con su especialista médico de inmediato. Tenga en cuenta las tres «cosas correctas» que aumentarán sus posibilidades de éxito: **la dosis correcta** (la dosis correcta del parche o la TRN de acción corta), **la frecuencia diaria correcta** (cuándo y con qué frecuencia la toma) y **la duración en el tiempo correcta** (meses, no semanas).

Concentraciones de nicotina en plasma para productos que contienen nicotina

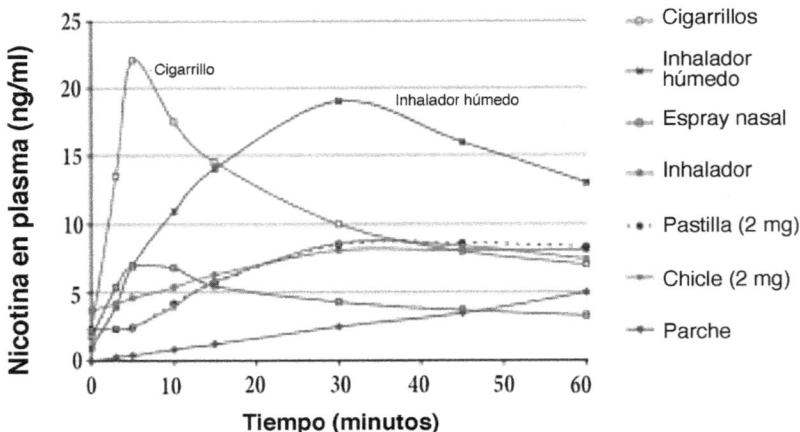

Figura 17: Niveles de nicotina a lo largo del tiempo usando TRN
Con el permiso de: RxForChange, 2006

En la **Figura 17**, puede ver que el nivel máximo inicial de nicotina es más alto con un cigarrillo y más bajo con todas las TRN. De todas, el parche es la más lenta en aumentar la nicotina en el torrente sanguíneo, pero después de una hora, es similar. El inhalador húmedo es similar al aerosol nasal en los primeros cinco minutos. El inhalador húmedo es tabaco sin humo (también conocido como dip) que no es una TRN, o un producto llamado Snus, que es el tabaco oral en bolsas y que se utiliza con más frecuencia como TRN en Europa.

Embarazo

Si está embarazada, puede que esté muy motivada para dejar de fumar. Dejar de fumar durante el embarazo es un tema importante. Fumar se asocia con un bajo peso del bebé al nacer y un mayor riesgo de complicaciones tanto para la madre como para el bebé. El embarazo es un momento en el que la motivación para dejar de consumir tabaco puede ser alta y esta motivación es un factor clave en un plan exitoso. Se deben hacer todos los esfuerzos posibles para librarse del tabaco y los estudios muestran que el asesoramiento ayuda a las mujeres embarazadas a dejar de fumar. Las evidencias muestran que es mejor el uso de consejo profesional sin medicación como primera opción y considerar las TRN, especialmente el parche, como una segunda opción.

La seguridad del uso de los medicamentos orales como la vareniclina o el bupropión (tratado a continuación) en mujeres embarazadas no se ha establecido completamente. Es fundamental estudiar con el especialista médico que supervisa su embarazo un plan para dejar de fumar y el posible uso de medicamentos, así como hablar con su médico sobre la seguridad de usar medicamentos para dejar de fumar durante la lactancia.

Terapias orales

 En los Estados Unidos hay dos terapias aprobadas con pastillas (Tabla 5) disponibles bajo prescripción médica. FDA y otros organismos reguladores de todo el mundo: **Zyban**® (Wellbutrin, bupropión LS) y **Chantix**® (vareniclina). Ambos medicamentos orales están diseñados para ser tomados durante meses. Zyban fue aprobado por la FDA por primera vez en 1997 y es un medicamento antidepresivo. Se observó en los ensayos clínicos sobre la depresión que algunos pacientes que tomaban el medicamento dejaban de fumar espontáneamente. Más tarde fue estudiado como un medicamento para dejar de fumar. Zyban es una forma de liberación sostenida (LS) de un medicamento llamado bupropión, que aumenta la dopamina en el cerebro y es un inhibidor de la recaptación de dopamina y norepinefrina. El Zyban es ahora genérico y ayuda a aumentar el nivel de dopamina en el cerebro. Como ha aprendido en el capítulo catorce, la dopamina es un producto químico y uno de los neurotransmisores que se liberan al fumar cigarrillos que hacen que la nicotina sea tan adictiva.

Dado que las terapias con pastillas para dejar de fumar tardan un tiempo actuar, se le indicará que tome las píldoras habitualmente *antes de su* fecha para dejar de fumar. El principal efecto del Zyban en las personas que han respondido a él es una menor intensidad y número de los impulsos y menos obsesión con el próximo cigarrillo. El Zyban es eficaz para dejar de fumar en fumadores con o sin depresión y es una opción lógica en fumadores con depresión ya que es un antidepresivo. Las tasas de éxito para dejar de fumar con el Zyban son más altas que las del placebo o las TRN cuando se utilizan como única terapia y *la combinación de Zyban con el parche de nicotina es más exitosa que cualquiera de ellos por separado.*

Terapias: pastillas

Terapias orales	Efecto	Dosis	Efectos secundarios
Zyban (Wellbutrin, Bupropión LS)	Aumento de la dopamina / norepinefrina en las bocanadas rápidas de sinapsis	150 mg/día durante 7 días, luego 150 mg dos veces al día antes y después de la fecha para dejar de fumar	Boca seca, dolor de cabeza, insomnio, convulsiones, hipertensión; reacciones neuropsiquiátricas como pensamientos suicidas; interacciones con otros medicamentos

Chantix (vareniclina)	Liberación de dopamina y bloqueo de la nicotina	0,5 mg/día durante 3 días, luego 0,5 mg dos veces al día durante 4 días, seguido de 1 mg dos veces al día	Náuseas, vómitos, insomnio; efectos secundarios neuropsiquiátricos tales como agitación, depresión, ansiedad o pensamientos suicidas

Tabla 5: Pastillas

Fuente: prospecto del paquete

La pastilla **Chantix®** (vareniclina) fue aprobada para dejar de fumar en 2006. Chantix tiene la tasa de éxito más alta, a los seis meses. Se une a un receptor nicotínico específico en el cerebro y causa liberación de dopamina. También evita la unión de la nicotina con ese receptor. De esta forma, mitiga el efecto de la nicotina de los cigarrillos y al mismo tiempo libera el principal producto químico de placer (dopamina) que liberaría la nicotina.

En teoría, se reducen tanto los efectos de la abstinencia como el placer obtenido por fumar. Se puede aconsejar a los pacientes con síntomas psiquiátricos significativos que no tomen Chantix, aunque aún se están realizando los estudios. Debido a sus posibles efectos secundarios psicológicos, es muy importante revisar la información con su especialista médico. Si tiene algún cambio significativo en su personalidad o estado de ánimo, deje de usar Chantix y póngase en contacto con su médico o especialista inmediatamente.

Terapia combinada

Una tendencia importante en las estrategias con los medicamentos para dejar de fumar en los últimos diez años ha sido el uso de **terapias combinadas**. Las investigaciones muestran que medicamentos específicos, usados juntos, pueden ser más efectivos que si se usan de forma separada. Debido a que hay al menos siete tipos de medicamentos (cinco tipos de TRN y dos medicamentos

«Puede costarle varios intentos antes de encontrar la opción que tiene el mayor beneficio para usted».

orales), el número total de opciones que podrían ser efectivas es grande. Eso es una buena noticia. Puede costarle varios intentos antes de encontrar la opción que tiene el mayor beneficio para usted. Las terapias combinadas también pueden proporcionar más flexibilidad a su plan, especialmente si comienza con una terapia, siente que no es totalmente efectiva y quiere añadir una segunda terapia. La gama de opciones disponibles hoy en día es mucho mejor que en el pasado.

Un ejemplo que hay que considerar es la combinación del parche de nicotina y una TRN de acción corta como el chicle con nicotina. Pueden pasar cerca de sesenta minutos antes de que la nicotina absorbida del parche alcance su nivel máximo. En comparación, el chicle tarda unos treinta minutos en alcanzar su pico máximo. Si tiene fuertes síntomas de abstinencia de nicotina por la mañana, combinar el parche con el chicle podría ser una buena solución. Para hacer esto con eficacia, al despertarse por la mañana usaría inmediatamente un chicle y luego se colocaría el parche de nicotina como parte de su rutina matutina normal. Las investigaciones que pusieron a prueba el parche, el chicle y la combinación de ambos mostraron que la combinación tenía una mayor tasa de éxito que cualquiera de las dos terapias por separado.

Los nuevos impulsos pueden indicar que usted tiene una dosis menor de lo que necesita al usar solo el parche (ya que las personas metabolizan la nicotina de manera diferente). El problema es la baja dosis de nicotina y la solución para algunos pacientes es utilizar más de un parche. Ernie Ring, en el capítulo dos, eligió usar más de un parche y descubrió que eso le funcionaba. Cada vez es más común que los proveedores consideren el uso de varios parches o una combinación de pastillas con TRN para ayudar a los pacientes a dejar de fumar. Por ejemplo, un estudio reciente concluyó que la combinación de Zyban y Chantix era más eficaz que cualquiera de los medicamentos por sí solos. Todos los medicamentos tienen efectos secundarios y la combinación de medicamentos puede tener más efectos secundarios, pero también el potencial para obtener más beneficios. «Hable con su médico o farmacéutico sobre el uso de dosis mayores de TRN o la combinación de medicamentos».

«Hable con su médico o farmacéutico sobre el uso de dosis mayores de terapias de sustitución de la nicotina o la combinación de medicamentos».

Solo la combinación de Zyban y el parche de nicotina ha sido aprobada formalmente por la FDA, pero hay muchos otros estudios de combinaciones en curso que aún no están publicados en las últimas pautas de abandono del tabaquismo. El punto más importante es que hay nuevos datos y una gran esperanza de que usted *pueda* dejar de fumar con la combinación correcta de cambios de comportamiento, motivación, y medicación. Hable sobre estas opciones con su especialista médico para determinar si una combinación de medicamentos es una buena opción para usted.

Asesoramiento

Muchas personas que tienen adicciones se sienten aisladas y tienen problemas al hablar sobre las dificultades que han experimentado al intentar dejar de fumar. Este aislamiento podría traducirse en miedo a unirse a grupos para dejar de fumar o ser juzgado por los demás. Abrirse, ser más comunicativo y escuchar las dificultades que a las que otros se enfrentan puede proporcionarle una enorme energía e inspiración, que se puede aplicar a su intento de dejar de fumar. Abrirse a otras personas, como han demostrado las entrevistas de *Aprender a dejar de fumar*, es un paso importante para eliminar las barreras que impiden tomar medidas. Recibir apoyo y aprender de los demás es muy beneficioso.

Tanto el asesoramiento individual como el grupal son más eficaces que ningún tipo de asesoramiento en absoluto. Si ha hecho un intento para dejar de fumar y ha fracasado, tiene sentido probar

«Si ha hecho un intento de dejar de fumar y ha fracasado, tiene sentido probar el asesoramiento como un medio para encontrar un medicamento diferente y mantenerse en el camino correcto».

el asesoramiento como un medio para encontrar un tratamiento diferente y mantenerse en el buen camino. Si usted ha sido hospitalizado, muchos hospitales ofrecen asesoramiento, lo cual es eficaz. El asesoramiento telefónico puede mejorar las tasas de éxito para dejar de fumar y hay servicios telefónicos gratuitos disponibles a nivel nacional (como el servicio telefónico del CDC **1-800-QUITNOW**). Si hablar con su médico sobre fumar aumenta su motivación para dejarlo, programe una cita de seguimiento aparte para centrarse en ese problema específico. Con demasiada frecuencia, los fumadores son atendidos por un médico en una visita de quince minutos y fumar es el último tema del que se habla. Enfrentarse a un desafío significativo con un consejero o como parte de un grupo puede aumentar su nivel de energía y mejorar significativamente sus posibilidades de éxito. A las personas que aparecen en este libro se les ayudó buscando y pidiendo apoyo y esta opción merece considerase seriamente.

Vapeo y cigarrillos electrónicos

Los cigarrillos electrónicos (e-cigs) se han vuelto mucho más habituales en los últimos diez años y, cada vez más, las empresas tabacaleras se están apoderando de este nuevo mercado. No sabemos si son seguros y algunas investigaciones han demostrado que el sobrecalentamiento del calentador de un e-cig libera vapores metálicos y otros compuestos que son directamente tóxicos para las células de las vías respiratorias de los pulmones. La suposición general del público es que los cigarrillos electrónicos son más seguros que los cigarrillos porque no tienen el alquitrán dañino que se describe en los capítulos once y trece. La reciente epidemia de enfermedades pulmonares graves y mortales ha dejado claro que la seguridad del vapeo es cuestionable.

Una de las principales preocupaciones de la comunidad de salud pública es que el vapeo sea visto como una alternativa al tabaquismo en restaurantes, bares y lugares públicos, revirtiendo el trabajo increíblemente duro y el progreso a lo largo de cuarenta años que ha reducido gradualmente el consumo de cigarrillos y las enfermedades relacionadas con el tabaco en los Estados Unidos y otros países. Como ha aprendido en el capítulo catorce, la nicotina *inhalada* es la forma más adictiva de la nicotina. El vapeo mantiene la adicción a la nicotina y muchas personas que usan cigarrillos electrónicos pueden no ser conscientes de que se exponen a la nicotina. En 2005, aproximadamente el 2% de los estudiantes de último año de secundaria admitieron usar cigarrillos electrónicos y en 2016 este número había aumentado drásticamente hasta el 15 por ciento de los estudiantes de último año de secundaria. En 2019, más del 25 por ciento de los estudiantes de último año de secundaria indicaron haber vapeado nicotina en los últimos treinta días.

> «La nicotina inhalada es **la forma más adictiva** de nicotina».

Ahora hay pruebas sustanciales de que el uso de cigarrillos electrónicos aumenta el riesgo de usar cigarrillos habitualmente entre adolescentes y adultos jóvenes, una tendencia verdaderamente alarmante. Entre los adolescentes, el uso de cigarrillos electrónicos está aumentando a nivel mundial, no está regulado y se describe como un desastre para la salud pública.

Este es un ejemplo de cómo surgió el peligro asociado con el vapeo. En 2018 en la revista *Pediatrics*. Una mujer de 18 años intentó vapear por primera vez y poco después tuvo una insuficiencia respiratoria, requiriendo que la colocaran en un respirador en la UCI de un hospital local. Le colocaron tubos torácicas quirúrgicamente para eliminar la acumulación de líquido alrededor de los pulmones. El informe del caso fue uno entre otros en la documentación médica, pero fue el primer informe sobre una adolescente y comenzó a crear conciencia.

El vapeo era claramente inseguro para esta joven y su historia incide en que la seguridad del vapeo no ha sido estudiada adecuadamente. El uso diario de cigarrillos electrónicos se ha asociado de forma independiente con un mayor riesgo de ataque cardíaco. También es preocupante la constatación de que el uso diario de cigarrillos electrónicos y cigarrillos **juntos**, lo que no es infrecuente, aumenta aún más el riesgo de ataque cardíaco.

Se ha llevado a cabo una investigación limitada con cigarrillos electrónicos como terapia para dejar de fumar. Varios estudios han señalado que el vapeo puede tener una eficacia similar a la de los parches de nicotina. El único beneficio encontrado para el vapeo fue que el cumplimiento del tratamiento podría ser mejor que el del parche.

Un ensayo reciente publicado en el *New England Journal of Medicine* en 2019, comparó las TRN con el uso de cigarrillos electrónicos en un estudio británico de cerca de novecientas personas. Es importante entender este ensayo porque fue sobre el que más noticias se han publicado y es citado con frecuencia por la industria del vapeo. Este fue un ensayo aleatorio (que es bueno) pero un ensayo sin ciegos (lo cual es malo, porque saber en qué grupo está usted puede favorecer artificialmente al grupo de cigarrillos electrónicos). El estudio mostró que la tasa de abandono con éxito en un año para las TRN fue del 9.9 por ciento en comparación con la tasa de abandono del 18 por ciento en el grupo de los cigarrillos electrónicos.

Si bien esto podría indicar que los cigarrillos electrónicos tienen importancia para dejar de fumar, el estudio contaba con algunos defectos importantes:

A. No tenía ciegos y esto podría causar que las personas en el grupo de TRN perdieran la motivación ya que no estaban recibiendo la «droga» estudiada. El grupo de cigarrillos electrónicos podría estar más motivado para dejar de fumar.

B. El ochenta por ciento de las personas del grupo de cigarrillos electrónicos seguían vapeando después de un año, en comparación con el 9 por ciento del grupo TRN, que deja las TRN, como se indica, después de que transcurran aproximadamente entre tres y seis meses. Esto es muy importante porque indica que los usuarios de cigarrillos electrónicos siguen siendo adictos a la nicotina en comparación con los usuarios de las TRN que dejaron de fumar y también dejaron el uso de las TRN.

C. La tasa de abandono en un año para el grupo de cigarrillos electrónicos de este estudio es menor que la tasa de éxito publicada para dejar de fumar en un año con Zyban o Chantix, o la combinación de Zyban y el parche de nicotina. La seguridad de estos medicamentos es conocida y no se conoce la seguridad del vapeo.

D. El objetivo del abandono del tabaquismo es dejar de fumar y poner fin a la adicción a la nicotina. Claramente, en este estudio, los cigarrillos electrónicos no lograron este objetivo.

Una de las mayores preocupaciones que tenemos con el vapeo es su potencial de adicción. El enfoque para dejar de fumar es quitar la adicción al cigarrillo y reemplazarlo con alternativas no adictivas en el transcurso de varios meses. Usar un parche o una pastilla durante varios meses y luego dejarlo es una alternativa mejor para encontrar una nueva vía saludable que vapear durante una mayor cantidad de tiempo y no enfrentarse a la adicción primaria a la nicotina. Hay una narrativa falsa de que, como el vapeo puede ser más seguro que los cigarrillos, debe ser seguro. Sería mucho más preciso decir que el vapeo es probablemente menos seguro que la terapia de reemplazo de nicotina y que el vapeo ha dado lugar a la adicción de toda una nueva generación que sufrirá las consecuencias financieras, psicológicas y dañinas para la salud de la dependencia crónica a la nicotina.

En julio y agosto de 2019, se comenzó a notificar una grave enfermedad pulmonar en veinticinco estados que afectaba a personas que vapeaban. Esto pone de relieve lo que sucede cuando las empresas que producen una sustancia potencialmente peligrosa no están reguladas y deben realizar informes de seguridad minuciosos. Muchos de esos casos estaban relacionados con el uso de THC (el ingrediente activo de la marihuana) y podrían haberse relacionado con aditivos que pueden causar inflamación pulmonar grave cuando se inhala. Algunos de los casos eran de cigarrillos electrónicos que usaban nicotina sin THC.

La Figura 18 muestra cómo es una tomografía computarizada normal del tórax. Una tomografía computarizada significa que la persona está tumbada boca arriba mientras la mueven hacia adelante en una máquina de rayos X circular al tiempo que se toman cortes de imagen del tórax. Las tomografías computarizadas tienen detalles mucho más específicos que una radiografía de tórax regular. Se puede ver que el corazón en el medio, lleno de sangre, es denso y blanco, ya que los haces de rayos X se reducen cuando tratan de pasar a través del tejido. Por otro lado, el tejido pulmonar, que está lleno de aire, es gris ya que los haces de rayos X pasan a través de él. Se pueden ver los vasos sanguíneos en los pulmones, que aparecen como líneas blancas porque están llenos de sangre y bloquean los haces de rayos X.

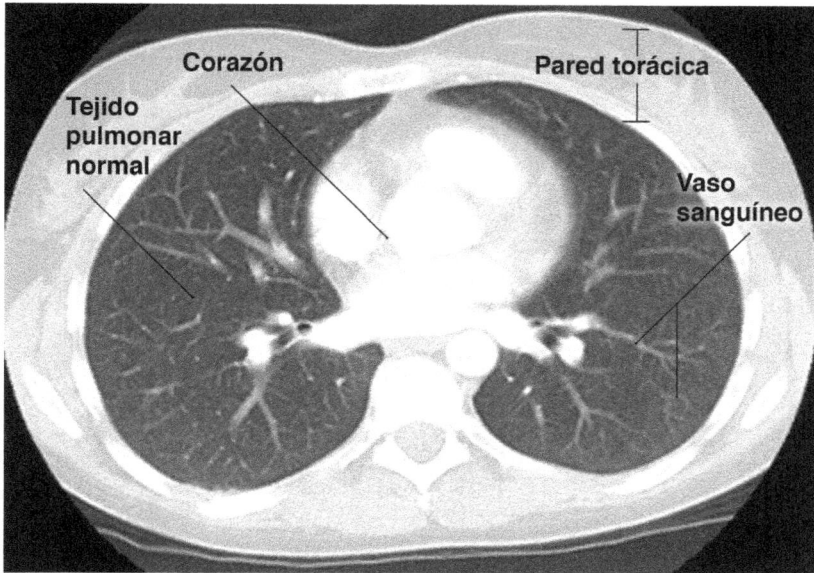

Figura 18: Tomografía computarizada normal del tórax

Caso cortesía de A. Prof Frank Gaillard, Radiopaedia.org, rID: 8095.

Ahora eche un vistazo a la Figura 19: la imagen de tomografía computarizada torácica de un paciente con enfermedad pulmonar asociada al vapeo. Se puede ver que el tejido pulmonar normal es ahora más blanco y más denso en ambos pulmones. Esto representa una inflamación grave del tejido pulmonar provocada por el cigarrillo electrónico que esta persona consumía.

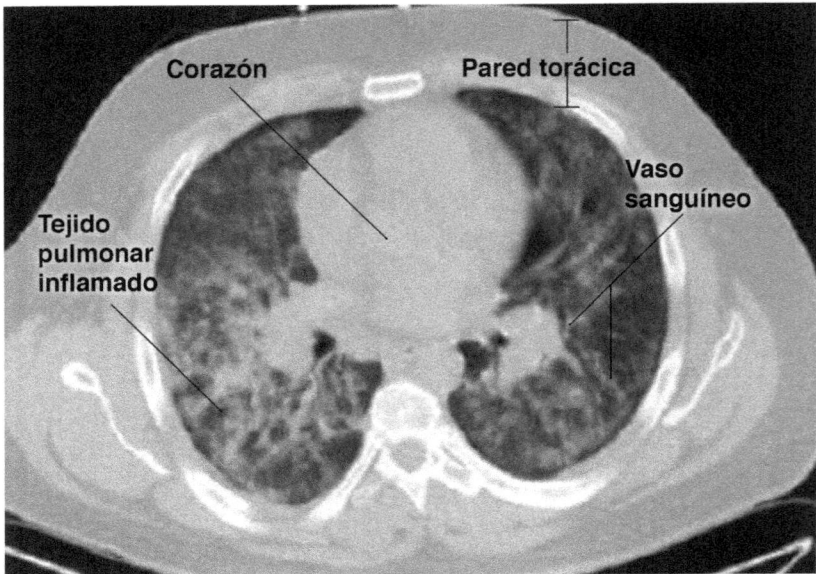

Figura 19: Tomografía computarizada con inflamación pulmonar grave por vapeo

Imagen del informe CDC MMWR, 2019

A partir del 3 de diciembre de 2019, se han notificado 2 291 casos de personas hospitalizadas con lesiones pulmonares agudas (ahora llamadas EVALI) causadas por cigarrillos electrónicos o vapeo en cincuenta estados, Washington DC y dos territorios estadounidenses. Se han producido cuarenta y ocho muertes totales y hay más muertes bajo investigación. El rango de edad de las personas con lesión pulmonar es de diecisiete a setenta y cinco años y más del 50 por ciento de estas personas tienen menos de veinticinco años de edad. Algunas personas han necesitado trasplantes de pulmón. El daño a largo plazo a la salud pulmonar apenas está empezando a estudiarse.

Hasta la fecha, las principales sociedades médicas no recomiendan los cigarrillos electrónicos para dejar de fumar y, en su lugar, han pedido que se regulen como cigarrillos y se estudien cuidadosamente. A la luz de la epidemia recientemente reconocida de la enfermedad pulmonar grave y las muertes asociadas al vapeo, los cigarrillos electrónicos no deben utilizarse en lugar de los medicamentos habituales para dejar de fumar hasta que se conozcan los peligros a corto y largo plazo asociados con el vapeo.

Terapias alternativas como acupuntura e hipnosis

¿Ha considerado opciones alternativas como la acupuntura o la hipnosis? A lo largo de los años, muchas personas han intentado o expresado su interés por estos métodos. Debido a que ninguna de estas intervenciones ha sido demostrada formalmente, es difícil saber su eficacia en comparación con otras terapias muy estudiadas. La realización de estos tratamientos también es muy variable y elegir un profesional de alta calidad puede ser un reto. Es difícil saber si su practicante está cualificado y tiene experiencia. La hipnoterapia existe desde hace décadas y la acupuntura se ha practicado durante siglos. Algunos de nuestros participantes nos han contado que les han resultado útiles para dejar de fumar.

No desalentamos activamente a nadie a elegir ninguno de estos métodos. Si se ha comprometido a liberarse del tabaco y se ha dedicado a estas intervenciones, eso es una gran noticia y merece todo el apoyo. Los recomendaríamos en combinación con una intervención demostrada como medicamentos para dejar de fumar y asesoramiento. Hay varios sitios web que describen estos servicios y es mejor obtener una buena recomendación antes de elegir a un profesional. **El viaje de todos es diferente y la clave es aprender de cada acción que emprenda.**

Sea cual sea el camino que elija, la clave es no dejar de intentarlo y aprender lo máximo que pueda de cada plan de abandono. Si se dedica a aprender a dejar de fumar, es mucho más probable que logre el paso más importante que jamás dará hacia una mejor salud.

Lo que necesita saber

- Hay dos clases generales de medicamentos disponibles para ayudarle a dejar de fumar: Terapia de sustitución de la nicotina y medicamentos orales.
- Debido a que estos medicamentos se pueden usar solos o combinados, hay varias opciones de medicamentos potenciales disponibles para usted.
- Puede aumentar significativamente sus posibilidades de éxito si aprende a utilizar correctamente las terapias de sustitución de la nicotina.
- Los dos medicamentos orales (Zyban o Chantix) requieren receta médica y debe empezar a tomarlos semanas antes de la fecha programada para dejar de fumar.

- Es importante considerar las terapias combinadas, incluidos los parches y la terapia de sustitución de la nicotina de acción corta, o la terapia oral junto con la terapia de sustitución de la nicotina. Las combinaciones pueden ser más eficaces.

- Los cigarrillos electrónicos están poco estudiados y no están regulados. Nuevos informes de enfermedades pulmonares graves y muertes asociadas al vapeo dejan claro que no son seguros. Las principales sociedades médicas no apoyan su uso para dejar de fumar mientras que las empresas tabacaleras los están promocionando cada vez más. No dé por hecho que son seguros ni eficaces para dejar de fumar.

- Las terapias alternativas como la acupuntura o la hipnoterapia parecen ser seguras, pero su eficacia no se conoce bien. Si elige una u otra, combínelas con terapias demostradas.

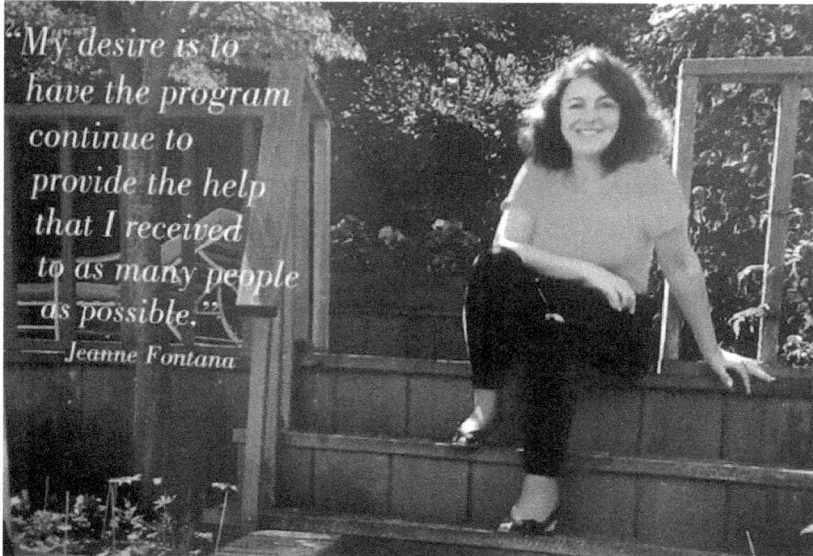

"My desire is to have the program continue to provide the help that I received to as many people as possible."
—Jeanne Fontana

CFontana Tobacco Treatment Center
1701 Divisadero St., Suite 100
San Francisco, CA 94115
Teléfono: + 1 (415) 885-7895

Para obtener más información, visite:
www.learningtoquit.com/fontana

Este libro ha sido creado para usted por el UCSF Fontana Tobacco Treatment Center.

El **UCSF Fontana Tobacco Treatment Center** ofrece clases, así como consultas individuales con profesionales de la salud capacitados en el tratamiento de la adicción al tabaco. Ayudamos a los fumadores a maximizar la probabilidad de dejar de fumar para siempre.

El centro recibe su nombre en memoria de Jeanne Fontana, quien estaba agradecida con el centro por ayudarla a superar su adicción a los cigarrillos. Hizo del Fontana Tobacco Treatment Center un beneficiario de su confianza para financiar programas actuales y establecer una dotación para fomentar futuros programas. Los servicios del centro incluyen:

Clase para dejar de fuma

Este curso interactivo de cuatro semanas se centra en el tabaquismo y la salud, la adicción, la motivación y las estrategias para dejar de fumar. La clase está dirigida por Suzanne Harris, una enfermera titulada y especialista certificada en tratamiento de tabaco; Lisa Kroon, farmacéutica y especialista en tratamiento del tabaco; y Carol Schulte, trabajadora social. Las clases se reúnen los lunes por la noche en el campus de Mount Zion y los viernes por la mañana en el campus de Parnassus.

Grupo de ayuda para dejar de fumar

Esta clase es para graduados de la clase para dejar de fumar, incluidos aquellos que aún no se han liberado del tabaco. Proporciona apoyo adicional para ayudar a las personas a estar y permanecer libres del tabaco.

Referencias

Prefacio

Jha, P. y Peto, R.: Global effects of smoking, of quitting, and of taxing tobacco. *New England Journal of Medicine.* 2014; 370:60–68.

Dirección General de Salud Pública de los Estados Unidos: The health consequences of smoking—50 years of progress. Departamento de Salud y Servicios Sociales de Atlanta, 2014.

Capítulo 11

Fletcher, C. y Peto, R.: The natural history of chronic airflow obstruction. *British Medical Journal.* 1977;1:1645–1648.

Lokke, A. et al.: Developing COPD: A 25-year followup study of the general population. *Thorax.* 2006; 61:935–939.

Lozano, R. et al.: Global and regional mortality from 235 causes of death for 20 age groups in 1990 and 2010: A systematic analysis for the Global Burden of Disease Study 2010. *Lancet.* 2012; 380:2095–2128.

National Lung Health Education Project: *www.nlhep.org*

Vestbo, J. et al.: Global strategy for the diagnosis, management, and prevention of chronic obstructive pulmonary disease: GOLD executive summary. *Am J Respir Crit Care Med.*2013;187:347–365.

Wheaton, A. G., Cunningham, T. J., Ford, E. S., Croft, J. B.: Employment and activity limitations among adults with chronic obstructive pulmonary disease—United States, 2013. *MMWR (Morbidity and Mortality Weekly Report)* 2015; 64:289–95

Yang, G. et. al.: Rapid health transition in China, 1990-2010: Findings from the Global Burden of Disease Study 2010. *Lancet.* 2013; 381: 1987–2015.

Capítulo 12

Aubin HJ, et al.: Weight gain in smokers after quitting cigarettes: Meta-analysis. *British Medical Journal.* 2012; 345: e4439.

Chelland Campbell S, et al.: Smoking and smoking cessation—the relationship between cardiovascular disease and lipoprotein metabolism: A review. *Atherosclerosis.* 2008; 201: 225-235.

Cryer, P. et al.: Norepinephrine and epinephrine release and adrenergic mediation of smoking associated changes in hemodynamic and metabolic events. *New England Journal of Medicine.* 1976; 295: 573–577.

Czernin, J., Waldherr, C.: Cigarette smoking and coronary blood flow. Progress *in Cardiovascular Diseases.* 2003; 45:395–404.

Gastaldelli A, et al.: Impact of tobacco smoking on lipid metabolism, body weight and cardiometabolic risk. *Current Pharmaceutical Design.* 2010; 16:2526–2530.

Godtfredsen, N. S., Prescott, E.: Benefits of smoking cessation with focus on cardiovascular and respiratory comorbidities. *Clinical Respiratory Journal.* 2011; 5:187–194.

Jha, P. y Peto, R.: Global effects of smoking, of quitting, and of taxing tobacco.

New England Journal of Medicine. 2014; 370:60–68.

Morris PB et al.: Cardiovascular effects of exposure to cigarette smoke and electronic cigarettes: Clinical perspectives from the Prevention of Cardiovascular Disease Section Leadership Council and Early Career Councils of the American College of Cardiology. *Journal of the American College of Cardiology.* 2015; 66:1378–1391.

Mozaffarian, D. et al.: Heart disease and stroke statistics—2015 update: A report from the American Heart Association. *Circulation.* 2015; 131:e29–322.

Parsons, A. et al.: Influence of smoking cessation after diagnosis of early stage lung cancer on prognosis: Systematic review of observational studies with meta-analysis. *British Medical Journal.* 2010; 340:b5569.

Quillen, J. et al.: Acute effect of cigarette smoking on the coronary circulation: Constriction of epicardial and resistance vessels. *Journal of the American College of Cardiology.* 1993; 22: 642–647.

Capítulo 13

Centros para el Control y la Prevención de Enfermedades: Estadísticas de cáncer de pulmón. 2018. Disponible en línea en *www.cdc.gov/cancer/lung/statistics/.*

Centros para el Control y la Prevención de Enfermedades: Estadísticas de cáncer de los Estados Unidos: Visualizaciones de datos. 2018. Disponible en línea en *gis.cdc.gov/Cancer/USCS/DataViz.html.*

Freedman, N. D. et al.: Association between smoking and risk of bladder cancer among men and women; *JAMA.* 2011; 306:737–745.

Hecht, S. S.: Tobacco smoke carcinogens and lung cancer. *Journal of the National Cancer Institute.* 1999; 91:1194–1210.

Henley SJ et al.: Lung cancer incidence trends among men and women—

United States, 2005–2009. *MMWR Morb Mortal Wkly Rep.* 2014; 63:1–5.

Henley, S. J. et al.: Invasive cancer incidence and survival—United States, 2012. *MMWR (Morbidity and Mortality Weekly Report).* 2015; 64; 1353–1358.

Grupo de Trabajo de la Agencia Internacional para la Investigación sobre el Cáncer sobre la Evaluación de Los Riesgos Carcinogénicos para los Seres Humanos: Tobacco Smoke and Involuntary Smoking. Lyon, OMS, 2004.

Lortet-Tieulent J, et al.: State-level cancer mortality attributable to cigarette smoking in the United States. *JAMA Intern Med.* 2016;176:1792–1798.

Mukherjee, S.: *The Emperor of all Maladies: A Biography of Cancer.* New York, Scribner, 2010.

Murata M, et al.: A nested case-control study on alcohol drinking, tobacco smoking, and cancer. *Cancer Detection and Prevention* 1996; 20: 557–565.

Equipo de investigación del National Lung Screening Trial: Reduced lung-cancer mortality with low-dose computed tomographic screening. *New England Journal of Medicine.* 2011; 365:395–409.

Osler, W.: *Principles and Practice of Medicine.* Nueva York, D. Appleton and Company, 1896.

Pesch, B. et al.: Cigarette smoking and lung cancer—relative risk estimates for the major histological types from a pooled analysis of case-control studies. *International Journal of Cancer.* 2012; 131:1210–1219.

Schroeder, S. A.: American health improvement depends upon addressing class disparities. *Preventive Medicine.* 2016; 92:6–15.

Swanton, C., Govindan, R.: Clinical implications of genomic discoveries in lung cancer. *New England Journal of Medicine.* 2016; 374:1864–1873.

Departamento de Salud y Servicios Sociales de los Estados Unidos: *The Health Consequences of Smoking—50 Years of Progress: A Report of the Surgeon General.* 2014. Disponible en línea en *www.hhs.gov/surgeongeneral/reports-and-publications/tobacco/index.html.*

Vineis, P. et al.: Tobacco and cancer: Recent epidemiological evidence. *Journal of the National Cancer Institute.* 2004; 96: 99–106.

Wender, R. et al.: American Cancer Society lung cancer screening guideline. *CA: A Cancer Journal for Clinicians* 2013; 63: 107–117.

Organización Mundial de la Salud: Cáncer. Disponible en línea en *www.who.int/mediacentre/factsheets/fs297/en/.*

Capítulo 14

Benowitz, N.: Nicotine addiction. *New England Journal of Medicine.* 2010; 362: 2295–2303.

Berlin, I. Anthenelli, R. M.: Monoamine oxidases and tobacco smoking. *International Journal of Neuropsychopharmacology.* 2001; 4: 33–42.

Brodwin, E., Gal, S.: The 5 most addictive substances on the planet, ranked. 2016. Disponible en línea en *www.businessinsider.com/most-addictive-drugs-ranked-2016-10.*

Hasin, D. S., et al.: Epidemiology of adult DSM-5 major depressive disorder and its specifiers in the United States. *JAMA Psychiatry.* 2018; 75: 336–346.

Hogg, R. C.: Contribution of monoamine oxidase inhibition to tobacco dependence: A review of the evidence. *Nicotine and Tobacco Research.* 2016; 18: 509–523.

Hughes, J. R.: Clinical significance of tobacco withdrawal. *Nicotine and Tobacco Research.* 2006; 8: 153–156.

Jones, R. et al.: Therapeutics for Nicotine Addiction, in *Neuropsychopharmacology: The Fifth Generation of Progress.* Davis, K. L. et al. (eds.). Filadelfia, Lippincott Williams & Wilkins, 2002.

Kotz D, et al.: Prospective cohort study of the effectiveness of smoking cessation treatments used in the "real world." *Mayo Clinic Proceedings.* 2014; 89: 1360–1367.

Nutt D, et al.: Development of a rational scale to assess the harm of drugs of potential misuse. *Lancet.* 2007; 369:1047–1053.

Perry DC, et al.: Increased nicotinic receptors in brains from smokers: Membrane binding and autoradiography studies. *Journal of Pharmacology and Experimental Therapeutics.* 1999; 289: 1545–1552.

Simpson, T.: Indian tobacco: The non-abusive use of tobacco by Native Americans. 2008. Disponible en línea en *www.stogiefresh.info/edu-health/articles/indian-tobacco.html.*

Stepankova L, et al.: Depression and smoking cessation: Evidence from a smoking cessation clinic with 1-year follow-up. *Annals of Behavioral Medicine.* 2017; 51: 454–463.

Van Amsterdam, J. et al.: Ranking the harm of alcohol, tobacco and illicit drugs for the individual and the population. *European Addiction Research.* 2010;16:202–207.

Capítulo 15

Ahluwalia, J. S. et al.: Sustained-release bupropion for smoking cessation in African Americans: A randomized controlled trial. *JAMA.* 2002; 288: 468–474.

Alzahrani T,Pena I,Temesgen N,Glantz SA Association Between Electronic Cigarette Use and Myocardial Infarction. *American Journal of Preventive Medicine.* 2018 Oct.; 55(4): 455-461;

Colegio Americano de Obstetras y Ginecólogos: Smoking cessation during pregnancy. Committee opinion no. 471. *Obstetrics and Gynecology.* 2010; 116: 1241–1244.

Anthenelli RM, et al.: Neuropsychiatric safety and efficacy of varenicline, bupropion, and nicotine patch in smokers with and without psychiatric disorders (EAGLES): A double-blind, randomized, placebo-controlled clinical trial. *Lancet.* 2016; 387: 2507–2520.

Barrington-Trimis, JL, Leventhal, AM; Adolescents' Use of "Pod Mod" E-Cigarettes – Urgent Concerns; New **2018 Sep 20;379(12):1099-1102.**

Benowitz, N. L., Brunetta, P. G.: Smoking Hazards and Cessation, in Murray and Nadel's *Textbook of Respiratory Medicine*, 6th ed. Philadelphia, Saunders, 2016.

Bérard A, et al.: Success of smoking cessation interventions during pregnancy. *Am J Obstet Gynecol.* 2016; 215: 611.

Borrelli, B., O'Connor, G. T., *New England Journal of Medicine;* 2019 Feb 14; 380(7): 678-679; 2019 Jan 30. E-Cigarettes to Assist with Smoking Cessation.

Cahill, K. et al.: Pharmacological interventions for smoking cessation: An overview and network meta-analysis. *Cochrane Database of Systematic Reviews.* 2013; 5: CD009329.

Centros para el Control y la Prevención de Enfermedades: Quitting smoking among adults—United States. 2001–2010. *MMWR (Morbidity and Mortality Weekly Report).* 2011; 60:1513–1519.

Centros para el Control y la Prevención de Enfermedades: Severe Lung Disease. Disponible en línea en *www.cdc.gov/tobacco/basic_information/e-cigarettes/severe-lung-disease.html#latest-outbreak-information*

Centros para el Control y la Prevención de Enfermedades: Tobacco use in pregnancy. Disponible en línea en *www.cdc.gov/reproductivehealth/maternalinfanthealth/tobaccousepregnancy/.*

Chaffee BW, Watkins SL, Glantz SA; Electronic Cigarette Use and Progression From Experimentation to Established Smoking; *Pediatrics.* 2018 Apr;141(4).

Chamberlain, C. et al.: Psychosocial interventions for supporting women to stop smoking in pregnancy. *Cochrane Database of Systematic Reviews.* 2013; 10:CD001055.

Chantix [inserción del paquete]. Nueva York, Laboratorios Pfizer, 2014.

Choi, J. H. et al.: Pharmacokinetics of a nicotine polacrilex lozenge. *Nicotine and Tobacco Research.* 2003; 5: 635–644.

Coe, J. W. et al.: Varenicline: An α₄β₂ nicotinic receptor partial agonist for smoking cessation. *Journal of Medicinal Chemistry.* 2005; 48: 3474–3477.

Coleman, T. et al.: A randomized trial of nicotine-replacement therapy patches in pregnancy. *New England Journal of Medicine.* 2012; 366: 808–818.

Cooper, S. et al.: Smoking, Nicotine and Pregnancy (SNAP) Trial Team. Effect of nicotine patches in pregnancy on infant and maternal outcomes at 2 years: Follow-up from the randomized, double-blind, placebo-controlled SNAP trial. *Lancet Respiratory Medicine.* 2014; 2: 728–737.

Corelli, R. L., Hudmon, K. S.: Pharmacologic interventions for smoking cessation. *Critical Care Nursing Clinics of North America.* 2006;18: 39–51.

Crowley, R. A.: Electronic nicotine delivery systems: Executive summary of a policy position paper from the American College of Physicians. *Annals of Internal Medicine.* 2015; 162: 583–584.

Cryan JF, et al.: Non-nicotinic neuropharmacological strategies for nicotine dependence: Beyond bupropion. *Drug Discovery Today.* 2003; 8:1025–1034.

Davidson K. Brancato A, Heetderks P, Mansour W, Matheis E, Nario M, Rajagopalan S, Underhill B, Wininger J, Fox D; Outbreak of Electronic-Cigarette-Associated Acute Lipoid Pneumonia – North Carolina, July-August 2019. *MMWR (Morbidity and Mortality Weekly Report).* 2019, Sep 13; 68(36):784-786

Ebbert, J. O. et al.: Combination pharmacotherapy for stopping smoking: What advantages does it offer? *Drugs.* 2010;70:643–650.

Ebbert JO, et al.: Combination varenicline and bupropion SR for tobacco-dependence treatment in cigarette smokers: A randomized trial. JAMA. 2014; 311:155–163.

Ebbert JO, et al.: Effect of varenicline on smoking cessation through smoking reduction: A randomized clinical trial. *JAMA.* 2015; 313: 687–694.

Els, C. et al.: Smoking cessation and neuropsychiatric adverse events. *Canadian Family Physician.* 2011; 57: 647–649.

Fiore, M. et al.: Tobacco use and dependence guideline panel. *Treating tobacco use and dependence: 2008 update.* Rockville, MD, U.S.

Department of Health and Human Services, 2008.

Gonzales, D. et al.: Retreatment with varenicline for smoking cessation in smokers who have previously taken varenicline: A randomized, placebo-controlled trial. *Clinical Pharmacology and Therapeutics* 2014; 96:390–396.

Hajek, P. et al.: Use of varenicline for 4 weeks before quitting smoking: Decrease in ad lib smoking and increase in smoking cessation rates. *Archives of Internal Medicine.* 2011;171:770–777.

Hajek P, Phillips-Waller A, Przuli D, Pesola F, Myers Smith K, Bisal N, Li J, Parrott S, Sasieni P, Dawkins L, Ross L, Goniewicz M, Wu Q, McRobbie HJ; *New England Journal of Medicine.* 2019. Feb 14; 380(7): 629-637. Jan 30.A Randomized Trial of E-Cigarettes versus Nicotine-Replacement Therapy.

Hall, S. M. et al.: Psychological intervention and antidepressant treatment in smoking cessation. *Archives of General Psychiatry.* 2002; 59:930–936.

Hawkes, N.: E-cigarettes may work as well as nicotine patches in reducing and quitting smoking, but evidence is limited. *British Medical Journal.* 2014; 349: g7722.

Hsia SL, et al.: Combination nicotine replacement therapy: Strategies for initiation and tapering. *Preventive Medicine* 2017; 97: 45–49.

https://www.cdc.gov/media/releases/2019/s0912-update-cases-vaping.html

Hughes, J. R. et al.: Antidepressants for smoking cessation. *Cochrane Database Syst Rev.* 2014;1:CD000031.

Jorenby DE, et al.: Comparative efficacy and tolerability of nicotine replacement therapies. *CNS Drugs.* 1995; 3: 227–236.

Kralikova, E. et al.: Fifty-two-week continuous abstinence rates of smokers being treated with varenicline versus nicotine replacement therapy. *Addiction.* 2013; 108: 1497–1502.

Koegelenberg, C.F. et al.: Efficacy of varenicline combined with nicotine replacement therapy vs varenicline alone for smoking cessation: A randomized clinical trial. JAMA. 2014; 312: 155–156.

Layden JE, Ghinai I, Pray I, Kimball A, Layer M, Tenforde M,Navon L, Hoots B, Salvatore PP, Elderbrook M, Haupt T, Kanne J,Patel MT, Saathoff-Huber L, King BA, Schier JG, Mikosz CA, Meiman J. *New England Journal of Medicine.*2019 Sep 6;Pulmonary Illness Related to E-Cigarette Use in Illinois and Wisconsin – Preliminary Report.

Le Houezec, J.: Role of nicotine pharmacokinetics in nicotine addiction and nicotine replacement therapy: A review. International Journal of *Tuberculosis and Lung Disease.* 2003;7: 811–819.

Malas, M. et al.: Electronic cigarettes for smoking cessation: A systematic review. *Nicotine and Tobacco Research.* 2016; 18: 1926–1936.

Malarcher, A. et al.: Quitting smoking among adults—United States, 2001–2010. *MMWR (Morbidity and Mortality Weekly Report).* 2011; 60: 1513–1519.

McRobbie, H. et al.: Electronic cigarettes for smoking cessation and reduction. *Cochrane Database of Systematic Reviews.* 2014; 12:CD010216.

Miech, R., Johnston, L., O'Malley, P. M., Bachman, J. G., Patrick, M. E.; Trends in Adolescent Vaping, 2017-2019; New England Journal of Medicine 2019, Oct 10; 381(15):1490-1491

Mills, E. J. et al.: Cardiovascular events associated with smoking cessation pharmacotherapies: A network meta-analysis. *Circulation.* 2014; 129: 28–41.

Mitchell, J. M. et al.: Varenicline decreases alcohol consumption in heavy-drinking smokers. *Psychopharmacology* (Berl). 2012; 223: 299–306.

Moore, T. J. et al.: Suicidal behavior and depression in smoking cessation treatments. *PLoS One.* 2011; 6: e27016.

Morris, P. B. et al.: Cardiovascular effects of exposure to cigarette smoke and electronic cigarettes: Clinical perspectives from the Prevention of Cardiovascular Disease Section Leadership Council and Early Career Councils of the American College of Cardiology. *Journal of the American College of Cardiology.* 2015; 66: 1378–1391.

Academias nacionales de ciencias, ingeniería y medicina: Public Health Consequences of E-Cigarettes. Washington, D. C., National Academies Press, 2018. Disponible en línea en *www.nap.edu/read/24952/chapter/1.*

Nicorette® Gum [inserción del paquete]. Moon Township, PA, GlaxoSmithKline Consumer Healthcare, 2014.

Nicorette® Lozenge [inserción del paquete]. Moon Township, PA, GlaxoSmithKline Consumer Healthcare, 2015.

NicoDerm® CQ [inserción de paquete]. Moon Township, PA, GlaxoSmithKline Consumer Healthcare, 2015.

Nicotrol® Inhalador [inserción del paquete]. Nueva York, Pharmacia and Upjohn, 2008.

Nicotrol® NS [inserción del paquete]. Nueva York, Pharmacia and Upjohn, 2010.

Rahman MA, Hann N, Wilson A, Mnatzaganian G, Worrall-Carter L; *PLos One.* 2015 Mar 30; 10(3); E-cigarettes and smoking cessation: evidence from a systematic review and meta-analysis.

Ramon, J. M. et al.: Combining varenicline and nicotine patches: A randomized controlled trial study in smoking cessation. *BMC Medicine.* 2014; 12: 172.

Romagna, G. et al.: Cytotoxicity evaluation of electronic cigarette vapor extract on cultured mammalian fibroblasts (ClearStream-LIFE): Comparison with tobacco cigarette smoke extract. *Inhalation Toxicology.* 2013; 25: 354–361.

Rose, J. E., Behm, F. M.: Combination treatment with varenicline and bupropion in an adaptive smoking cessation paradigm. *American Journal of Psychiatry.* 2014; 171: 1199–1205.

Schneider, N. G. et al.: The nicotine inhaler: Clinical pharmacokinetics and comparison with other nicotine treatments. *Clinical Pharmacokinetics.* 2001; 40: 661–684.

Schnoll, R. A. et al.: High dose transdermal nicotine for fast metabolizers of nicotine: A proof of concept placebo-controlled trial. *Nicotine and Tobacco Research.* 2013; 15: 348–354.

Siu, A. L.: Behavioral and pharmacotherapy interventions for tobacco smoking cessation in adults, including pregnant women: Declaración de recomendación del Grupo de Trabajo de Servicios Preventivos de los Estados Unidos. *Annals of Internal Medicine.* 2015; 163: 622–634.

Sommerfeld, C. G. et al.: Hypersensitivity pneumonitis and acute respiratory distress syndrome from e-cigarette use. *Pediatrics.* 2018; 141: e20163927.

Soneji, S. et al.: Association between initial use of e-cigarettes and subsequent cigarette smoking among adolescents and young adults: A systematic review and meta-analysis. *JAMA Pediatrics.* 2017; 171: 788–797.

Stead, L. F. et al.: Nicotine replacement therapy for smoking cessation. *Cochrane Database of Systematic Reviews.* 2012; 11: CD000146.

Thomas, K. H. et al.: Risk of neuropsychiatric adverse events associated with varenicline: Systematic review and meta-analysis. *British Medical Journal.* 2015; 350: h1109.

Thomas, K. H. et al.: Smoking cessation treatment and risk of depression, suicide, and self-harm in the clinical practice research datalink: Prospective cohort study. *British Medical Journal.* 2013; 347: f5704.

Tolentino, J.: Vaping and the rise of Juul. *The New Yorker.* May 14 2018.

Verbiest, M. et al.: National guidelines for smoking cessation in primary care: A literature review and evidence analysis. *NPJ Primary Care Respiratory Medicine.* 2017; 27: 2.

Warner, C., Shoaib, M.: How does bupropion work as a smoking cessation aid? *Addiction Biology.* 2005; 10: 23–35.

Wightman, D. S. et al.: Meta-analysis of suicidality in placebo-controlled clinical trials of adults taking bupropion. *Primary Care Companion to The Journal of Clinical Psychiatry.* 2010; 12:5.

Zyban [inserción del paquete]. Research Park Triangle, NC, GlaxoSmithKline, 2015.

Reconocimientos

Agradecimiento especial de Suzanne Harris

Este libro no existiría si no fuera por **Trisha Winder Clevenger.** En su cargo como Gerente de Enfermería de la Clínica Médica de Medicina General de Adultos del Hospital General de San Francisco, le ofreció a su personal de enfermería la opción de desarrollar programas para temas por los que tuviésemos un interés especial y que nos apasionasen. Al ser consciente de que muchos de nuestros pacientes tenían problemas médicos que fueron causados o empeoraron por el consumo del tabaco, decidí abordar la necesidad de ofrecer ayuda y tratamiento para dejar de fumar. Fue desde ese comienzo temprano en 1984 cuando este libro empezó por fin a perfilarse.

Cada vida nos brinda personajes destacados que configuran un destino personal y profesional. **Clarence Brown** es uno de esos personaje en la mía. Ser testigo y partícipe de su transformación desde ser un fumador gruñón, cascarrabias y complicado hasta convertirse en un auténtico y carismático líder de la comunidad libre de tabaco fue para mí una lección y un regalo. Clarence me enseñó que incluso para las personas que han contraído enfermedades graves a causa del tabaco, dejar de fumar les cambia la vida a mejor. Fue un ejemplo de la diferencia que puede marcar el hecho de dejar de fumar en cómo se sienten las personas consigo mismas y cómo interactúan en el mundo.

Fue Clarence quien, sin saberlo, me condujo hasta **John Harding**. A través de una de las participantes del grupo (Barbara Vos), John se ofreció a hacer un retrato de uno de nuestros miembros para un cartel publicitario. John se quedó tan impresionado con su experiencia de fotografiar a Clarence que sugirió que él y yo nos embarcásemos en un proyecto para documentar las historias de otros participantes y así se creó la colección de imágenes y entrevistas que forman parte de *Aprender a dejar de fumar*. Gracias a John, tuve la estimulante oportunidad de viajar por San Francisco y ser recibida en los hogares de personas que solo había conocido en el contexto del hospital. Mi deuda con John Harding es incalculable.

Por supuesto, la siguiente etapa de la evolución de este libro nunca habría tenido lugar sin el apoyo entusiasta de mi querido amigo **Paul Brunetta**. Cuando le mostré a Paul una serie de entrevistas y retratos fotocopiados, insistió en que lo que tenía era el comienzo de un libro que podía ayudar a la gente más allá del contacto inmediato de nuestros grupos y visitas clínicas. Hizo falta algo de persuasión, pero la idea se arraigó y el resto es historia.

La forma en que conversamos unos con otros y con nosotros mismos tiene mucho que ver con el cambio personal y la calidad de vida. Ser capaz de comunicarse con compasión y sin juicios puede ser crucial. La Entrevista Motivacional se basa en estos valores y tengo la suerte de contar con una gran maestra, **Sheila Stevens**, de la Clínica Mayo. No se me ocurre nadie mejor que ella y su influencia en mi trabajo es inconmensurable.

Algunos de nosotros tenemos la suerte de tener hijos que se convierten en nuestros maestros. Un ejemplo es mi hija, **Jenny Bender**. Jenny, una de las primeras lectoras de este libro y escritora con obras publicadas, me aportó una visión que ha sido fundamental para enfocar las historias y el contenido. Además, su apoyo y ánimo han sido inquebrantables y su voluntad de añadir su propia historia a esta colección hace que mi gratitud sea aún mayor.

Gracias a **Penny Wisner**, que me convenció de que tenía algo que contar y que podía encontrar una manera de contarlo. Y también a **Mary McKenney**, que hizo eco de ese grito y contribuyó con sus conocimientos y experiencia de edición en los primeros capítulos. **Sharon Silva**, extraordinaria editora, ha dejado también su huella indeleble y profesional en este proyecto. **Nancy Ippolito** y **Cecilia Brunazzi** le han dedicado una buena parte de su tiempo y conocimientos de edición y diseño gráfico. Mi hermana **Christine Charest** me dio su opinión sobre las primeras versiones de este libro. **Linda John** ha sido una defensora implacable para su finalización.

En la Universidad de California, San Francisco, tengo la suerte de disfrutar del apoyo y la colaboración de un grupo destacado de personas dedicadas a atender las necesidades de los pacientes que fuman. En primer lugar, en este grupo está mi querida amiga y codirectora del Fontana Tobacco Treatment Center (FTTC), **Lisa Kroon**. Lisa ofrece generosamente su sabiduría al programa del grupo, dando una lección sobre todos los medicamentos actuales disponibles para tratar los síntomas de abstinencia mientras uno está intentando dejar de fumar. Es una socia inestimable en la dirección del desarrollo y los servicios del FTTC. Soy muy afortunada de contar con la confianza que nos brinda su orientación y su liderazgo. **Joan Schoonover** ha compartido este trabajo conmigo a lo largo de nuestra amistad. Las numerosas conversaciones que mantuvimos sobre el trabajo de cada una han aportado calidad y profundidad al mío.

Joanna DeLong, **Michele Francis** y **Karen Rago** han ofrecido un apoyo inestimable como gerentes a lo largo de los años. Además, líderes destacados en el empeño por garantizar un tratamiento de calidad contra el tabaco también han contribuido al desarrollo del FTTC: **Gina Intinarelli**, **Neal Benowitz**, **Steve Schroeder**, **Stan Glantz**, **Radhika Ramanan** y **Carol Schulte**. **Ernie Rosenbaum** fue uno de los primeros colaboradores y consiguió fondos para lo que finalmente se convirtió en el FTTC. **David Claman** reconoció la importancia de ayudar a los fumadores a aprender a dejarlo y tuvo la generosidad de proporcionarnos un espacio en su Clínica Pulmonar.

La continuidad en el tiempo del FTTC se debe a la contribución inmensamente generosa de **Jeanne Fontana**. Tratamos de orientarnos por la intención de su legado, de que «tanta gente como sea posible reciba los servicios y el apoyo para dejar de fumar, como hizo ella». Se han salvado muchas vidas gracias a la donación que ella hizo y se salvarán muchas más.

A lo largo de este proyecto, tanto del libro como del programa, ha habido decenas de personas que dedicaron su tiempo y experiencia porque se dieron cuenta de la importancia que tiene apoyar a la gente para que deje de fumar. **Dianne Derby** fue una de estas personas, que realizó una contribución especialmente poderosa para el propio programa.

Finalmente, a lo largo de los años, ha habido muchos amigos y colaboradores que han ofrecido generosamente su tiempo y su ánimo a este libro. Aunque no se mencionen sus nombres, han sido esenciales para su creación.

Agradecimiento especial de Paul Brunetta

Estoy muy agradecido por la inspiración que me ha dado **Suzanne** a lo largo todos estos años que hemos trabajado juntos. Ha sido una fuente constante de asesoramiento excepcional para las personas con adicción a la nicotina y tiene una empatía y comprensión únicas. Sin ella, este proyecto nunca habría comenzado. En el camino obtuvimos el apoyo inicial del Fondo de Salud del Monte Zion y de **Ernie Rosenbaum**, que nos puso en contacto con el fondo. Ernie era un oncólogo muy querido en el Hospital Mount Zion con una gran voluntad de hacer cualquier cosa que pudiera para prevenir los cánceres que trataba en tantos pacientes. A medida que ampliamos el programa, **Lisa Kroon**, ahora catedrática de Farmacología Clínica de la UCSF, se unió al proyecto y se convirtió en una guía siempre presente y una ferviente defensora del programa de asesoramiento de grupo. Durante el camino, ella, **Robin Corelli** y **Karen Hudmon** desarrollaron un tremendo recurso educativo llamado RxforChange, que explica a los profesionales de la salud cómo funcionan los medicamentos para dejar de fumar. Por supuesto, el Fontana Tobacco Treatment Center no habría sido viable a largo plazo sin la tremenda generosidad de **Jeannie Fontana**. El deseo expreso de Jeannie antes de morir era «que el programa siguiera proporcionando la ayuda que recibí a tanta gente como fuera posible». El FTTC está dedicado a esta misión y este libro es parte de ella: un porcentaje de los ingresos se reinvertirán en el FTTC para contribuir a u expansión.

Varios miembros de la facultad son una inspiración especial para este libro. **Neal Benowitz**, un médico extraordinario y experto internacional en nicotina, ha contribuido a muchos informes de la Dirección General de Salud Pública junto con cientos de artículos de esa especialidad. Su dedicación a lo largo de varias décadas es un ejemplo a seguir para nosotros. **Stan Glantz** es una figura esencial en el Centro de Investigación y Educación para el Control del Tabaco de la UCSF y autor de The Cigarette Papers and Tobacco War. Ha influido en la política sobre tabaquismo en todo el mundo y ha evitado innumerables —literalmente millones— de muertes. La UCSF es una mina de jóvenes investigadores que analizan los documentos internos de la compañía tabacalera y trabajan para contrarrestar la injusticia de la adicción a la nicotina. El Simposio anual Billion Lives, que lleva el nombre del número de personas que se espera que mueran en el siglo XXI a causa de enfermedades relacionadas con el tabaco, es una gran inspiración y una fuente de información.

Me gustaría dar las gracias a mi maravillosa pareja, **Ann**, por su apoyo a lo largo de todos estos años, junto con mis mellizos, **Taite** y **Sam**, por su interés en este libro y sus opiniones sobre mis conferencias acerca del tabaquismo en sus clases de enseñanza media y secundaria. Mi amigo **Brian Spahr** dejó de fumar y desde el principio me ayudó a darme cuenta de qué mensajes podrían ayudar a alguien a lo largo de su camino hacia su compromiso por mejorar la salud. Y mi hermana, **Lisa Carano**, que siempre ha sido una fuente de amor incondicional (y sabrosas galletas) y me ha inspirado a seguir trabajando en *Aprender a dejar de fumar*.

Y más recientemente, este libro nunca podría haberse realizado sin una conexión con un editor y guía de enorme talento, **Greg Feldman**. **Dawn Repola** nos ayudó a encontrar a Greg, quien luego trajo a **Nicole French** para la edición y a **Kelsey Martin** para el diseño y maquetación de nuestra primera versión editada. Más recientemente, **Deirdre Kennedy** nos ayudó a Suzanne y mí a encontrar a **Kelsye Nelson**, de Avasta Press, quien ha sido fundamental en esta revisión de *Aprender a dejar de fumar*. La ilustración de la imagen fue diseñada con mucho gusto y actualizada por **Tess Marhofer**. Al volver la vista atrás, ha costado más de una década y miles de horas elaborar un libro creado para provocar un cambio de comportamiento y muchas personas han jugado un papel crucial para completar nuestra visión. Esperamos que este libro ayude al lector a convertir el pensamiento en acción.

¿Le gustaría utilizar *Aprender a dejar de fumar* como un recurso de ayuda para su grupo, pacientes u organización para dejar de fumar? Hay descuentos especiales disponibles para compras por lotes. Para obtener más información, visite:

www.learningtoquit.com/order.

¿Le gustaría utilizar Aprender a dejar de fumar como un recurso de ayuda para su grupo, pacientes u organización para dejar de fumar? Hay descuentos especiales disponibles para compras por lotes.

www.learningtoquit.com/**order**

www.ingramcontent.com/pod-product-compliance
Lightning Source LLC
Chambersburg PA
CBHW030002290326
41934CB00005B/194